全膝关节置换术（第2版）

TOTAL KNEE ARTHROPLASTY 2ⁿᵈ Edition

RICHARD D. SCOTT, MD

Professor of Orthopaedic Surgery, Emeritus

Harvard Medical School

Boston, Massachusetts

主译：胡懿郃　雷鹏飞

中南大学出版社
www.csupress.com.cn
·长沙·

编译委员会

主　译

　　胡懿郃　　中南大学湘雅医院骨科

　　雷鹏飞　　中南大学湘雅医院骨科

译者名单（按姓氏拼音排序）

　　陈蔚深　　中山大学附属第一医院骨科

　　程　豪　　南方医科大学南方医院骨科

　　范　彧　　北京协和医院骨科

　　付维力　　四川大学华西医院骨科

　　郭静远　　中南大学湘雅医院骨科

　　胡如印　　贵州省人民医院骨科

　　雷　庭　　中南大学湘雅医院骨科

　　李　忱　　吉林大学第二医院骨科

　　李春宝　　解放军总医院骨科

　　刘东昊　　中南大学湘雅医院骨科

　　钱　湖　　中南大学湘雅医院骨科

　　沈　跃　　浙江大学附属二医院骨科

　　石　磊　　厦门大学中山医院骨科

　　孙荣鑫　　新疆医科大学第六附属医院骨科

　　汪　龙　　中南大学湘雅医院骨科

　　王　斌　　山西医科大学第二医院骨科

　　王晓峰　　复旦大学上海中山医院骨科

　　王梓力　　中南大学湘雅三医院骨科

　　文　霆　　中南大学湘雅医院骨科

　　谢　杰　　中南大学湘雅医院骨科

　　谢　鹏　　中南大学湘雅医院骨科

　　徐兴全　　南京大学鼓楼医院骨科

　　杨俊骁　　中南大学湘雅医院骨科

　　杨序程　　中南大学湘雅医院骨科

　　赵旻暐　　北京大学第三医院骨科

　　钟　达　　中南大学湘雅医院骨科

　　周天健　　深圳市人民医院骨科

图书在版编目（CIP）数据

全膝关节置换术：第2版／（美）理查德·斯科特
（Richard D. Scott）著；胡懿郃，雷鹏飞主译. —长沙：
中南大学出版社，2019.7
　　ISBN 978 - 7 - 5487 - 3559 - 5

Ⅰ.①全… Ⅱ.①理… ②胡… ③雷… Ⅲ.①人工关
节—膝关节—移植术（医学）Ⅳ.①R687.4

中国版本图书馆 CIP 数据核字（2019）第 033038 号

全膝关节置换术（第 2 版）

QUANXIGUANJIE ZHIHUANSHU（DI 2 BAN）

RICHARD D. SCOTT, MD

主译　胡懿郃　雷鹏飞

□责任编辑	陈　娜　陈海波
□责任印制	易红卫
□出版发行	中南大学出版社
	社址：长沙市麓山南路　　　邮编：410083
	发行科电话：0731 - 88876770　传真：0731 - 88710482
□印　　装	湖南鑫成印刷有限公司

□开　　本	889×1194　1/16　□印张 10　□字数 322 千字
□版　　次	2019 年 7 月第 1 版　□2019 年 7 月第 1 次印刷
□书　　号	ISBN 978 - 7 - 5487 - 3559 - 5
□定　　价	150.00 元

图书出现印装问题，请与经销商调换

ELSEVIER

Elsevier (Singapore) Pte Ltd.

3 Killiney Road, #08 – 01 Winsland House I, Singapore 239519

Tel: (65) 6349 –0200; Fax: (65) 6733 –1817

致谢

致我的家庭：

我的妻子，Mary

我的儿子，Jordan 和 Andrew

致我的工作：

我的导师们和我指导的几百位住院医师和关节置换专科医师们

致我的同事和朋友：

Tom Thornhill，他一直伴我前行

To my inspiration at home:

my wife, Mary,

and sons, Jordan and Andrew.

To my inspiration at work:

my own mentors and the hundreds

of residents and fellows

who allowed me to mentor them.

To my colleague and friend,

Tom Thornhill,

who traveled much of this road with me.

中文版序言

　　《全膝关节置换术》(第2版)是对我40余年全膝关节置换手术技术和培养650多位骨科住院医师及300多位关节置换专科医师的经验总结。

　　我很荣幸本书的第2版能被中国骨科医师们翻译成中文。我也有幸培养了一些来到波士顿访问学习和我一起工作的中国骨科医生，而我又从他们身上学习了他们的经验。

　　我曾多次前往中国参加教育活动，我职业生涯中的一项殊荣是获得亚太人工关节置换学会(Asia Pacific Arthroplasty Society)的终生成就奖。我希望本书中所提到的膝关节置换术的原则将对那些阅读它并在整个职业生涯中都参考它的人有所帮助。

RICHARD D. SCOTT, MD

（雷鹏飞　译）

前 言

1971 年，我在波士顿开始了骨科住院医师培训。当时最先进的膝关节置换假体有 McKeever 金属单髁置换假体和 Walldius 或 Guepar 单轴金属铰链关节假体。

1972 年，我在现场见证了第一例金属—聚乙烯膝关节置换术。在之后的 40 年，我见证并参与了现代全膝关节置换术的演变，并主刀完成了超过 6000 例初次关节置换术。

此书是我 40 年经验的总结。我犯过很多的错误，并从过去的岁月中学习到了很多。本书中我描述的观点和技术并不是解决膝关节置换术各种问题的唯一途径（并且，可能实际上不是最佳的方式），但它们在我的工作实践中很有效。

我很荣幸在 Brigham and Women's 医院和新英格兰浸信会医院培养了超过 650 位骨科住院医师和 250 位关节置换专科医师。我很感激从他们身上学习到了很多，也正是他们激励我去完成此书。

RICHARD D. SCOTT, MD

（雷鹏飞　译）

目 录

目 录

后交叉韧带的保留与替代

自全髁型全膝关节置换术（total knee arthroplasty，TKA）在 20 世纪 70 年代早期出现以来，有关后交叉韧带（posterior cruciate ligament，PCL）应该保留还是替代的争议就一直存在。目前主要有三种学派：第一种学派认为几乎所有患者都应该保留 PCL；第二种学派认为都应当替代 PCL；第三种学派主张选择性的处理 PCL。波士顿被认为是保留 PCL 的学派，而纽约则是 PCL 替代学派的代表。1974 年，当我还是麻省总医院的总住院医生时，纽约的 Chit Ranawat 医生和 Walker 医生来到波士顿，介绍了他们最新的全髁膝关节假体设计。这两位医生当时都在纽约特种外科医院工作，并与 J. Insall 教授一起从事早期人工膝关节假体设计工作。当时在麻省总医院 Smith-Petersen 会议室召开了一个会议，与会包括著名的膝关节中心主任 William Jones 和髋关节中心主任 William Harris。当时 Chit 他们展示了两种假体：一种是切除 PCL 的全髁型假体；另一种是保留 PCL 的双髌骨假体。全髁型假体聚乙烯衬垫在矢状面上呈凹盘状，而双髌骨假体的衬垫表面为平面设计。当 PCL 被保留且发挥功能时，平面的设计允许股骨髁在胫骨平台上后滚，增加了膝关节屈曲角度（图 1-1）。全髁假体术者报道的膝关节术后平均屈曲角度为 85°，而双髌骨假体的屈曲角度通常可超过 100°。这些发现分享给了 Brigham 医院的医生，当时该院 85% 的 TKA 患者为类风湿关节炎。由于类风湿关节炎常累及上肢，通过保留 PCL 来增加屈曲角度是很具有吸引力的。如果膝关节活动度小于 100°，就会导致患者从座位上起立和上下楼梯很困难，因而需要靠上肢来辅助完成这些动作。因此，为使类风湿关节炎患者能获得更好的疗效，波士顿的骨科医生采用了保留 PCL 的技术[1]。几乎所有波士顿骨科住院医生和关节专科培训医生接受的训练都是这种技术，而在纽约，PCL 替代技术则占据主流。这就产生了波士顿学派和纽约学派的良性竞争，也孕育了两学派之间持续几十年的许多正式与非正式的争论。20 世纪 80—90 年代，PCL 保留型与替代型假体在美国的使用比例约为 60∶40，PCL 保留型占优势。到 2010 年，比例逐渐反转，并一直维持在 40∶60，PCL 替代型占优势。

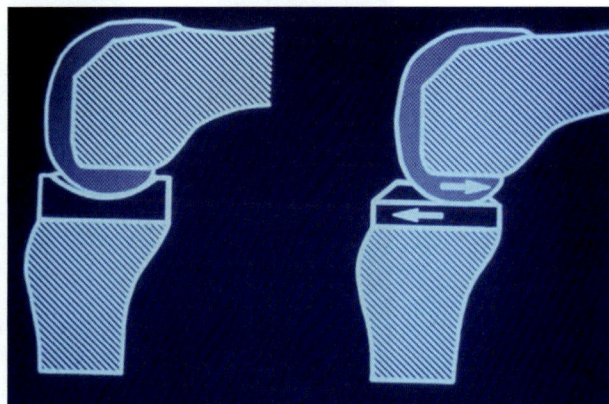

图 1-1 图示后交叉韧带保留型假体的球面对平面的关节面设计，允许股骨后滚并增加膝关节屈曲角度

保留后交叉韧带的优点

保留 PCL 具有很多潜在的优点。因为膝关节的稳定性是由正常生理结构提供，PCL 保留型假体限制性更低，所以可使作用在衬垫—胫骨金属托界面以及假体—骨水泥界面/骨界面上的应力减少。在通过矢状面结构实现控制性后滚的 PCL 替代型假体出现前，PCL 保留型假体的术后膝关节活动度要优于 PCL 替代型假体的膝关节。

保留 PCL 有利于将关节线维持在接近正常的

1

位置。切除 PCL 后，膝关节屈曲间隙增大，按照设定的截骨量进行截骨，也可能需要使用更厚的聚乙烯垫片。而一旦使用更厚的聚乙烯垫片又进而需要增加股骨远端截骨以实现膝关节完全伸直。因此，采用 PCL 替代型假体会导致屈膝位和伸膝位的关节线抬高几毫米。这表明侧副韧带的运动学被强行改变了。尽管可以获得屈膝 90°间隙与伸直间隙的平衡，但当关节线抬高后，必定会发生一定程度的膝关节中度屈曲位松弛。最后，PCL保留型膝关节能保留髁间骨量，有利于将来可能需要的翻修手术。

保留 PCL 的适应证

根据我的经验，对膝关节严重畸形的患者采

用牺牲和替代 PCL 是错误的。我认为，至少有98％的初次 TKA 患者可以保留 PCL。这是因为在保留 PCL 时，并不要求 PCL 必须"完全正常"。在严重膝关节内翻畸形时，PCL 常被髁间骨赘覆盖，所以必须清除骨赘以确认 PCL 的起止点（图 1－2）。然后在松解内侧结构以平衡松弛的外侧结构时（见第 4 章），通常 PCL 确实会相对于其他内侧结构过紧，因而必须做一定程度的松解以平衡膝关节。

对于严重膝外翻畸形，不但可以保留 PCL，而且可能是更好的选择，因为 PCL 具有内侧稳定作用（见第 5 章）。对严重膝外翻畸形在完成紧张的外侧组织松解以平衡松弛的内侧后，通常仍需要松解PCL（图 1－3）。

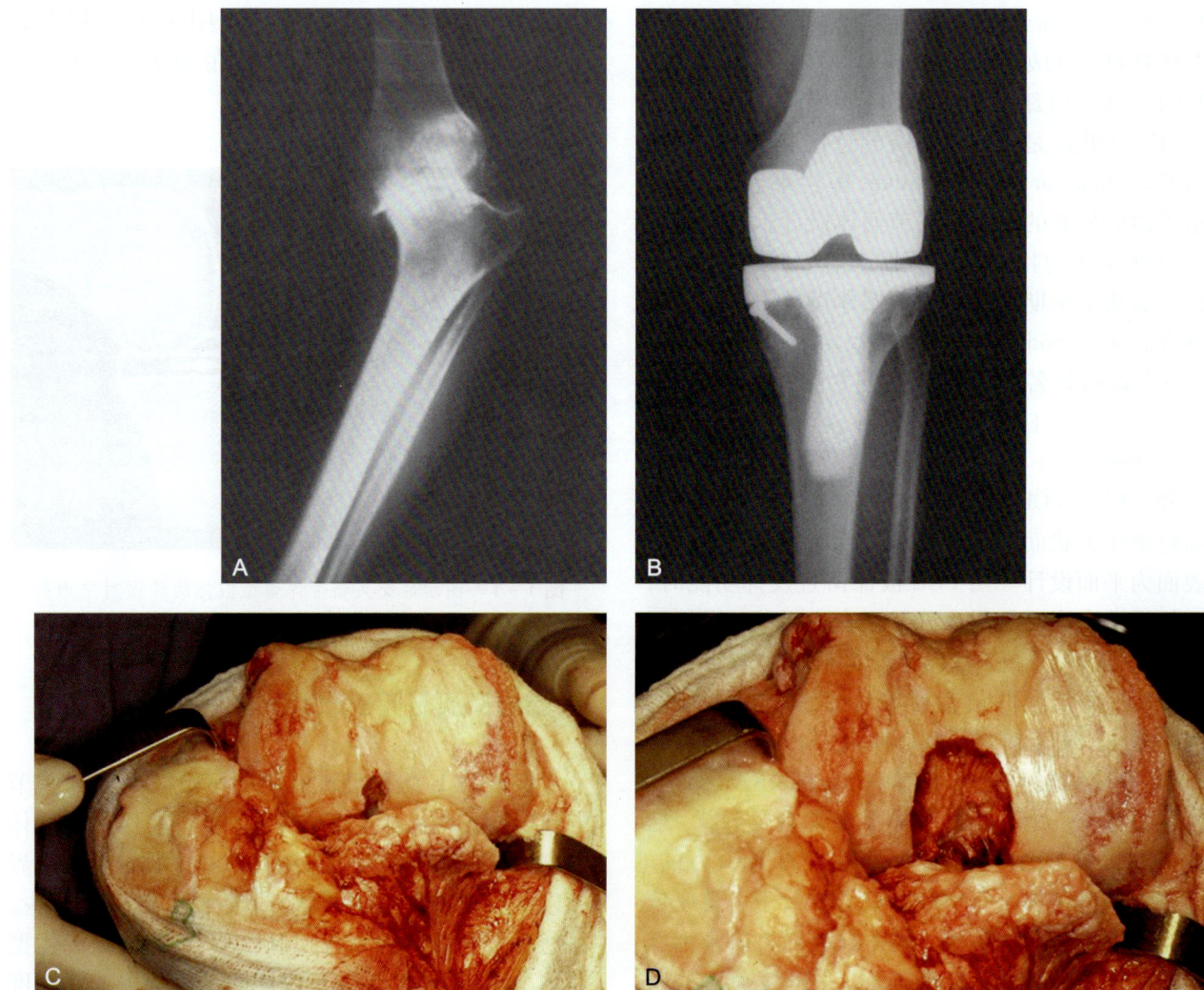

图 1－2　A 和 B，未使用 PCL 替代型假体矫正严重膝内翻畸形；C 和 D，PCL 髁间骨赘覆盖未受损，但不正常

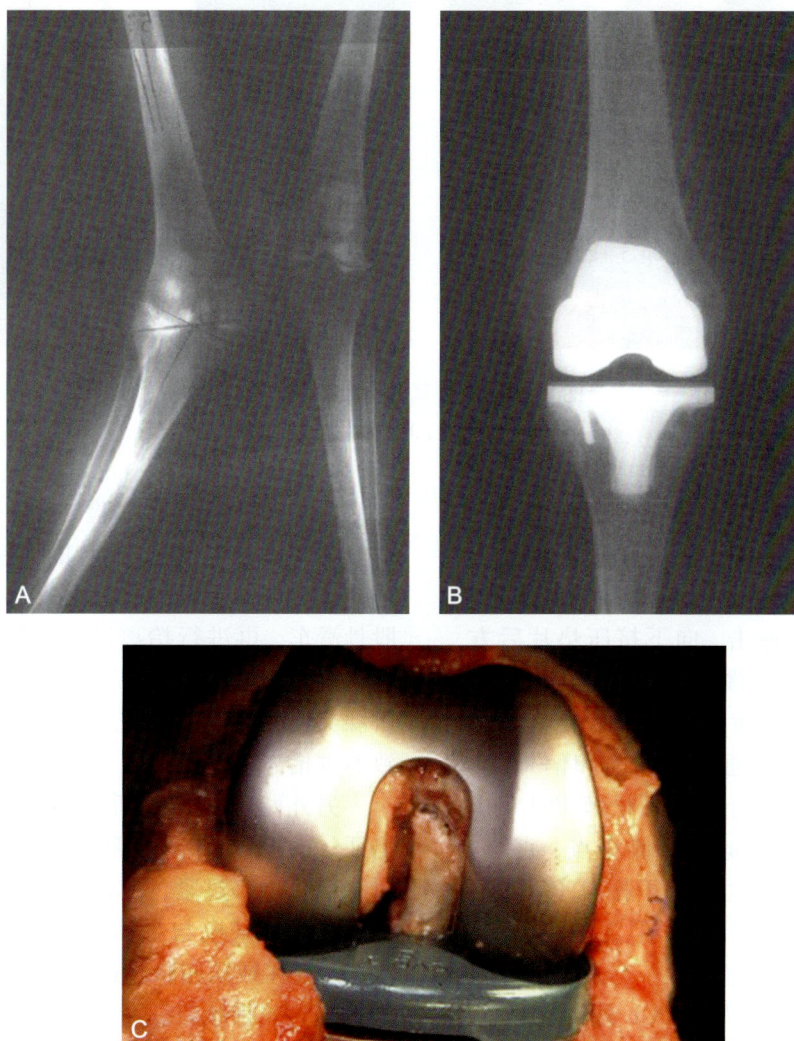

图 1-3　严重膝外翻畸形仍可保留 PCL，但需在股骨侧做部分松解
A，术前；B，术后；C，PCL 部分松解

后交叉韧带的平衡

有另一种误解认为 PCL 平衡难度大，操作复杂。PCL 平衡的本质在于使膝关节保留一根松紧合适的 PCL。

我发明了两种简单的术中测试 PCL 平衡的方法，可使术者充分评估 PCL 的松紧度，并对 PCL 过松或过紧进行补救，且适用于固定平台和活动平台假体。测试活动平台 TKA 的方法在第 2 章介绍。测试固定平台 TKA 的方法称为拔出抬离（pull-out lift-off，POLO）试验[2]。拔出试验用于评估膝关节屈曲松弛度。在安装试模后（胫骨试模必须在股骨

试模之前置入），将膝关节屈曲至 90°，然后尝试从股骨下方拔出胫骨试模（图 1-4）。该试验应置入矢状面为弧形的垫片，我使用的垫片后唇约高于关节面中点 3.5 mm。拔出试验的本质在于确定膝关节屈曲间隙是否存在至少 3.5 mm 的松弛或分离。显然，松弛度或分离度存在 1~3.5 mm 的变化范围。我倾向于略紧的屈曲间隙。与拔出试验对应的是推入试验。进行该试验时，术者在已置入的股骨试模下方推入胫骨试模。如果在 PCL 保留型膝关节中可以推入胫骨试模，我认为该膝关节屈曲位过松，除非术者使用的是矢状面为平面的垫片。而如果拔出试验失败（即能够拔出），则需要试用更厚的垫片，直至不能拔出。

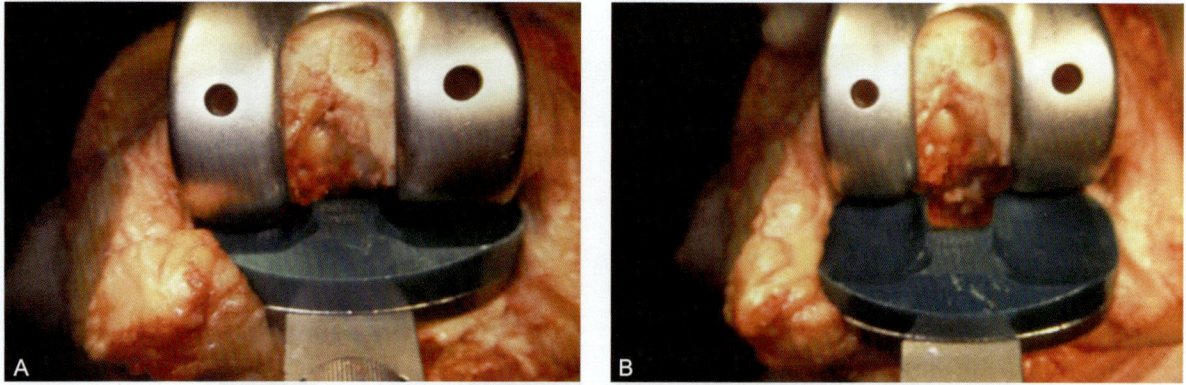

图 1-4 拔出试验(屈膝 90°)
A，阴性；B，阳性

测试膝关节无过松后，通过抬离试验来确保其无过紧。保留所有试模并将膝关节屈曲至 80°~100°。如 PCL 过紧，它会将股骨向后牵拉，导致股骨后髁与垫片后缘发生撞击，向下挤压垫片后方，使其前方翘起(图 1-5)。紧张的 PCL 通常可见到其导致的股骨后滚、后方撞击以及前缘抬离(图 1-6)。PCL 最紧张的部分通常是偏前和偏外的纤维。我倾向于保留试模进行直视下松解 PCL(图 1-7)。一般逐步松解 PCL 的股骨侧止点，直至抬离现象消失。有些外科医生倾向于松解 PCL 的胫骨止点，尽管这一方法也很有效，但无法在保留试模的情况下进行选择性地松解。

应记住的要点是，除紧张的 PCL 外，至少还有其他两个因素可导致抬离试验阳性。如果在外翻髌骨的情况下进行抬离试验，以及伸膝装置紧张(如术前为膝关节僵直)，翻转的伸膝装置会牵拉胫骨向前并出现外旋。在此情况下，应先将髌骨复位至股骨滑车，再进行抬离试验。如果不再发生抬离，则可能无需松解 PCL。第二个因素是未能清理股骨后髁突出的骨质或骨赘，与垫片后缘发生撞击而导致前方抬离(图 1-8)。

另外两个术中判断 PCL 过度紧张的征象是弹出征(pop-off)和髌骨倾斜征。当被动屈膝超过 90°时，如果 PCL 过紧，相对松弛的股骨试模会与骨面分离。股骨试模与骨面压配紧密时会出现股骨后滚，并且在被动屈膝超过 90°后使滑车与髌骨分离，可观察到髌骨倾斜征。

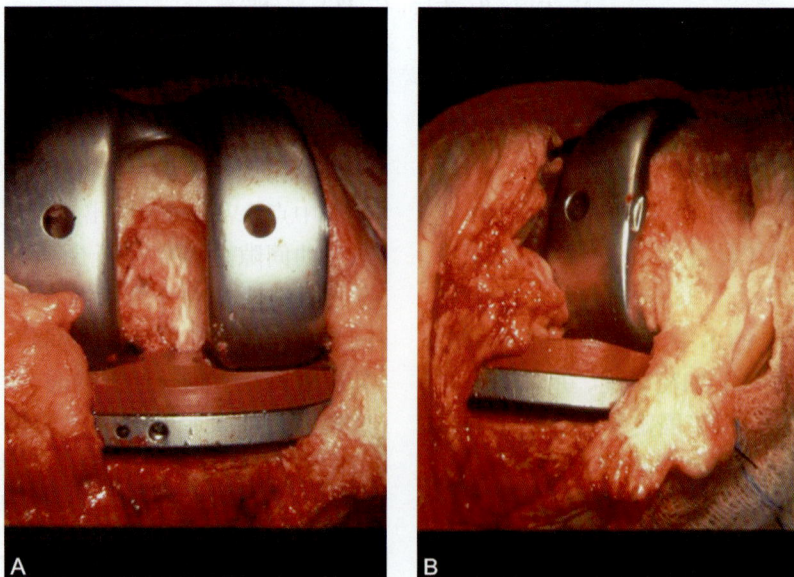

图 1-5 抬离试验(屈膝 80°~100°)：在髌骨外翻(A)或髌骨复位至滑车时(B)均阳性

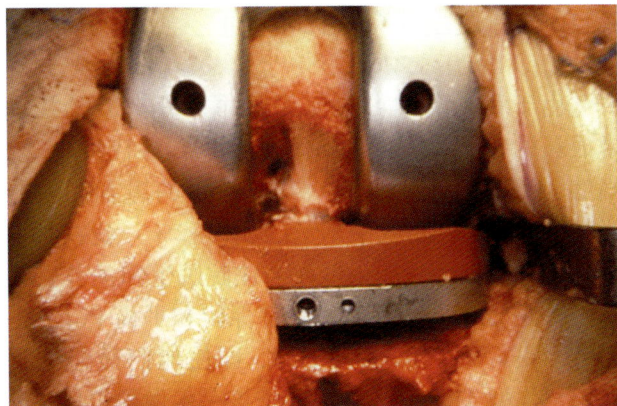

图 1-6　PCL 过紧导致胫骨假体前方抬高

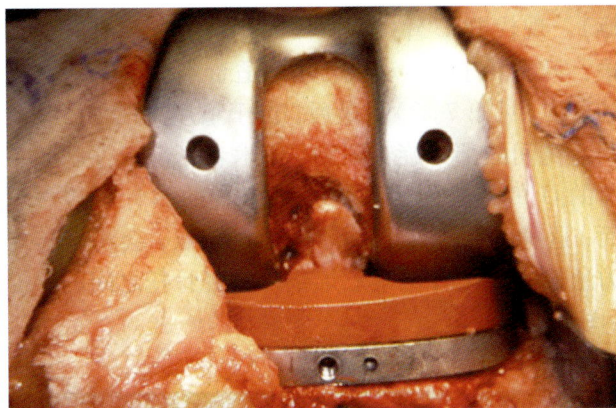

图 1-7　松解 PCL 的股骨侧止点后，
前方抬离的情况得以解决

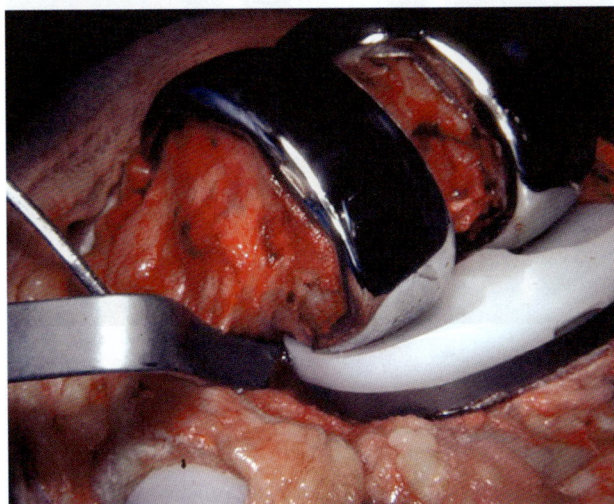

图 1-8　后方撞击也可导致垫片前方抬离

PCL 保留的缺点

　　主张切除 PCL 的学者恰当地指出了保留 PCL 潜在的缺点。术后随着时间的推移，PCL 可能会逐渐松弛，导致膝关节出现晚期前后向不稳。但我在临床工作中很少见到这种情况。我认为这是初始屈曲间隙过松以及使用了矢状面平坦型垫片的综合结果。此外，如果术者无意中前倾截骨，更容易出现胫骨相对股骨向后半脱位。

　　曾有批判 PCL 保留的另一个观点是，为获得良好的髌骨轨迹，需要显著增加外侧松解的概率。我认为这是在早期的 PCL 保留型 TKA 实践中未充分重视股骨和胫骨假体的旋转对线所致。随着手术技术的进步和假体设计改良的髌骨轨迹，我认为 PCL 保留和替代两种技术之间的外侧松解概率的差别已被解决。

　　历史上第三种批判观点认为，PCL 保留型假体的晚期聚乙烯垫片的表面磨损率更高。同样，在早期实践中的确如此，并且有若干原因。早期的 PCL 保留型假体设计中，股骨与聚乙烯垫片的接触为曲面对平面，存在较大的接触应力（图 1-9）。应力与假体关节面之间的吻合度相关，尤其与对合的两个关节面曲率半径的差异相关。半径差越大，接触应力也越大。例如，髋关节假体的曲面对曲面关节和旋转平台膝关节假体垫片与金属托之间的平面对平面设计，都具有较小的应力。然而曲面对平面的曲率半径差异较大，因此其接触应力更高。由于早期的 PCL 保留型假体几乎都是曲面对平面的设计，其应力必然高于 PCL 替代型假体的弧形关节面设计，从而导致聚乙烯垫片的磨损率增高。同时，早期的聚乙烯垫片均在空气中进行伽马射线消毒，导致聚乙烯氧化和力学性能降低，这也与磨损增加有关。我对磨损导致失败的 PCL 保留型假体取出后进行了研究，发现垫片都具有相同的磨损形式。此类患者在术后多年内都具有很好的膝关节活动度和功能，但最终由于股骨可以相对胫骨充分后滚，以及曲面对平面设计的高接触应力，出现晚期聚乙烯垫片后方磨损（图 1-10）。我的团队早期 PCL 保留型假体置换的经验是使膝关节顺应韧带的张力。如果韧带过紧，股骨可发生过度后滚，并可能导致晚期垫片后方磨损[3]。如果韧带过松，胫骨将后向半脱位，垫片的磨损部位会前移。同时，球面对平面的关节面设计也是导致磨损的重要因素。这些经验引导了PCL保留型假体设计的改良，聚乙烯垫片的矢状面被设计为弧形[4]。使膝关节不再需要适应PCL，而是使PCL必须适应每一个不同的膝关节。这就需要进行PCL的平衡，进而我发明了POLO试验。从20世纪90年代初开始，我逐步转变为对所有患者都采用弧形聚乙烯垫片，并根据需要进行PCL股骨止点处松解。近年来，随着聚乙烯垫片抗磨损性能的提升，我又恢复使用旋转形合匹配更小的垫片以尽可能地减少背面磨损，因为高形合度垫片表面的应力会向垫片—胫骨托界面传导，增加背面微动和聚乙烯背面磨损。

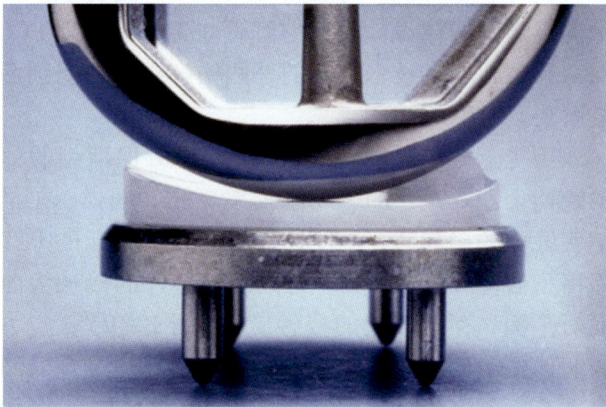

图1-9 点接触可导致聚乙烯表面应力增大

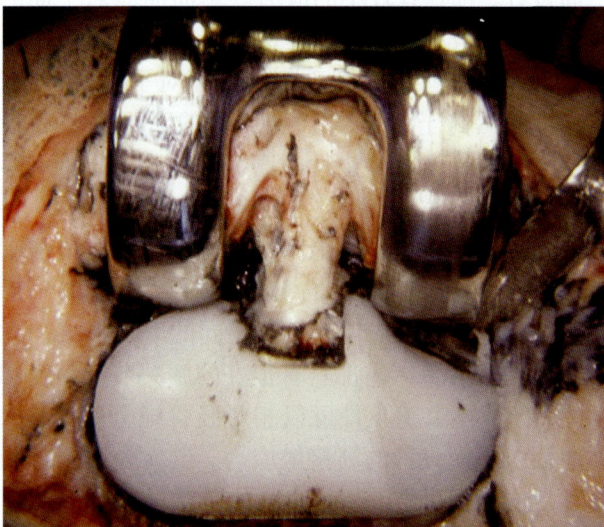

图1-10 紧张的PCL可使股骨过度后滚，
导致晚期聚乙烯垫片后方磨损

初次后稳定型TKA手术指征

由于我是从学习如何保留并平衡PCL的技术中成长的，所以我通常不做初次PCL替代型TKA。当然，PCL替代型TKA对某些特定的患者确实有优势，此类病例占我手术量的1%~2%。我在教学医院工作，我认为如果能教会住院医生和关节置换专科医生对几乎所有的患者都保留和平衡PCL，他们将会更好地理解韧带平衡，即使他们最终选择PCL替代型TKA技术，也能把该手术做得更好。

PCL替代的优点是对畸形的平衡更简单以及对轻度膝关节屈曲松弛更宽容。而且对于严重屈曲挛缩的膝关节畸形也更容易矫正和保持稳定（见第8章）。现代PCL替代型假体的设计可以控制股骨后滚，实现更好的活动度，尤其适合术前膝关节僵硬的患者（见第7章）。最后，由于垫片立柱与股骨髁间盒之间的部分旋转限制，使术者更易于控制膝关节的Q角，有利于髌骨不稳患者的髌骨轨迹。然而，这种限制旋转的设计也存在缺点，会将旋转应力通过立柱传导至聚乙烯垫片与胫骨托之间的界面（图1-11）。

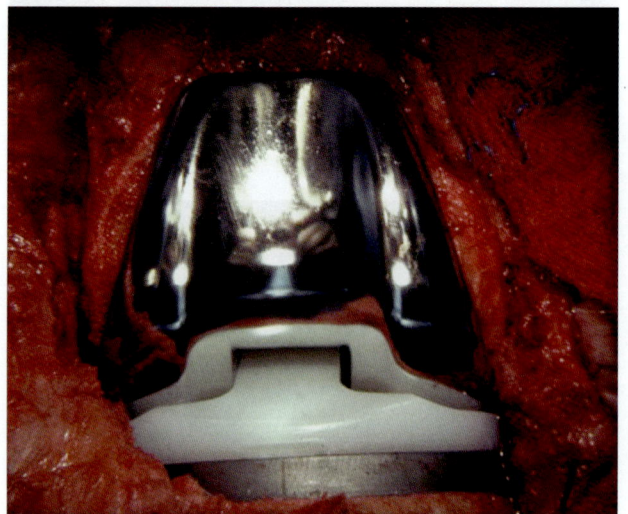

图1-11 股胫关节对线不良可对立柱产生扭转应力

我认为PCL替代技术的最佳适应症有：僵硬膝、严重屈曲挛缩、慢性髌骨脱位以及髌骨切除术后。虽然髌骨切除术后的患者也可以选择PCL保留型假体，但易发生晚期膝关节不稳。因为此类病例伸膝装置功能不全，松弛且不平衡的PCL在术后更易于被拉伸延长，加重关节不稳。由于 PCL 替代技术对软组织条件更为宽容，因此建议对介于两种假体适应证的病例选择 PCL 替代型假体。对髌骨切除术后股四头肌肌腱薄弱的患者，无论选择哪种假体，行股四头肌肌腱"管状"成形术都非常重要

（见第 6 章）。

最后，对于大多数 TKA 翻修术，最好使用 PCL 替代型假体。在股骨侧，PCL 替代型假体可使用组配式延长杆以加强固定，并且还可结合组配式垫块处理股骨髁缺损（图 1-12）。

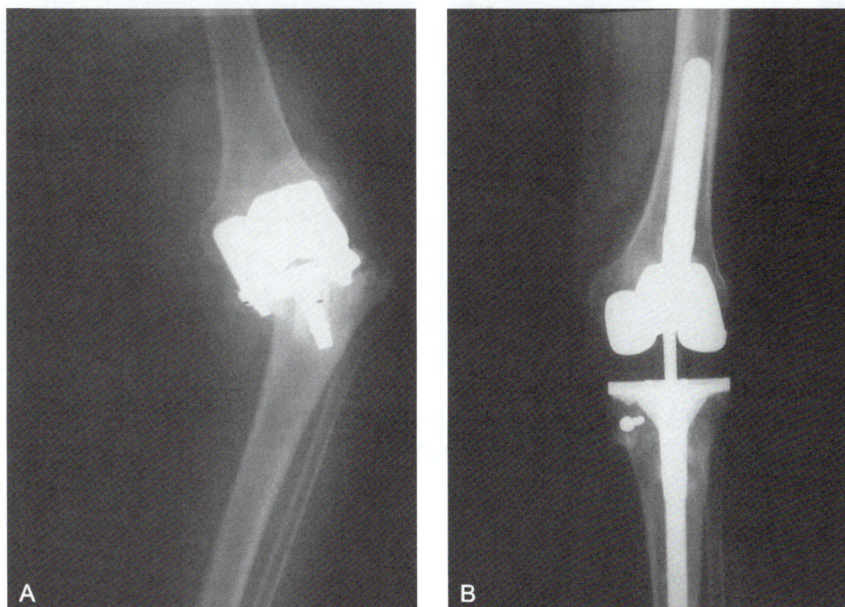

图 1-12　许多翻修手术需采用 PCL 替代型假体恢复关节稳定性
A，翻修术前；B，翻修术后

PCL 替代技术的缺点

PCL 替代技术存在以下缺点。首先，如前所述，由于关节界面的限制性更高，应力通过立柱传递到聚乙烯垫片—胫骨金属托界面或骨—骨水泥界面。理论上，这些应力将导致垫片与金属托之间的活动增加，从而加重聚乙烯垫片背面磨损。同时这些应力也会影响一体式或非组配式胫骨假体的固定界面，增加假体松动的可能性。

第二个问题是，PCL 替代型假体可出现独有的髌骨弹响综合征。当髌骨上极股四头肌肌腱瘢痕组织增生，就可能发生髌骨弹响。在屈膝时，瘢痕组织会进入股骨假体髁间盒内，导致在伸膝时引发弹响或结构紊乱。初次手术时清除所有髌骨上极股四头肌肌腱处的滑膜组织，并且选择股骨滑车沟至髁间窝平滑过渡的假体，可最大程度降低该并发症的发生（图 1-13）。

PCL 替代型假体的第三个缺点是，需要去除股骨髁间的骨质以安装股骨假体；不同的假体设计截

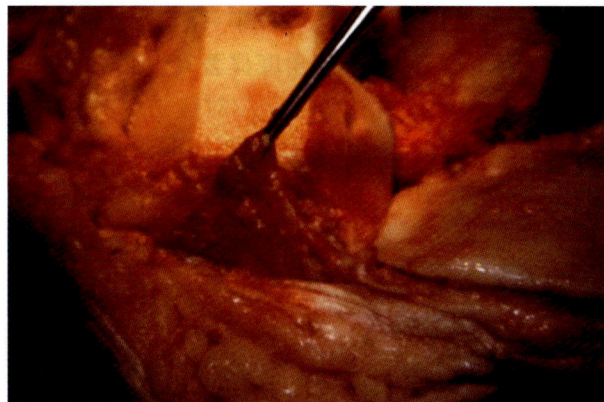

图 1-13　股四头肌肌腱残留的滑膜组织
可成为引发髌骨撞击综合征的病灶

除的骨量不同；髁间骨量保留越多，其限制性越小，因此脱位的可能性更高。

后稳定型膝关节系统的另一个设计方面的缺点是，无法避免膝关节过伸时垫片立柱与髁间盒前方的撞击（图 1-14）。虽然目前的一些假体无膝关节过伸的设计，但大多允许 10°～12°过伸。

即使采用的是此类宽容性较好的假体，也必须避免同时出现股骨假体屈曲放置和胫骨假体后倾过大。例如果股骨假体屈曲3°放置，同时胫骨假体后倾7°，就可能导致膝关节在轻度过伸或不过伸的情况发生撞击。

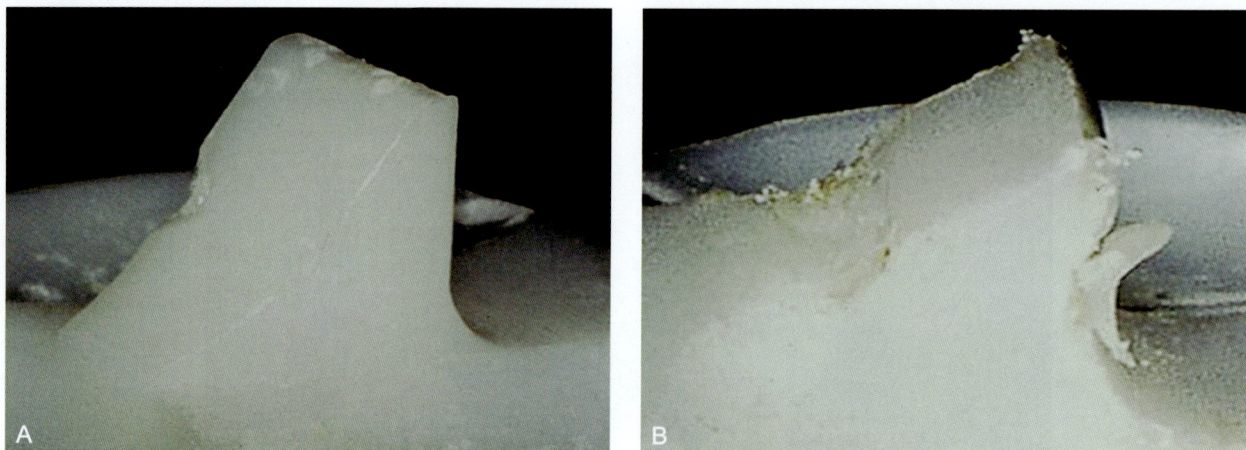

图1-14　膝关节过伸或旋转产生的撞击可导致磨损
A，旋转撞击导致的磨损；B，过伸撞击导致的磨损

最后，后稳定型假体的胫骨垫片立柱会因为股骨与胫骨之间的旋转对线不良而易于发生磨损，这种旋转对线不良可能由术中操作所致，也可能是患者术后步态或屈膝方式所致的动态旋转对线不良。许多的外科医生都武断地以胫骨结节为标志确定胫骨假体的旋转对线，一般选择胫骨结节中、内1/3交界处。虽然该方法可能适合于大多数患者，但有些患者所需的内旋或外旋角度显著大于此方法。直觉而言，股骨与胫骨达到中立位对线是取决于术者在术中根据个体化差异作出选择。当然，旋转对线还受到膝关节周围韧带动力学的影响。我坚信确定胫骨旋转对线的最好方法就是在安装试模后伸直膝关节，在已固定的股骨试模下方旋转胫骨试模到达中立位。旋转活动平台膝关节系统在此具有优势，可代偿因手术操作引起的旋转对线不良或患者活动中出现的动态旋转对线不良(见第3章)

PCL保留和替代技术都已有30多年的历史。两者在术后10~15年均具有理想的效果。每种技术各有其优缺点，大多数膝关节假体系统都提供这两种选择，术者可根据其培训经历和手术经验选择最适合自己的技术。

参考文献

1. Scott RD, Volatile TB. Twelve years' experience with posterior cruciate-retaining total knee arthroplasty. Clin Orthop, 1986, 205：100-107.
2. Scott RD, Chmell MJ. Balancing the posterior cruciate ligament during cruciate-retaining fixed and mobile-bearing total knee arthroplasty. J Arthroplasty, 2008, 23：605-608.
3. Swany MR, Scott RD. Posterior polyethylene wear in PCL retaining total knee arthroplasty. J Arthroplasty, 1993, 8：439-446.
4. Scott RD, Thornhill TS. Posterior cruciate supplementing total knee replacement using conforming inserts and cruciate recession. Clin Orthop, 1994, 309：146-149.

第 2 章

全膝关节置换术活动平台与固定平台

活动平台膝关节置换术始于20世纪70年代。然而数十年来并未普及，一直只是一种被少数外科医生推崇的备选技术。21世纪初，外科医生对这种关节假体的兴趣重新萌发，将其视为一种能同时解决组配式固定平台人工膝关节表面和背部磨损以及骨溶解的选择。

为何考虑选用活动平台垫片？

不论是保留还是替代交叉韧带，固定平台人工膝关节都有很好的术后10~15年的随访结果。我采用固定平台10年的经验证明其股骨假体、胫骨假体，以及全聚乙烯髌骨假体的生存率为100%[1]。5%的金属背衬髌骨假体需要再次手术，未行髌骨表面置换的患者中有2%需再次手术；平面设计的组配式胫骨垫片有4%在术后10年因磨损需要更换。目前绝大多数膝关节系统已不再使用金属背衬的髌骨假体。

是否需常规置换髌骨表面的争议持续存在。不论采用固定平台还是旋转平台，未行髌骨表面置换的患者术后10年的失败率为2%，这一结果支持了对某些患者不置换髌骨表面[2]的观点。

胫骨垫片磨损会导致4%的再手术率，理论上这一问题可以用活动平台方案来解决。这一设计可允许金属和聚乙烯假体之间高度契合，从而最大程度减小应力及潜在的磨损率。聚乙烯假体上的应力与吻合度有关，用数学方法而言，就是与两个关节结合面之间曲率半径之差有关。相差越大，聚乙烯上的应力越大，相差越小，应力越小。所以，曲面—曲面以及平面—平面关节是低应力关节，而曲面—平面关节会产生很大的应力。到20世纪90年代中期，绝大多数膝关节系统的设计者都摒弃了曲

面—平面关节，而支持形合度更高的设计[3]。

然而，必须记住，除了形合度，还有很多其他因素影响聚乙烯磨损（表2-1）。其中包括聚乙烯材料的生产方式——即它是模压成型还是棒材挤压成型。所用的树脂也有区别，质量控制也会有影响。其他因素还包括关节表面的制备、厚度、伽马辐射对氧化的影响、患者个体产生的动态力（如滑动及剪切力），以及垫片相对应的表面（股骨侧）和下方表面（背侧）的影响。

表 2-1　影响聚乙烯磨损的因素

序号	因素
1	表面制备
2	厚度
3	分子量
4	制造方法
5	氧化
6	吻合度
7	接触区域
8	滑动及剪切力
9	股骨假体表面的影响
10	垫片下方的影响（背面）

背侧磨损受到了许多关注。几乎所有的组配式全膝关节假体取出后都发现有不同程度和类型的背侧磨损[4]。我从1984年开始使用组配式胫骨假体。在20世纪80年代中期到90年代初期极少遇见背侧磨损，90年代中期开始在许多全膝关节系统中背侧磨损出现频繁，这很可能是多种因素造成的，包括使用的树脂，聚乙烯制备方法以及灭菌方法，特别是在有氧情况下的伽马辐射灭菌。还有一个很重要的因素是当时使用的垫片上表面的形合度增

加。在曲面—平面垫片中，应力从聚乙烯传导至垫片—平台界面之前就已经在垫片的上表面分散掉了（图2-1）。另外，形合设计的垫片可以将这些应力直接传导至背侧。我在一些接受了双侧全膝关节置换的患者中，一侧采用形合设计的垫片，另一侧是平面设计的垫片，形合设计的垫片侧出现背侧磨损和骨溶解，平面设计的垫片侧则更多出现的是良性的上表面磨损，这可能并非巧合。

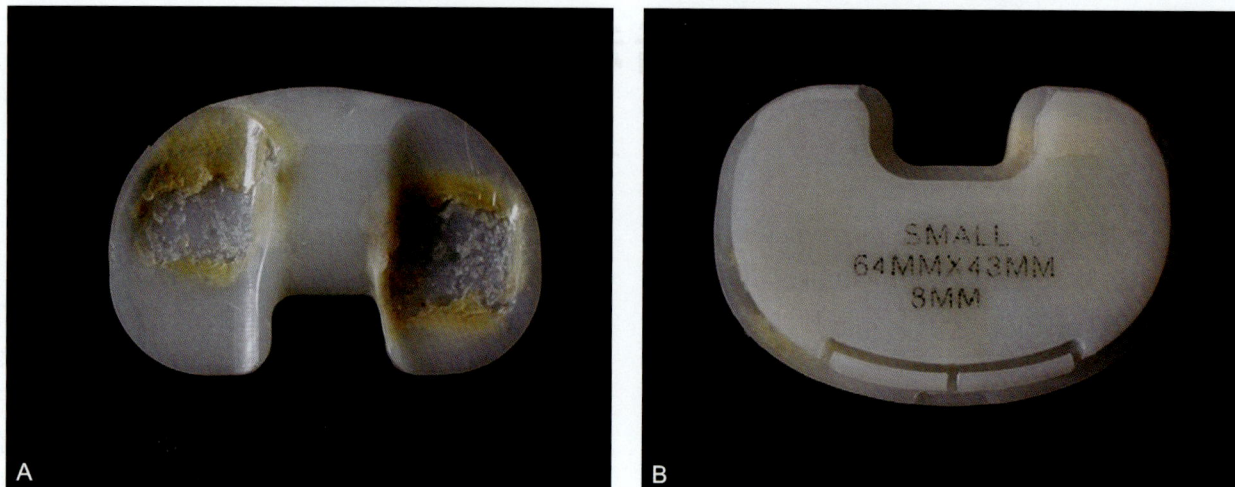

图2-1　术后15年取出的平面垫片，上方磨损（A）的程度远远超过背侧磨损（B）

这就是旋转平台活动界面膝关节多种优势之一。这种类型的关节在上方有很高的吻合度，能最大限度地减少表面磨损，同时无活动受限的负面作用。通过允许垫片下表面接受穿过膝关节的动态力并在平面—平面的界面上自由移动，使作用在聚乙烯的应力最小化，从而解决背侧磨损的问题。平面—平面关节以外，旋转平台垫片对应着一个高抛光的钴铬合金表面。它也保证了上方和背侧都是单向磨损，而非多向磨损。众所周知，单向磨损有利于聚乙烯垫片的长期使用[5]。

旋转活动平台的第二个重要优势是假体关节面可以调节股骨和胫骨之间的旋转对线不良，这种不良对线可能是术者在手术中造成的，或是术后功能锻炼时发生的。这种旋转对线不良会产生扭力，通过形合垫片传导至固定平台的后方。在旋转平台膝关节中，术者可以在胫骨近端选择最佳的胫骨平台植入点，使垫片可以在膝关节屈曲任何角度时都能适应股骨（图2-2）。

活动平台还有一个优势就是在高屈曲时有很大的接触面积。不论是正常膝关节还是人工膝关节，在高屈曲时股骨外髁一般都会向胫骨平台后方滚动。在固定平台中，若矢状面吻合度高，这种大幅度的后滚无法完成。在曲面—平面关节中，可出现这种后滚，但会造成晚期灾难性的聚乙烯后方磨损。活动

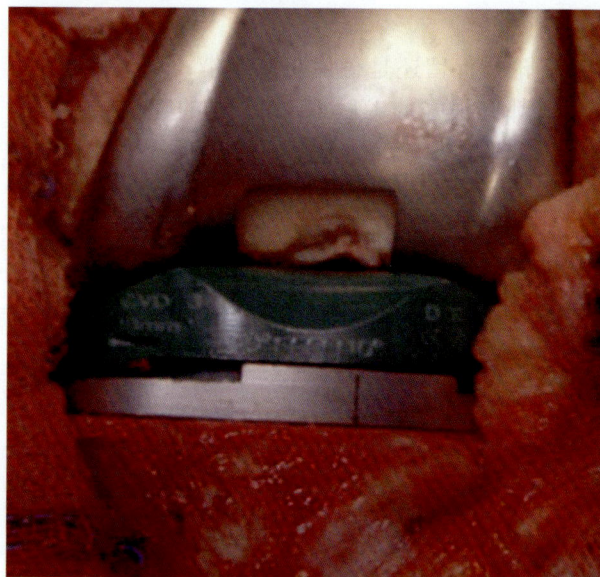

图2-2　旋转平台膝关节中，垫片中心点与胫骨托中心点的15°旋转对线不良（箭头所示）

平台关节允许高屈曲时股骨在胫骨平台向后方移位，同时保证上方关节面的高度契合（图2-3）。

活动平台若无限制装置则可发生半脱位，软组织撞击，甚至可能脱位。但如果平台配上限制装置，则可能遭到磨损，因为限制装置会反复受到撞击。为了防止撞击，大部分活动平台的垫片略小于同号的固定平台垫片（图2-4）。这可使垫片在胫

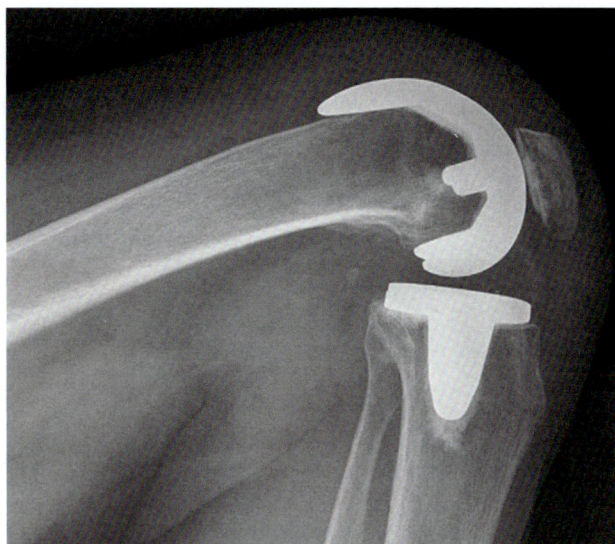

图 2-3　保持高度形合的同时，外侧部分可以后滚

骨平台上方出现一定程度的旋转或移位时不会有软组织撞击。

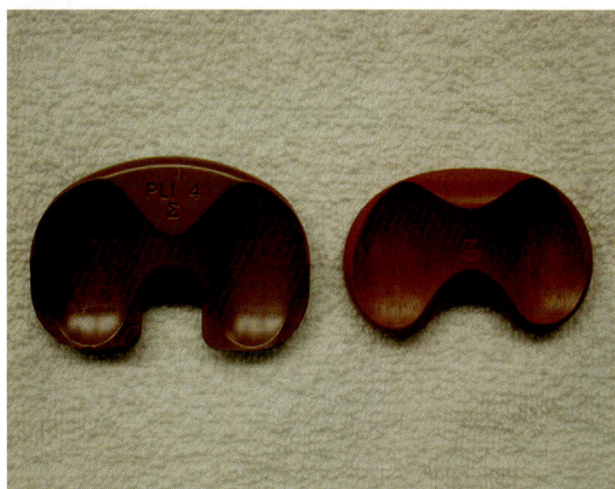

图 2-4　旋转平台比固定平台略小

活动平台膝关节对旋转对线不良的容错率较高，但有一定的技术要求。对于旋转平台膝关节而言，最重要的技术性并发症是平台的"旋脱"（脱位），通常由屈曲间隙不对称所致。屈曲间隙不对称是否合并后交叉韧带紧张时，活动平台都可能在早期发生旋脱。但是，固定平台膝关节则可以耐受很长时间的屈曲间隙不对称，直至最后因为进展性不稳定或聚乙烯磨损而失败。因活动平台早期失败受牵连，而采用固定平台膝关节的术者可免受该困扰。

避免旋脱

旋转平台脱位，或称旋脱，发生在高屈曲时（图 2-5）。股骨外髁向后移动，然后垫片外侧的一半向前脱位，内侧仍然维持着关节面对合。相比后稳定型垫片，在保留后交叉韧带的假体中使用弧形垫片更容易出现旋脱。原因有二：①后交叉韧带（PCL）紧张往往是造成旋脱的原因，单纯 PCL 松解可解决该问题；②后稳定型垫片的髁间立柱可使旋脱的可能性最小化。

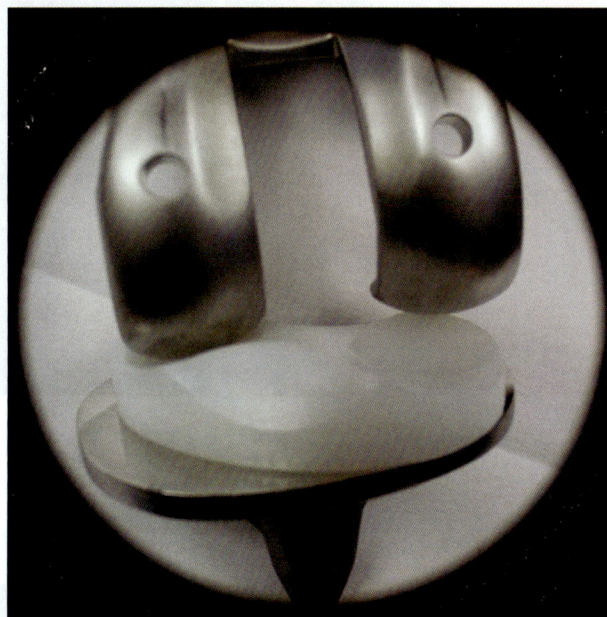

图 2-5　左侧膝关节旋脱，外侧部分向前，
内侧部分维持原位

如何处理旋脱

检查有无旋脱发生一定要注意复位髌骨。旋脱伴髌骨外翻，复位髌骨后旋脱消失，再外翻髌骨又可出现旋脱。如果髌骨已复位而持续存在旋脱，首先要找到紧张的后交叉韧带，因为这是最常见的原因。我描述过一个叫做"滑回试验"的简单测试，用于评估活动平台膝关节中是否需要松解后交叉韧带[6]。在这个试验中，胫骨垫片试模置于真正的胫骨假体上方，不用带立柱的试模限制活动。置入股骨假体（可使用试模或假体），将膝关节屈曲 80°～100°，观察垫片相对于胫骨托前缘向后移动的距离。如果 PCL 过松，垫片会向平台前方滑动（图 2-6）。如果 PCL 过紧，垫片会向后方滑动

（图2-7）。若PCL平衡，垫片前缘位于胫骨托前缘后方1~3 mm（图2-8）。旋转平台膝关节需行PCL松解的概率是固定平台的2倍。这种松解应在股骨侧进行，首先从最前方和最外侧的纤维开始，然后逐渐松解后方和内侧的纤维。有些患者仅需要松解20%的PCL即可消除旋脱，而其他患者则需要将整个PCL切断。即使是后者，也极少需要转为后交叉韧带替代型假体。

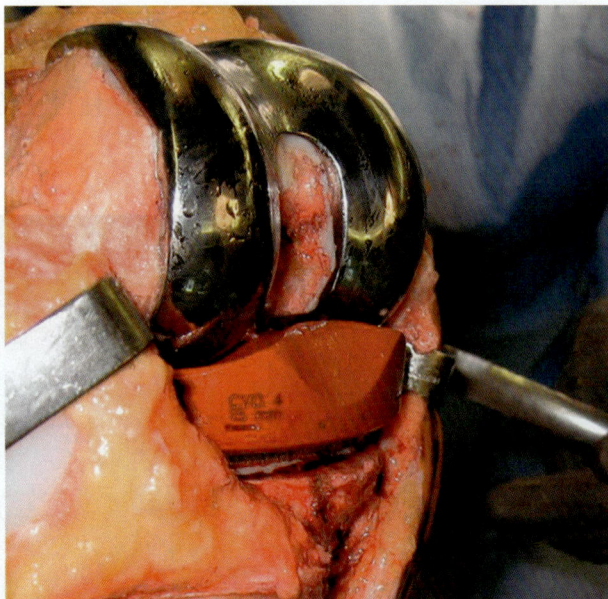

图2-6　如果后交叉韧带过松，垫片试模会向胫骨托前方滑动

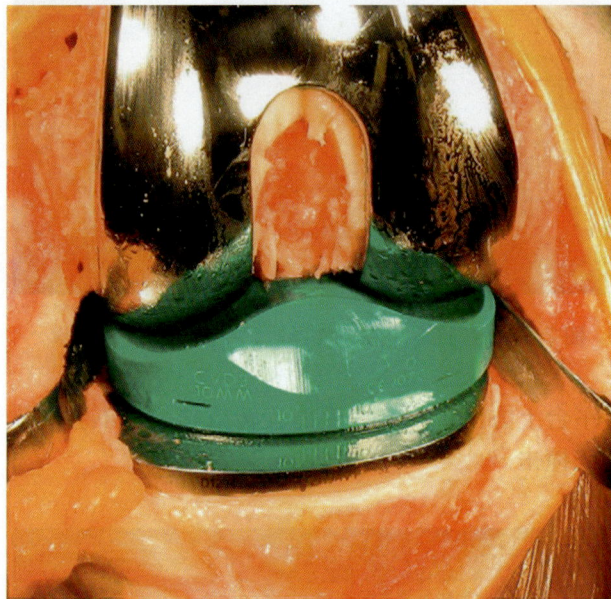

图2-7　如果后交叉韧带过紧，垫片试模会向胫骨托后方滑动

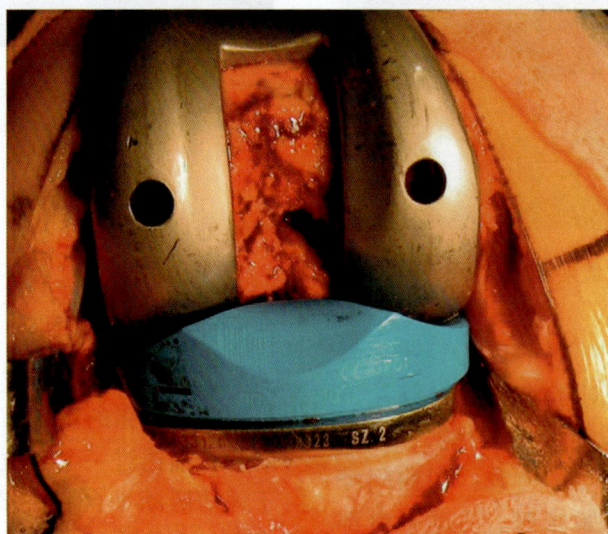

图2-8　若后交叉韧带平衡良好，垫片试模前缘位于胫骨托前缘的后方1~3 mm

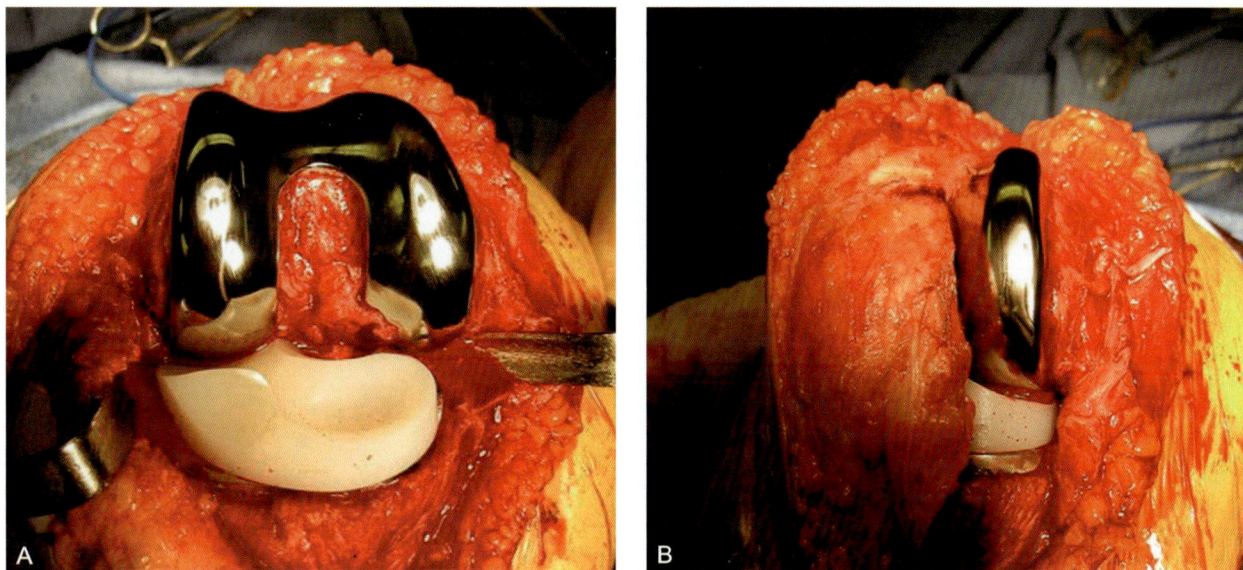

图 2-9　内侧旋脱(A)通常在关闭关节囊或复位髌骨后(B)消失

如果旋脱持续存在，外侧部分前移，我会检查腘肌腱是否过紧，虽从未见过这种原因，但推测它可能存在。如果持续外侧旋脱，我可能尝试大一号(厚度不变)的聚乙烯垫片，原理在于大一号的垫片可提供更长的前后径，防止脱位，同号的旋转平台垫片都略小于固定平台垫片，该差异可以使小一号的胫骨平台能与大一号的股骨假体匹配。在股骨和胫骨尺寸匹配时，垫片允许有 10° 的内外旋而不出现突出到金属托以外。大一号的垫片对小一号平台则允许 5° 的内外旋而不发生悬挂。但是这会造成接触面积稍减少。不过这种差异很小，接触面积几乎仍然比所有的固定平台设计大。

如果用过上述方法后仍然存在旋脱，术者可以考虑转为后稳定型垫片或固定平台。

偶尔会发生内侧向前旋脱(图 2-9)。这种情况几乎总出现在严重的膝内翻畸形，术中为显露进行了广泛的内侧关节囊切除。当关闭关节囊或复位髌骨后，内侧旋脱几乎会消失。有必要在关节线将内侧关节囊缝合一针，以确定是否可以解决旋脱。如果仍有旋脱，则有必要使用较厚的垫片稳定屈曲间隙，而外侧间室几乎总是可接受的。这一增厚的垫片可能限制完全伸直，因此股骨远端可能需要加截除 2 mm 以防止屈曲挛缩。

在我目前的临床中，对较年轻和活跃的患者使用旋转平台假体；以 65 岁以下作为大致的参考线；对 80 岁或以上的患者使用全聚乙烯胫骨假体；对介于 65～80 岁的患者，我可能会使用之前提到任意一种假体或组配式固定平台胫骨假体。

参考文献

1. Schai PA, Thornhill TS, Scott RD. Total knee arthroplasty with the PFC system: results at a minimum of ten years and survivorship analysis. J Bone Joint Surg Br, 1998, 80: 850-858.
2. Kim BS, Reitman RD, Schai PA, et al. Selective patellar nonresurfacing in total knee arthroplasty: 10 year results. Clin Orthop, 1999, 367: 81-88.
3. Scott RD, Thornhill TS. Posterior cruciate supplementing total knee replacement using conforming inserts and cruciate recession. Clin Orthop, 1994, 309: 146-149.
4. Conditt MA, Stein JA, Noble PC. Factors affecting the severity of backside wear of modular tibial inserts. J Bone Joint Surg Am, 2004, 86: 305-311.
5. McEwen HM, Barnett PI, Bell CJ, et al. The influence of design, materials and kinematics on the in vitro wear of total knee replacements. J Biomech, 2005, 38: 357-365.
6. Scott RD, Chmell MJ. Balancing the posterior cruciate ligament during cruciate retaining fixed and mobile bearing total knee arthroplasty. J Arthroplasty, 2008, 23: 605-608.

第 3 章

初次全膝关节置换手术技术

我一直试图将全膝关节置换术（TKA）的手术技术尽可能标准化。然而，各种膝关节假体系统由于器械的不同导致手术技巧存在细微的区别。后交叉韧带（PCL）保留型和替代型之间也存在一些差别。

患者体位

进行 TKA 时患者多采用仰卧位，手术床应水平。但当合并有髋关节融合或僵直这类少见的情况下行 TKA 时，手术床需调整至适合切口显露与闭合的位置[1]。对患者采取 Trendelenburg 体位（头低脚高仰卧位），尾侧的手术床台板下垂；健侧肢体则置于分开的台板上。

通常在屈曲位显露膝关节，尤其对于肥胖患者或不用止血带的情况。除非膝关节之前有过其他切口，特别是弧形切口，这类切口的皮瓣需要抬起。通常在伸直位闭合膝关节，只在缝合股四头肌伸膝装置近端才屈曲膝关节，屈膝并在近端使用自动拉钩可方便手术操作。

脚踏的摆放

采用一种商品化的圆柱形脚踏来维持 TKA 术中膝关节屈曲。如果没有该脚踏，可将毛巾或毯子卷成圆柱形，并用胶带固定在合适位置。脚踏的最佳位置是患者小腿肌肉最发达处（图 3-1），这样有助于在膝关节显露满意后维持于最大屈曲位。该脚踏放置的位置与术前膝关节的活动度无关，但是可以反映股四头肌肌腱翻转后膝关节活动可达到的屈曲程度。

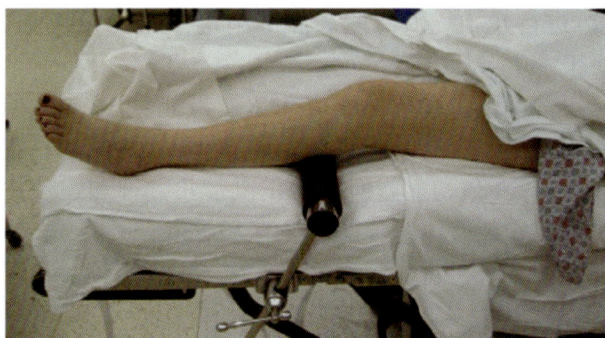

图 3-1　将一个横杆放置在小腿肌肉最发达处，使膝关节在术中保持屈曲位

患肢术前准备

消毒前，需行手术区剃毛备皮。在皮肤消毒之前用无菌笔画出膝关节切口。先前的手术切口也作标记并尽可能采用。切口标记需在膝关节屈曲 90° 时画出，是因为胫骨在膝关节由伸到屈的过程中会有一定的内旋，会导致皮肤出现近 1 cm 的外移[2]。如果患者术后仍需要跪地，若皮肤切口在伸直位时所作，跪下时皮肤切口会移动到胫骨结节前方，导致术后不适。先消毒足部，再用无菌巾托住足部，然后对于下肢其余部位皮肤消毒。将防渗无菌针织袖套从足部一直翻卷覆盖至大腿止血带处，再铺下肢大单。垂直切开无菌针织套显露皮肤切口标记和患者身份标识，并完成强制性的切皮前核对。最后，用碘膜封闭手术部位。

止血带的应用

TKA 手术均使用止血带，但仅有两种情况例外。第一种情况是肥胖患者，尤其是大腿较短的患者，因为止血带对于这类患者通常无效，而且影响近端的手术显露。

第二种情况是合并周围血管疾病并经多普勒超声确诊无血管搏动的患者。这类患者术前必须经血管外科医生会诊。即使已成功地进行过血管旁路手术，也不使用止血带。屈膝位切开并作初步显露，可以最大程度减少出血，并使用电凝止血。

大多数患者止血带压力选择 250 mmHg（1 mmHg = 0.133 kPa）。偶尔，压力可高至 325 mmHg，以避免静脉止血带效应。使用止血带的最长时间是 90 min，再次充气前需间隔 10 min。一般在止血带充气之前抬高下肢 30 s。不使用弹性胶带（止血带）进行止血，因此浅表静脉中仍残留少量的血，便于术中辨认。

首剂预防性抗生素应在止血带充气 10 min 前使用（见第 13 章）。近年来，许多外科医生（包括我在内）只在最初显露时使用止血带几分钟和在使用骨水泥安装假体时再次充气约 10 min。

手术切口

如前所述，在手术准备前取屈膝位标记切口。标准的切口为长约 15 cm 的直切口。切口近端在股骨干中央，中段在髌骨内 1/3 处，远端紧靠胫骨结节的内侧（图 3 - 2）。目前有做小切口的趋势，可将近端皮肤切口缩短一半。如果最初的显露与闭合都在膝关节屈曲位实现，股四头肌近端可通过小切口显露。

如果存在既往手术切口，则应对切口作出一些调整（见第 14 章）。应尽量避免过度提拉大的皮瓣和产生死腔。皮下组织切开直接沿髌旁内侧做关节切开。髌骨背侧的皮肤剥离，只要能够放置髌骨固定钳方便安装假体即可。

髌旁内侧入路切开关节

过去的 40 年里，我对所有初次 TKA 选择髌旁内侧入路，也积累了另外三种入路的经验：股四头肌下入路，经股四头肌入路，髌旁外侧入路。这些入路也可应用于特殊患者。任何一种入路均有潜在的缺点。例如，股四头肌下入路与经股四头肌入路在矮小、肥胖和肌肉发达的患者中应用较为困难。在关闭切口时，如果需要作内侧加强缝合，使用这些切口时就很难达到。对外翻膝作外侧入路，术者

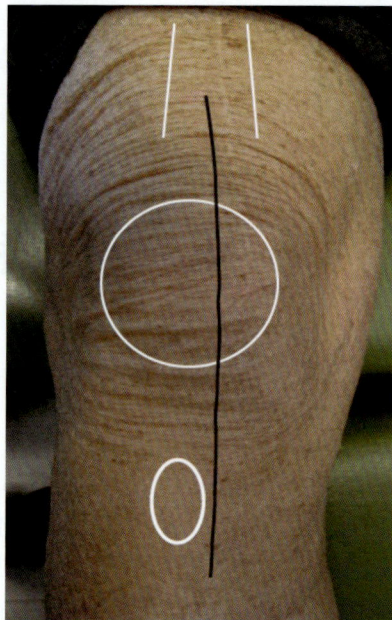

图 3 - 2　作长 13 ~ 15 cm 垂直切口，髌骨之上占 1/3，髌骨之下为 2/3，近端在股骨干中央，中段在髌骨中内 1/3 处，远端在胫骨结节偏内

可能无法安全地将髌骨向内侧翻转。同时该入路从皮下间隙进行关节囊缝合也可能出现困难。

髌旁内侧入路适用于所有患者，不论是否有术前畸形以及活动度受限。三个基本解剖标志分别是：股四头肌肌腱近端内侧缘、股内侧肌附着部与髌骨内上极连线的中点以及胫骨结节内侧缘。

保留股四头肌肌腱近端内侧缘 2 ~ 3 mm。保留髌骨上极周围的软组织，以便关闭切口。在胫骨结节处，需要仔细保留其内侧的软组织，方便与髌腱内侧缘进行缝合。在髌骨上极水平做标记，以方便手术结束时解剖对位缝合（图 3 - 3）。

在关节线水平、切开关节时切断内侧半月板前角。可便于将残留了半月板的内侧关节囊翻转，安全地进行前内侧结构骨膜下剥离。仔细保留部分前内侧结构，利于手术结束时良好缝合远端。当髌腱止点撕裂时，也有利于髌腱的侧方缝合修补。（见第 14 章）

膝关节外侧剥离时，还涉及髌下脂肪垫至髌腱附着部的处理。用 10 号刀片由上向下切入脂肪垫然后向前到达胫骨前外侧皮质，并在此平面切断冠状韧带和外侧半月板前角。大多数情况下，髌骨都可被轻松安全地翻转。若翻转困难，马上进行近端松解，如第 7 章所述。对于病态肥胖或僵直膝患者，用髌骨钳固定髌骨有助于翻转，

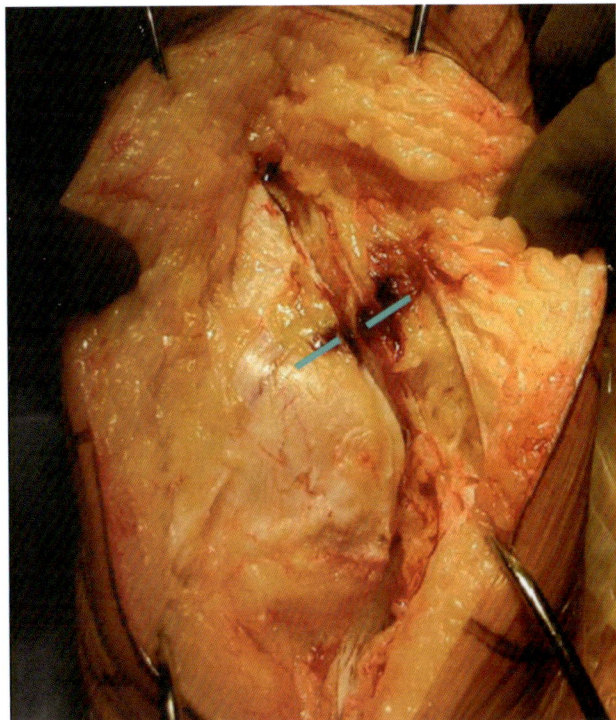

图 3-3　在髌骨上极水平标记关节切开的
内外缘，便于解剖对位缝合

完成髌骨假体安装[3]。

完成显露

在截骨前，应确保最大程度地显露和活动膝关节。

首先，松解髌股韧带（图 3-4）。可在外侧间室放置 Z 字型拉钩，绷紧韧带后做松解。将弯钳置于韧带前下方，电刀切断。这样可以增大髌骨的活动度，增加外侧间室的显露。注意避免损害股骨四头肌肌腱或者放置血管钳过深，以致损伤腘肌腱或外侧副韧带。

然后，将 Z 字型拉钩置于内侧，切除内侧半月板前角。由此可以进入内侧副韧带深层与胫骨平台内上缘之间的间隙。用 1 cm 宽的弧形骨刀插入，轻轻向后剥离，分离至半膜肌腱滑囊（图 3-5）。如果前交叉韧带未损伤，须完全切除。极度屈膝并外旋胫骨，可将胫骨平台前脱位。

在切除外侧半月板之前，用手术刀在外侧半月板外侧的前中 1/3 处，作一个长 1～2 cm 的裂隙。利用该裂隙可以放置弯曲的 Hohmann 拉钩，以利于整个手术过程中膝关节外侧的显露。

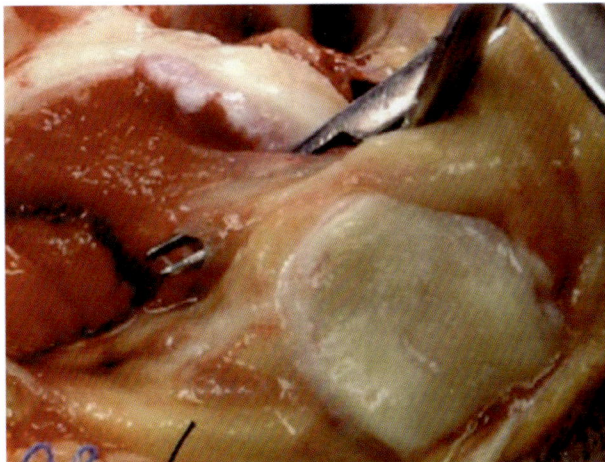

图 3-4　显露并切断髌股韧带

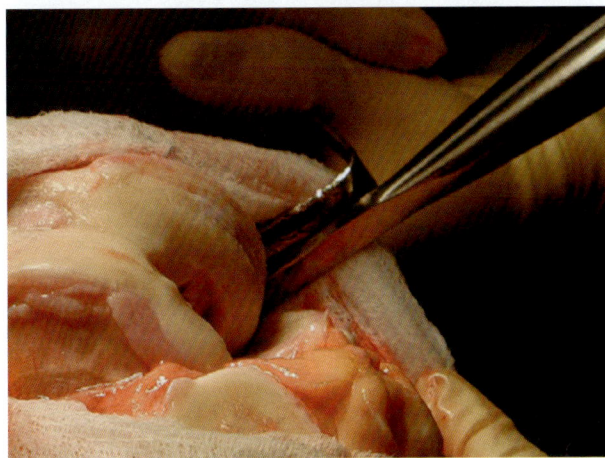

图 3-5　用 1 cm 宽的弧形骨刀将
内侧副韧带深层从胫骨近端剥离

外侧间室已显露完毕（图 3-6）。锐性切除外侧半月板；先切断后角，然后再返回切断前角和半月板中部直至全部切除，这是最容易操作的方法。在该操作中，膝下外侧动脉就在外侧半月板的边缘。切除外侧半月板后，在后角常常容易看到动静脉的管腔，应予电凝，最大程度减少术后出血（图 3-7）。最后，切除胫骨外侧平台前缘近端的脂肪垫，以放置胫骨截骨导向器。如有需要，可切除髌腱的少量脂肪垫提升显露。

股骨侧准备

TKA 手术可先行股骨侧或胫骨侧截骨。我选择在初次 TKA 时股骨优先，因为先行股骨侧截骨有利于胫骨侧的显露；而在翻修术时，选择胫骨侧优先。在初次置换时，如果术者的目标是采用测量

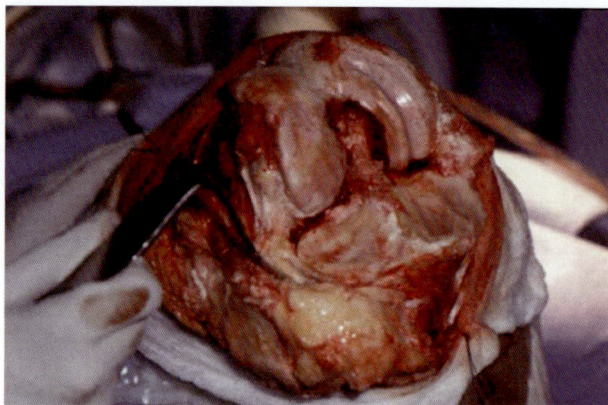

图 3-6　向前脱位胫骨，将弯 Hohmann
拉钩置于外侧半月板的外缘

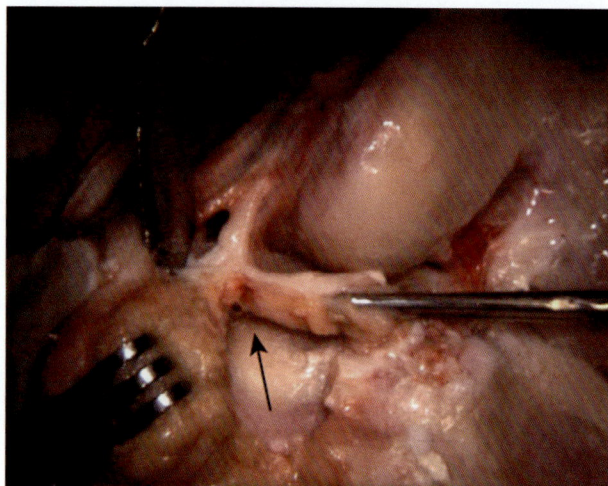

图 3-7　膝下外侧动、静脉的位置（箭头所示）
需在切除外侧半月板时予以电凝止血

口。可术前在正位片上通过股骨干的中点向远端画线，确认其在股骨髁间窝的位置（图 3-10）。需注意，通常入髓点位于髁间窝中心偏内侧几毫米处。如果入髓点为髁间窝中点，实际的外翻角将增大几度。我认为这就是外科医生们不经意间将股骨侧假体过度外翻放置的最常见原因。他们在髁间窝中点开髓，并使用 7° 外翻的截骨导向器，而实际的股骨远端截骨外翻角就可能变成了 9° 或 10°。

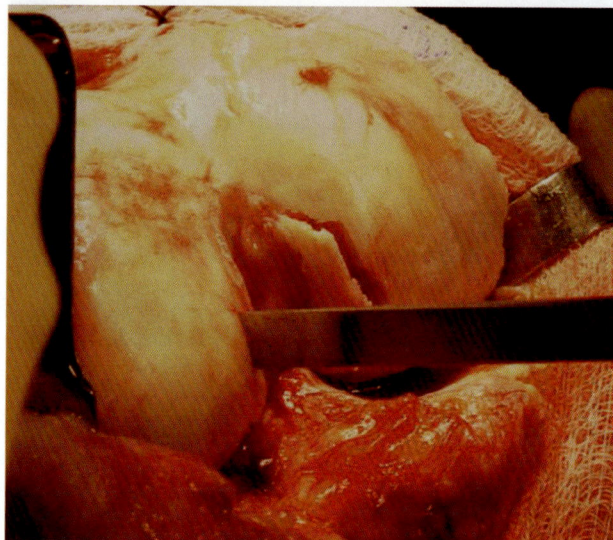

图 3-8　去除髁间骨赘确认后交叉韧带

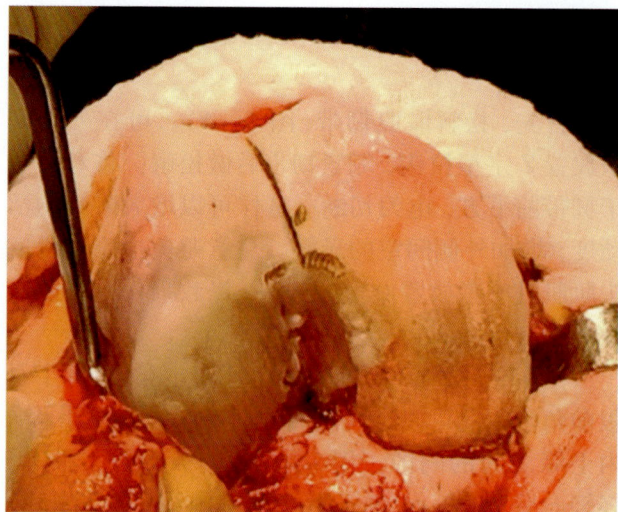

图 3-9　确定股骨的开髓点

截骨法对应假体厚度和维持关节线，那么股骨侧与胫骨侧的截骨量和下肢力线角度是相互独立的。只有确定股骨假体旋转对线的截骨，各截骨步骤之间才都是相互关联的。术者先行胫骨侧截骨，可利用间隙模块进行屈曲间隙平衡。术者采用股骨优先法，可以通过对应胫骨髓外力线装置调节股骨假体旋转实现屈曲间隙平衡。

　　当准备股骨侧时，重要的是先确定髁间窝解剖，显露并确认后交叉韧带起始部。用骨刀去除髁间窝内的骨赘，切断后交叉韧带（图 3-8）。股骨开髓点位于后交叉韧带止点上方约 1 cm 及髁间窝中点靠内侧几毫米（图 3-9）。可通过股骨滑车最低点画出 Whiteside 线，开髓点位于髁间窝顶点上方 1 cm 及 Whiteside 线内侧约 1 mm 或 2 mm。术前正位片的股骨侧也有助于确定股骨髓内定位杆的入

　　选定开髓点，然后用一个小的圆骨凿先开口，以便钻头精准地进入选定的开髓点。钻孔应比髓内定位杆的直径要粗一些。选择 0.953 cm（3/8 英寸）的钻头和直径 0.635 cm（1/4 英寸）的定位杆。

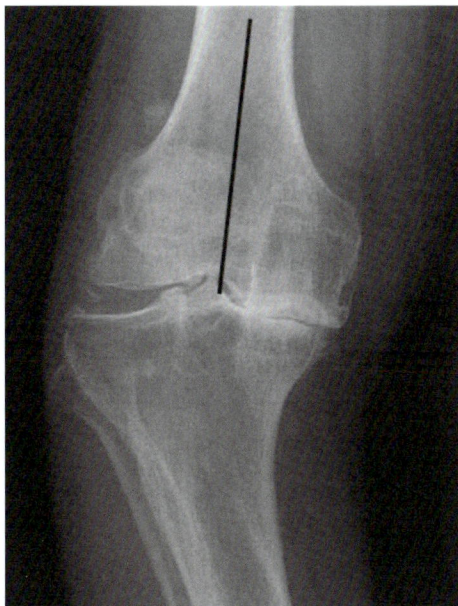

图 3 - 10　术前 X 线片有助于确定股骨开髓点

一些外科医生会将股骨远端髓内脂肪吸除并冲洗髓腔，但如果定位杆的直径小于入口，且插入时动作缓慢轻柔，冲洗髓腔并不必要。如果置入定位杆困难，那么需将进针孔扩大。罕见情况下无法轻松置入定位杆时，我会先用小号定位杆确定髓腔方向。该方法会提示应向哪个象限扩大，以便轻松插入定位杆（图 3 - 11）。

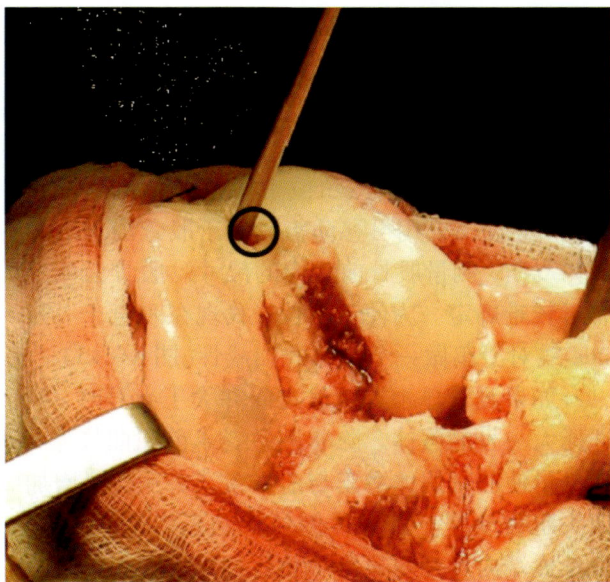

图 3 - 11　小一号的定位杆（圆圈所示）可帮助术者再调整大号定位杆顺利插入的方向

股骨远端截骨

应确定股骨远端截骨量和所需外翻角度。我认为很多手术操作手册误导了股骨远端截骨量。它们通常推荐远端截骨量与金属假体股骨髁远端厚度一致。但应明确，这一截骨厚度应包括曾经存在的软骨厚度。否则，股骨远端截除的骨量将比真正的"解剖"截骨量大约多 2 mm。这样可能导致关节线上移，使得膝关节在伸直位比屈曲位松弛（见第 1 章）。

后交叉韧带保留的手术目标应尽可能准确地重建股骨侧关节线，避免膝关节在屈曲位较伸直位紧张。股骨远端截骨过少会造成这种情况。如果在完成股骨侧和胫骨侧的初步截骨后，伸直间隙比屈曲间隙紧张，可加截除股骨远端 2 mm。这种方法简便易行，并且后交叉韧带替代技术更能包容股骨远端加截。切除后交叉韧带会增大屈曲间隙，需要更厚的聚乙烯垫片稳定屈曲间隙，同时在伸直间隙也可被接受。

对于术前屈曲挛缩的患者，可以适当加截股骨远端有助于矫正屈曲挛缩（见第 8 章）。

外翻角

股骨远端截骨外翻角的选择由术前模板测量和某些临床因素决定。人工膝关节置换的最主要目标就是恢复中立的机械轴。最有效的方法是在股骨远端和胫骨近端制作中立的机械轴。通过拍摄从髋关节到膝关节的标准全长正位片确定外翻角。从髋关节中心至膝关节中心作连线，然后在膝关节作该连线的垂直线（图 3 - 12）。最后，测量股骨干解剖轴线与该线所成的夹角，通常该角度是 5°～7°（图 3 - 13）。

术前模板测量的另一优点是可以显示股骨远端内外髁的相对截骨量。除了一些截骨、骨折或发育不良畸形的患者，内侧远端截骨量一般多于外侧。这条垂直于中立位机械轴的截骨线常在股骨远端内侧髁经过硬化骨水平，在外侧髁则经过软骨水平，或者距远端外侧髁骨质以远约 2 mm（图 3 - 14）。这一信息在远端截骨导向与术前 X 线模板测量对比时非常有帮助。在严重外翻膝，这种差异会非常明显（图 5 - 8）。

在试图精确重建股骨中立机械轴时也存在一些例外，都会使膝关节残留 1°～2°的轻度内翻。目的

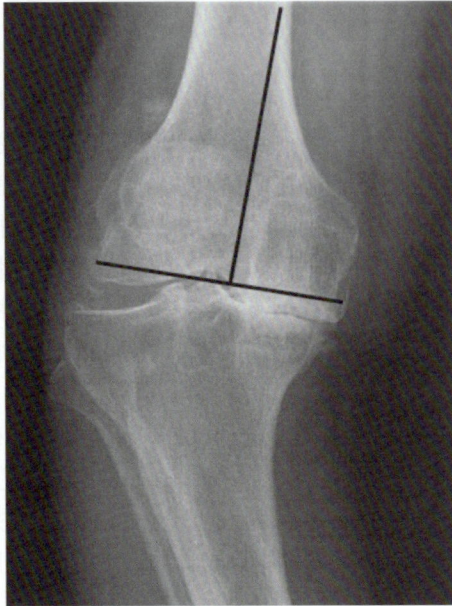

图3-12 髋关节中心到膝关节中心连线的垂直线为截骨角度

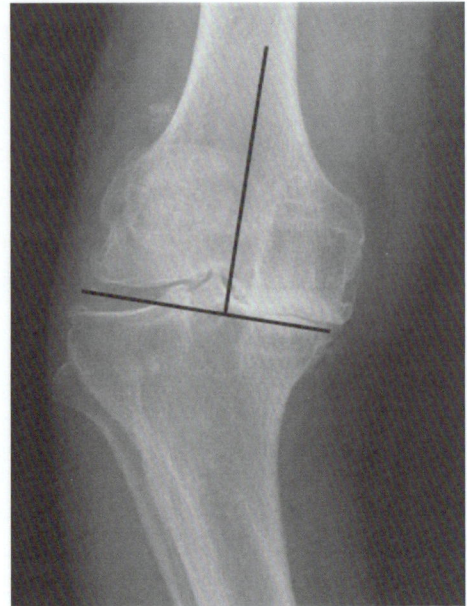

图3-13 股骨机械轴与解剖轴之间的角度一般是5°~7°

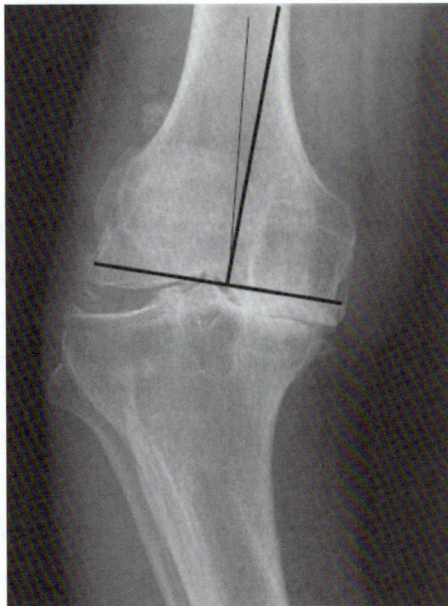

图3-14 对于大多数内翻膝，中立机械轴在关节线水平的垂线与内髁的骨质接触，在外侧髁与软骨接触

肥胖患者保留一点内翻，也不会选择残留外翻。临床上，这类患者的解剖外翻表现比影像学表现更明显。如果对这类患者选择中立机械轴，需预先告知患者术后可能出现下肢外观上的明显外翻表现。另外，如果术者接受轻度内翻残留，这样更易于达到对称的伸直位平衡。对大多数内翻膝选择4°外翻截骨以利于韧带平衡（见第4章）。

股骨尺寸测量

采用由后向前的后参考系测量股骨尺寸，这是恢复屈曲位关节线、平衡后交叉韧带和尽可能减少中度屈曲松弛最可靠的方法。将测量器垫片紧贴股骨后髁下方，用可移动指针置于股骨滑车上方的前方皮质，测量股骨前后位的尺寸。股骨前侧皮质有时较难确定。为便于定位，我现在垂直于Whiteside线对滑车做一个保守的预截骨（图3-15）。

如果测量显示在两号之间并大于半号时，我会选择大一号的假体。除非该患者术前屈曲较差，术中尽量使股骨假体滑车与前方皮质齐平，以增加股四头肌移动度。另一种例外就是患者（多为女性）股骨远端内外径明显小于前后径，使用大号假体会导致内外侧突出悬挂，因此应选择小一号假体（见第14章）。

对于尺寸在两号之间并比半号小时，我选择小一号的假体。有两个办法可选择小号假体而不会出

在于减少内侧副韧带的张力。严重外翻畸形最常见的情况是合并内侧副韧带薄弱松弛。通过将下肢力线过度纠正到1°~2°内翻，可降低膝关节内侧张力。同样，如果无意损伤了内侧副韧带，残留的一些内翻角度则有助于保护对韧带所作的手术修复（见第14章）。

我并不提倡在常规初次TKA中残留内翻，但是出于外形美观的考虑，宁可对内侧软组织过多的

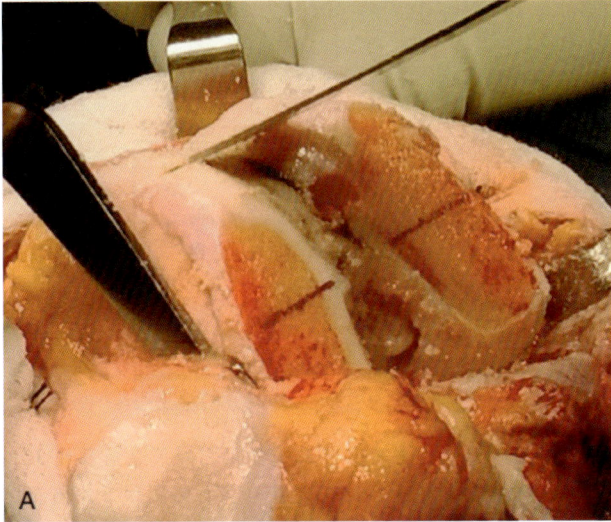

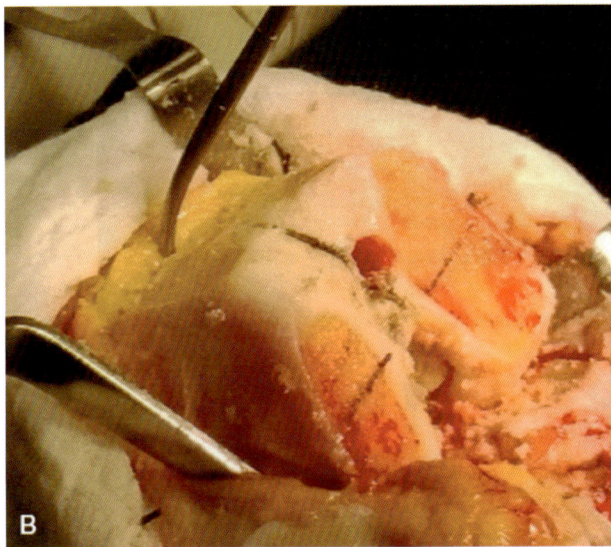

图 3-15　A，平行于通髁线作股骨滑车"预截骨"；
B，可更好的显露和确定股骨前侧皮质

（图 3-18），通过外旋对线获得对称的屈曲间隙（图 3-19）。对于上述 4 种方法，首先要考虑的是获得对称的屈曲间隙[5]。测量模块可提供具体的钉孔位置，放置截骨模块后可自带 3° 外旋（图 3-18）。通过使用这些装置初步确定旋转角度，然后根据需要增加额外的外旋角度，以获得矩形的屈曲间隙，称之为间隙平衡法。这一方法被许多外科医生们采用，希望通过建立平衡的矩形屈曲间隙以实现膝关节稳定性与运动学功能。在内翻膝，首先通过合适的内侧松解平衡伸直间隙。在大多数外翻膝中（不需要松解外侧副韧带可获得平衡），不需要先平衡伸直间隙。在获得伸直间隙平衡后，屈曲 90° 在内、外侧间室放置张力器。旋转股骨假体以获得对称的屈曲间隙。可用椎板撑开器辅助（图 3-20）。不管施加多大的应力，撑开器都可将内侧间室撑开一定程度，除非内侧副韧带前角异常或损伤。毕竟，外侧间室屈曲位要比内侧间室更易张开。因此，带有刻度的撑开器可能有助于外侧间室操作，虽然具体的应力值仍未确定。过去 10 年，我使用 20 磅的张力获得了较好的效果。当使用这一方法时，超过 90% 的膝关节可获得相对股骨后髁线 5° 外旋。但是也有两种情况例外；第一种情况是严重膝外翻合并股骨后外侧髁发育不良，外旋有时可能会达到 7°~8°（图 3-21）；第二种情况是严重内翻膝股骨内后髁增生肥大，可能需要 7° 外旋恢复矩形间隙。

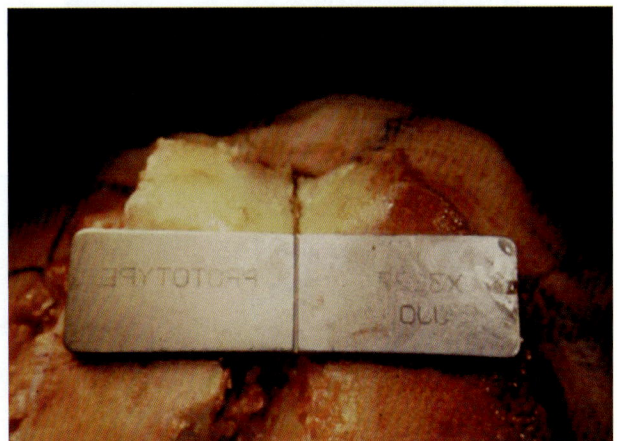

现股骨前方皮质切迹：在股骨远端截骨时带有一定屈曲角度，或改为由前向后的前参考系统测量股骨尺寸，第 14 章有这两种技术的相关介绍与疗效。许多新的假体系统提供了大范围的股骨前后径与内外径尺寸产品线，可实现更精确的测量，但需要非常大的假体库存成本。

确定股骨假体旋转对线

确定股骨假体大小后，合适的旋转对线角度也必须确定。如第 6 章和第 14 章所述，至少有 4 种方法可用于确定股骨假体的旋转[4]。包括垂直于 Whiteside 线（经滑车沟轴线，图 3-16），经内外上髁连线（图 3-17），股骨后髁线 3° 外旋

图 3-16　Whiteside 线垂直于
股骨滑车沟最低处下方的连线

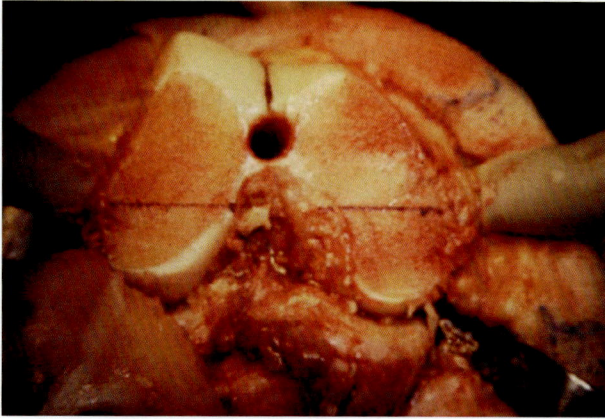

图 3-17　通髁线常与 Whiteside 线垂直

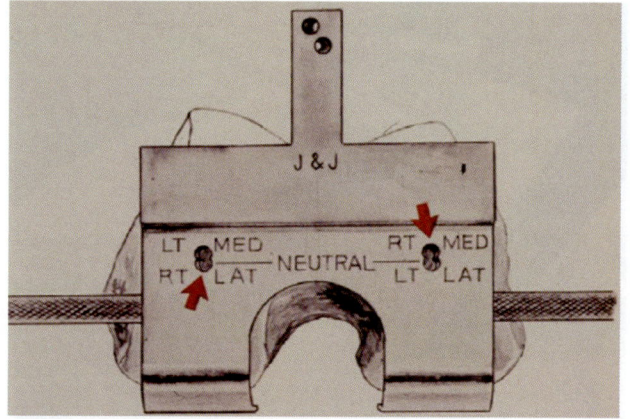

图 3-18　大多数全膝关节系统提供相对股骨后髁线 3° 的外旋。在该系统中，钉孔设置为上内侧孔和下外侧孔

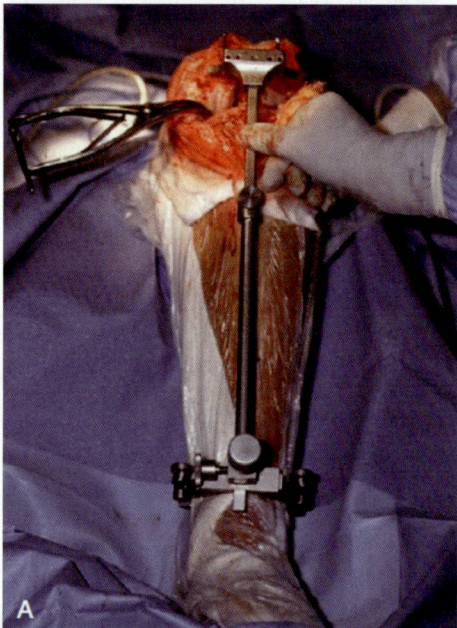

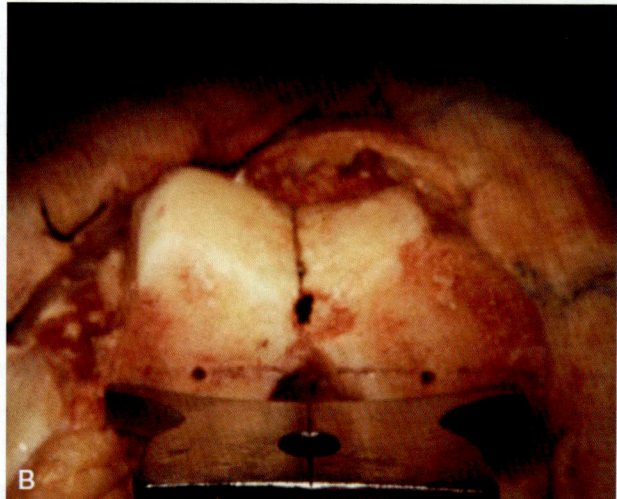

图 3-19　A，矩形的屈曲间隙可以通过调节内、外侧软组织张力，以及股骨假体与胫骨髓外截骨导向器的旋转角度确定；B，钉孔应与截骨导向器平行

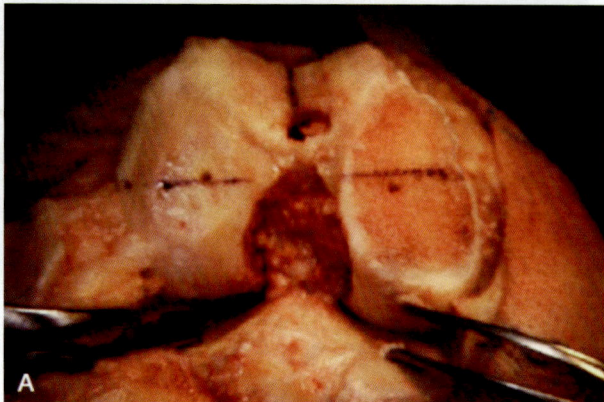

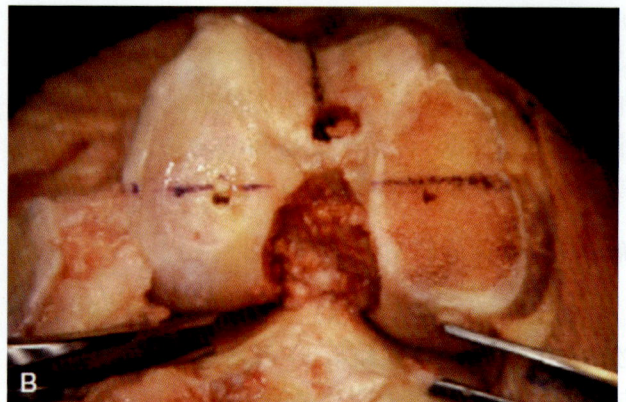

图 3-20　A，在该外翻膝中，增加钉孔外旋以获得对称的屈曲间隙；B，增加外旋，用一舟状骨凿将外侧钉孔下移

在极少数情况下，膝关节相对于股骨后髁线无需外旋甚至需要内旋。其中一种情况是合并前方内侧副韧带松弛。在这些患者中，内旋股骨假体可以减小内侧屈曲间隙，恢复内侧屈曲稳定。另一种情况发生在膝关节近端截骨术后过度外翻位愈合，胫骨关节线外翻。在此情况下，当膝关节屈曲 90°，股骨髁在外翻的胫骨关节线上过度外旋（见第 9章，图 9－9）。除了间隙平衡法，其他任何确定股骨假体旋转的方法都将制造更多的屈曲间隙不对称，进而需要过度松解外侧副韧带以平衡屈曲间隙。大多数外科医生对有意内旋股骨假体心存顾虑，担心影响髌骨轨迹。值得注意的是，其实数学计算股骨假体每旋转 4°，滑车移位约 2 mm[5]。这相对小的影响可通过选用小一号的髌骨假体偏内植入得以补偿，削去未覆盖的骨面以避免髌骨撞击发生。

有报道股骨或胫骨假体旋转对线不良可导致疼痛或僵硬，以及继发关节置换失败。这一结论也可以是由无经验的医生在关节置换时犯下了一系列的错误共同所致，其中包括旋转对线不良。

放置前后截骨模块

大多数前后截骨模块都带有固定钉，可以插入初始测量时所制作的钉孔内。将截骨模块与远端截骨面紧密贴合，应从侧面评估贴合度。有些截骨模块提供侧方把手，用于将其固定于股骨远端。

完成股骨侧截骨

滑车截骨

先行股骨前方或滑车截骨（图 3－21），这一截骨的主要问题是避免在股骨前方皮质产生切迹。每个患者的截骨量均可从术前侧位片进行测量。有时，滑车较为肥大并伴有大量骨赘形成，会造成滑车截骨量过大的错觉。相反，滑车发育常见于高位髌骨和髌股关节发育不良的患者，可能导致滑车截骨过少错觉（图 3－22）。如果存在股骨滑车截骨过多的顾虑，股骨滑车预有助于确定截骨（图 3－15）。该截骨可显露滑车与股骨前侧皮质的连接部，可以更精确地评价股骨前方骨皮质出现切迹的可能性。我反对许多医生切除覆盖在股骨前方皮质的脂肪组织及切开骨膜。这样易导致此处异位骨化形成，限制术后股四头肌的滑移（见第 7 章）。如果计划的滑

车截骨将导致股骨前侧皮质产生切迹，则应屈曲一定角度后，对股骨重新截骨（见第 14 章），或者使用舟状骨凿技术将截骨模块的钉孔适当前移。

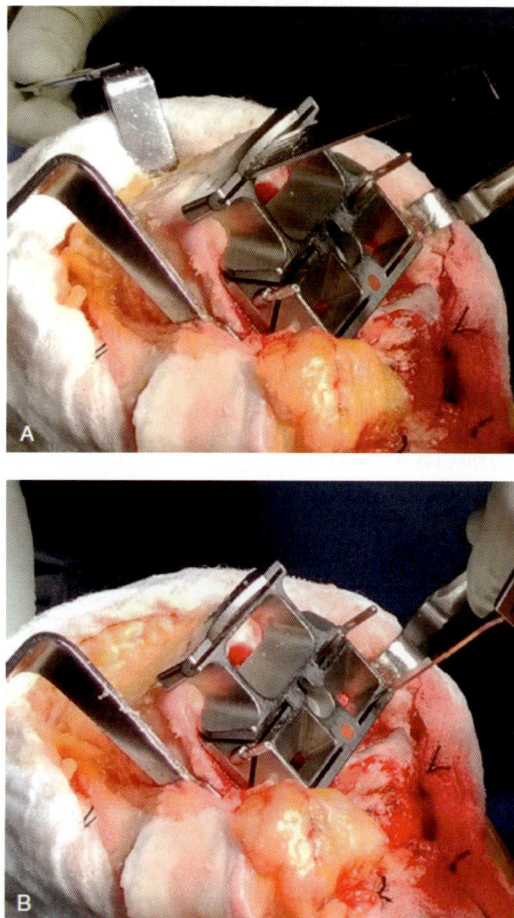

图 3－21 A，通过前后截骨模块进行股骨滑车截骨；
B，股骨后髁截骨

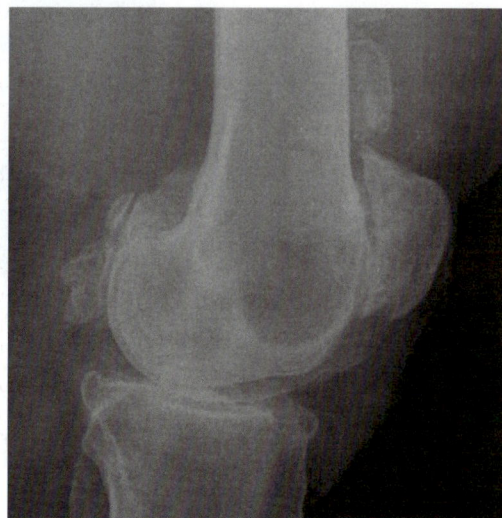

图 3－22 股骨侧位片显示滑车发育不良

股骨后髁截骨

下一步为后髁截骨。内侧副韧带（medical collateral ligament，MCL）在进行内后髁截骨时易被损伤（见第14章）。在内侧放置拉钩保护好韧带非常重要，可防止锯片摆动造成损伤（图14-5）。如果在开始时使用宽锯片，最好在截骨完成时改用窄锯片或使用骨刀。

斜面截骨

接着进行斜面截骨。大多数膝关节置换系统在前后截骨模块上设有斜面截骨槽（图3-23A）。尽管如此，我还是喜欢再用一个独立的斜面截骨导板作斜面截骨。这样操作是因为有时候前后截骨模块没有完全贴合或均匀地放置，或者可能轻微抬离股骨远端，使用单独的截骨模块再次进行斜面截骨可确保精准（图3-23B）。

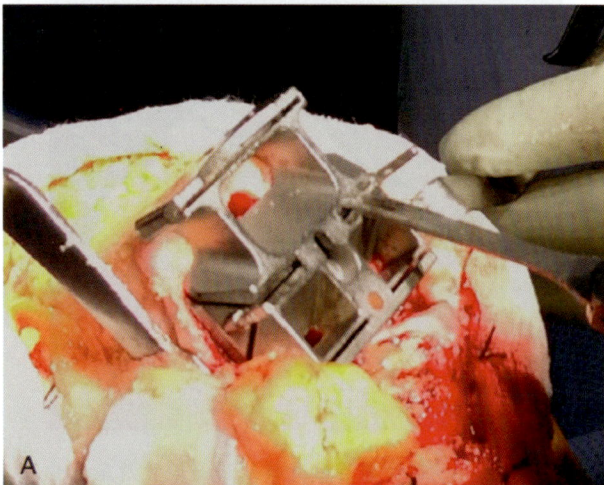

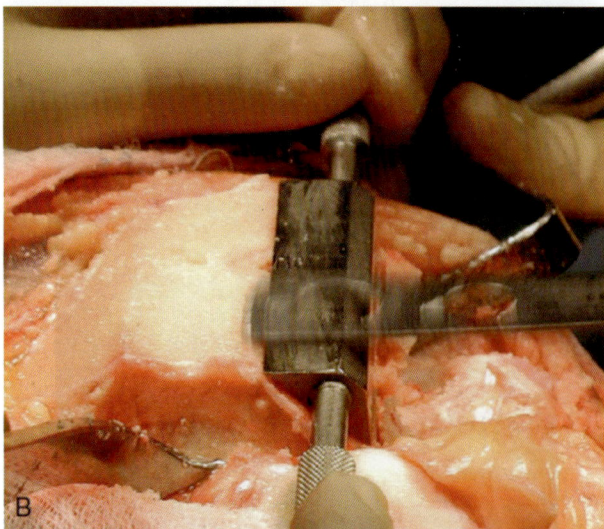

图3-23　A，通过槽内进行斜面截骨；
B，使用开放式截骨模块确定斜面截骨精确性

股骨侧的最后处理

当完成胫骨侧的准备后可进行股骨最后的处理，此时可更好显露膝关节后方。首先安装股骨试模，然后使用一个股骨假体植入器完成该操作，放置好试模后伸直膝关节（图3-24）。如果置入股骨试模时出现屈曲的趋势，则有两个原因：第一，滑车截骨量可能略多于模块前方截骨标定量；第二，股骨后髁截骨量不足，几乎总出现在内后髁。坚硬的内髁骨质使锯片偏离截骨面。

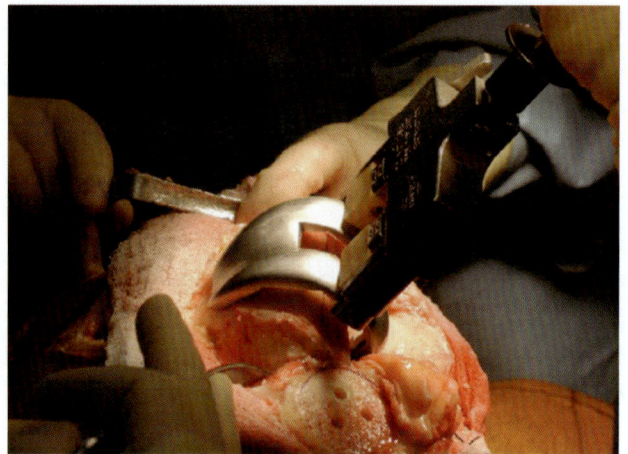

图3-24　先安装股骨假体试模，然后施加伸直应力

完成斜面截骨后，可再安装前后截骨模块评估截骨面和适当修整。当斜面截骨模块在位时，锯片的轻度偏离不明显；移除斜面截骨模块后，锯片轻度偏离变得明显。

一旦安装股骨假体试模，必须在股骨髁内外侧位置才适合。应避免假体在内外侧悬挂，这在女性患者中最常见（见第14章）。最优的股骨假体内外侧位置，是在滑车和髁远端的水平，假体与股骨远端外侧皮质齐平（图3-25）。合适的安装位置也与不同的假体设计有一定关系。只有不对称的股骨假体才能最优地覆盖股骨滑车部截骨面。对称设计的股骨假体与内侧皮质在滑车水平齐平，则不可能完全覆盖滑车截骨面。直观来看，这可能会影响膝关节最初30°屈曲范围的髌骨轨迹。

股骨假体向外平移至与外侧皮质平齐后，去除周围残留的骨赘。最重要的是去除腘肌腱股骨起点处的骨赘，避免发生腘肌腱撞击综合征[6]（图3-26）（见第14章）。所有内侧悬突的骨赘也应清除，使内侧骨皮质与假体平齐。

最后，需将股骨后髁的骨赘和未被覆盖的后髁

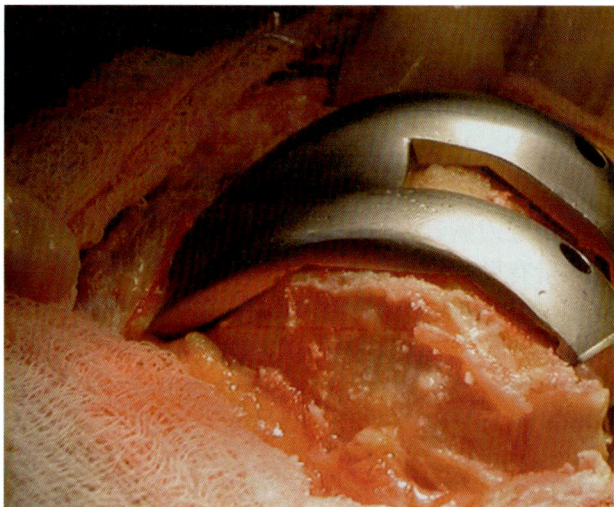

图3-25　股骨假体的放置应与外侧皮质齐平

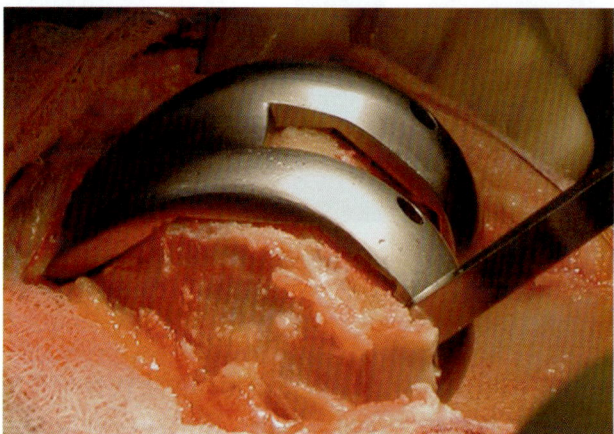

图3-26　任何悬挂的外侧骨赘均应去除

骨质去除。最好在股骨假体安装完毕同时完成胫骨截骨然后再进行上述操作。用一拉钩置于髁间窝，抬高股骨，使用宽的弧形骨凿0.953 cm（3/8英寸），以切线方向沿两后髁的边缘进入，标记出后髁骨赘与未被覆盖的后髁骨质（图8-4A）。移去股骨假体试模，切除勾画标记出的骨质（图8-4B）。用手指探查后隐窝，评估是否仍有残留的骨赘或游离体。

评估股骨假体生物型固定的可能性

对股骨侧假体是否采用生物型固定仍存在争议。大多数熟练掌握股骨侧生物固定的医生报道了良好的结果。成功的疗效依靠的是假体初始的基本稳定。我个人经验是非骨水泥多孔骨长入型股骨假体获得了优异的结果，且与骨水泥固定型股骨假体

远期效果相当（见第15章）。

我曾收集了双膝同期置换的病例数据，一侧股骨使用生物型，一侧使用骨水泥型[7]。这些患者股骨侧位片对比结果表明，生物型假体在股骨侧Ⅳ区的界面结果优于骨水泥型假体（图3-27）。这些结果预示着假体的长期生存率，股骨Ⅳ区的透亮线可预示股骨假体晚期松动或使磨损颗粒进入，继而发生骨溶解[8]。因此，推荐对年轻患者使用生物型固定的股骨假体（股骨侧分区系统由膝关节学会制定[9]）。

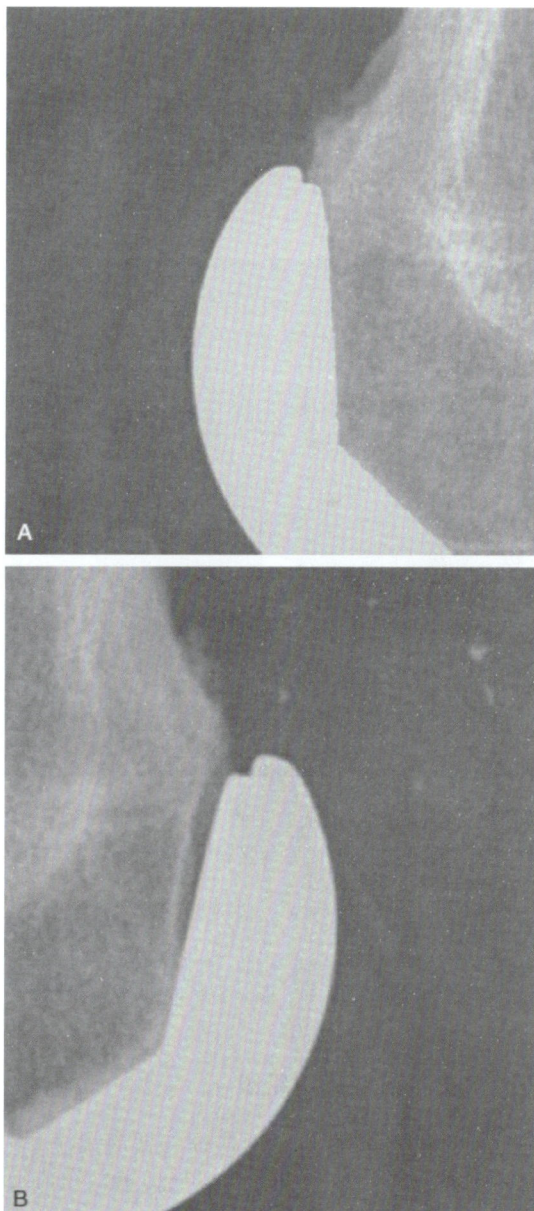

图3-27　A，双膝置换患者中，生物型固定的一侧显示Ⅳ区无透亮线；B，骨水泥固定的一侧显示Ⅳ区有界面分离

术中判断生物型固定假体的标准应结合从侧方观察试模与截骨面的精确匹配度，以及将假体从股骨拔出所需要的力量。试模的拔出试验虽然原始，但对于筛选患者却行之有效。如果股骨试模可以徒手拔出或轻轻地使用滑锤就可打入或击出，则股骨假体需要骨水泥固定。如果需要滑锤反复锤击或者试模取出困难，则适用于生物型固定。介于两者之间的病例，股骨假体应当骨水泥固定。

从侧方观察截骨精确性似乎不是生物型固定成功的关键。如果存在较大的间隙，股骨应当采用骨水泥固定。如果间隙较小，可用骨泥填充，只要假体试模的拔出试验满意，成功的临床疗效是可预期的。

从生物型股骨假体的侧位 X 线片随访发现，根据股骨假体与不同区域骨质贴合的程度不同，骨密度的模式有所差别（图 3 - 28）。

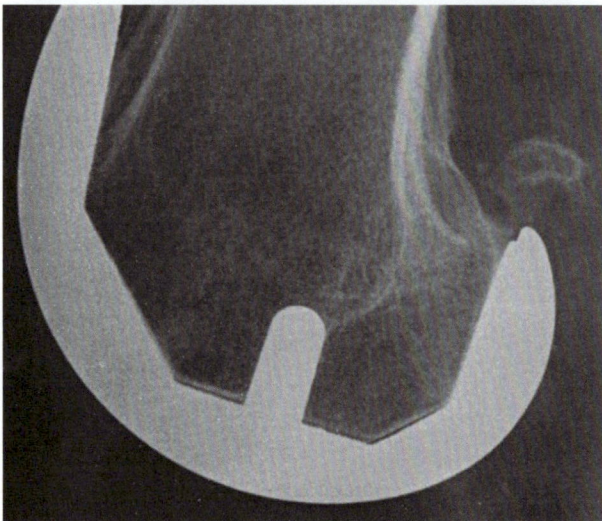

图 3 - 28　1 例无症状的生物型股骨假体侧位片示与假体接触不紧密的区域出现骨量减少

髌骨准备

清理股四头肌肌腱周围组织

髌骨上极股四头肌肌腱任何残留的滑膜组织均应去除，以避免后交叉韧带保留型假体术后出现软组织捻发音，或者后交叉韧带替代型假体术后出现弹响综合征（图 1 - 13）（见第 1 章）。

测量髌骨厚度与安装截骨导向器

髌骨截骨准备前应先测量髌骨厚度。女性髌骨厚度为 22 ~ 24 mm，男性髌骨厚度为 24 ~ 26 mm[10]。一般均应使用髌骨截骨导向器（图 3 - 29）。髌骨剩余骨量应为髌骨原厚度减去髌骨假体厚度。术前模板测量有助于计划截骨，尤其对于髌骨发育不良的患者（图 6 - 19 ~ 图 6 - 21）。

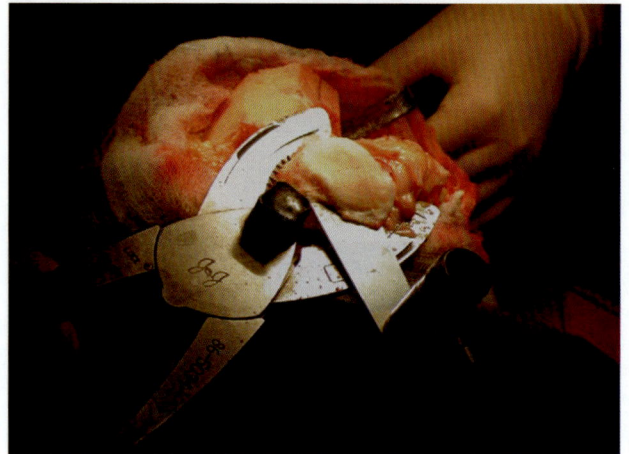

图 3 - 29　髌骨截骨导向器可辅助截骨

髌骨截骨

我习惯对髌骨由内向外截骨，并从软骨与骨的结合部开始截骨。在髌骨外侧，须去除所有残存的软骨，直至出现硬化骨面。留存的髌骨厚度可从髌骨截骨后的内侧进行测量。避免髌骨假体的上下径和内外径超过髌骨。如果选择小一号髌骨假体，应靠内侧放置，以利于髌骨轨迹（图 3 - 30）。对未覆

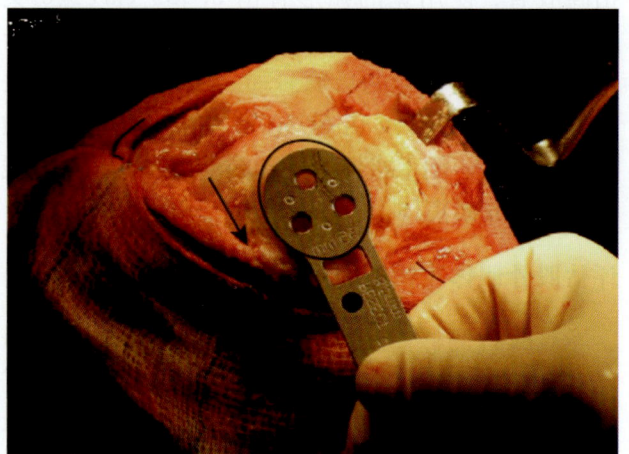

图 3 - 30　髌骨假体模块内侧放置（箭头）

盖的外侧骨质做标记，然后斜形切除，避免与金属滑车发生撞击（图 3 - 31）。安装髌骨试模后应当测量总厚度，避免髌股关节过度填充。选择合适髌骨假体尺寸后，再选择合适的模块制作固定孔。

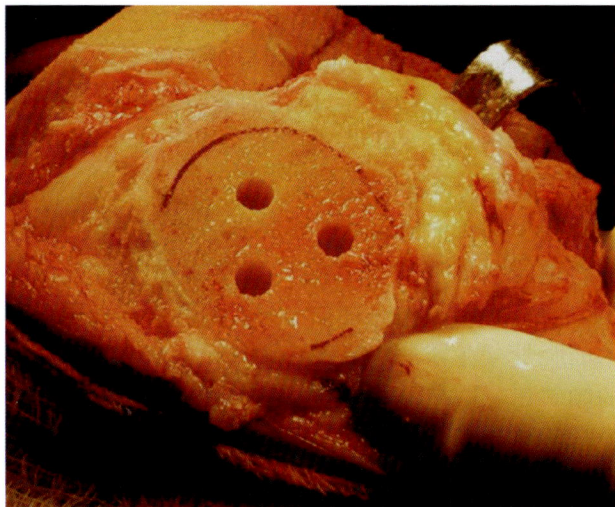

图 3 - 31　未覆盖的骨质应斜形切除，避免与金属滑车出现撞击

胫骨侧准备

确定胫骨截骨厚度

对于胫骨侧，我倾向于测量截骨技术，并基于假体的厚度截骨和置换。如果胫骨假体厚度为 8 mm，那么胫骨近端截骨的厚度从平台最高点测量也为 8 mm，并且几乎都以外侧为参考。测量时应包含所有残留的软骨组织。

如果使用金属托假体，根据美国食品与药品监督管理局（food and drug administration，FDA）对聚乙烯最薄垫片的要求，胫骨假体总厚度至少应为 9 mm（取决于金属托的厚度）。大多数的全膝系统都会提供一支测量指针评估截骨厚度（图 3 - 32）。

另外，胫骨截骨量可基于缺损侧截骨 0 ~ 2 mm。但如果外侧截骨超过 12 ~ 13 mm，则不能采用该方法。对于这些患者，骨缺损的一侧需要某种方法处理（见第 11 章）。

髓内定位与髓外定位

大多数全膝系统会提供髓内或髓外胫骨定位装置。髓外定位法，不同于股骨侧力线的评估，胫骨

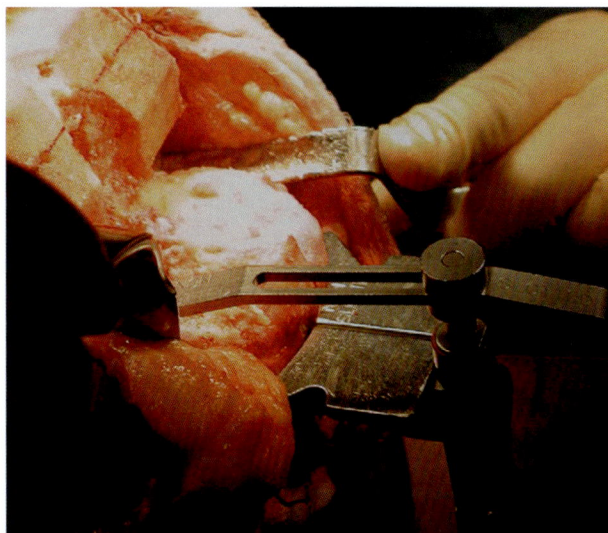

图 3 - 32　一支指针可根据胫骨平台的最高点或最低点测量胫骨平台截骨量

近端与远端的解剖标志均清晰可见。使用髓外定位可以避免在胫骨髓腔内置入器械，从而降低脂肪栓塞与术后感染的可能。此外，大多数胫骨呈外翻弓形，那些下肢存在固有外翻力线的患者会尤为突出（图 5 - 4）（见第 5 章）。

对于这些患者，术前须拍摄下肢全长 X 线片，以充分评估胫骨的弓形程度，指导术者在胫骨平台选择开髓点。有些胫骨呈过度弓形，髓内定位不适用。如果术者坚持使用髓内定位，胫骨近端截骨将显著外翻。如果在膝关节翻修中使用髓内延长杆压配固定的胫骨假体，则髓内定位系统是合适的。对于一些弓形的胫骨，可能需要使用带偏心的延长杆。

髓外定位装置确定胫骨截骨平面

有几种方法有助于提高髓外定位的准确性。胫骨近端与远端的骨性标志是显而易见的。在胫骨近端，截骨导向器最理想的位置应在内、外侧皮质的中心。而事实上，由于受胫骨结节、髌韧带和脂肪垫的影响，这一点难以确定，髓外定位装置往往较真正的中心点偏内几毫米（图 3 - 33）。只要术者意识到这个问题，并予以补偿和纠正，就不会导致内翻截骨。髓外定位的远端解剖标志是容易触及的前方胫骨嵴。

我通常不使用足部，尤其是将第 2 跖骨作为远端标志，因为足部任何异常的旋转均会严重影响测量结果。踝关节水平的胫骨前嵴是一个独立于足和踝关节任何畸形的解剖标记，且容易触及，甚至肥

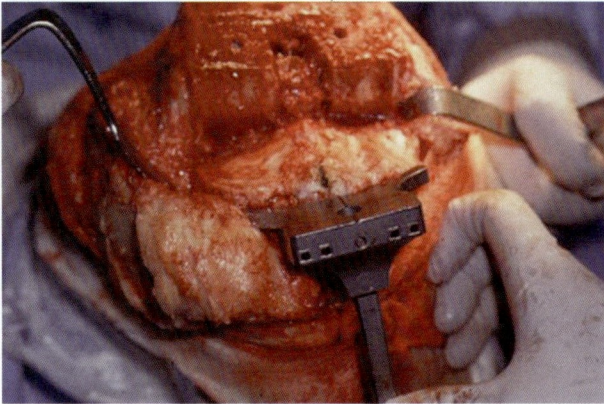

图 3-33 胫骨髓外定位装置通常位于中心点稍偏内

胖患者也不例外。有些医生建议用内外踝间距或踝关节软组织周径等来确定远端定位。我曾经证明，真正的踝关节中心大约是在上述两种方法测定点偏内 3 mm 处[11]。术者必须在踝关节水平处做调整来补偿。

纠正潜在的远端和近端力线偏离，最有效的方法是在远端设置可内移的踝关节装置（图 3-34）。偏内放置 6 mm 可校正近端偏离的 3 mm 与远端偏离的 3 mm，从而避免胫骨截骨导致的内翻力线不良。

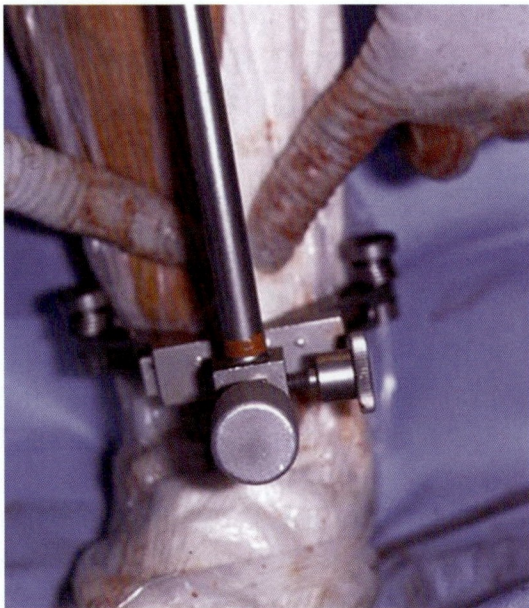

图 3-34 远端踝关节调节器应偏内 6 mm 放置，位于胫骨前嵴远端的中央

胫骨后倾角度

胫骨后倾角在"正常"膝关节中存在一定的差异，0°~15°不等。

膝关节置换时，胫骨后倾角有利也有弊。优点是可以扩大屈曲间隙，使更容易平衡后交叉韧带，同时增大极度屈曲时金属和聚乙烯垫片的接触。缺点包括在非形合接触设计的假体中促使股骨相对于胫骨过度后滚，并且在下肢完全伸直时出现过伸。通过胫骨截骨实现后倾角，须避免截骨量过大。选择 5°后倾，通过调节髓外定位杆远端向踝关节前方移动。根据肢体的长度，一般每向前移动 5 mm，后倾角度增加 1°~2°。显然，对于肢体较短者作用更强，而对于肢体较长者作用较弱。

至少有 3 种情况不需要胫骨后倾角。第一，存在严重的术前屈曲挛缩畸形。增加胫骨前方截骨（而非后倾）可以矫正屈曲挛缩（见第 8 章）；第二，术前胫骨存在异常向后上的平台倾斜角而非向后下的倾斜角。这在胫骨高位截骨术后或胫骨近端骨折愈合后常见（图 3-35）；第三，所用的全膝系统只允许关节面间有限过伸。这在后稳定设计的假体中最常见，过伸将导致立柱和髁间窝前方撞击（图 1-12B）。有些特殊设计还有其自身的要求，术者必须了解所选用的假体系统的局限和不足（见第 1 章）。

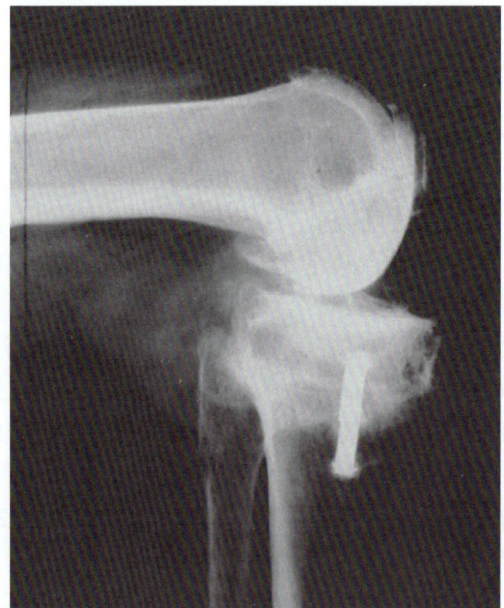

图 3-35 截骨或骨折愈合后导致的异常胫骨前倾，不应该施加后倾

胫骨近端截骨时，术者上肢应紧靠胫骨，避免锯片在切割硬化骨时脱离而损伤周围软组织。我通常左手握拳抵住胫骨近端，用右手控制锯片方向保

护 MCL,在韧带和胫骨近端内侧缘间置入一把金属拉钩(图14-6)(见第14章)。

截骨时,有几种方法可用于保护 PCL。第一种方法是用摆锯在 PCL 前方制作一个小槽,然后插入 1 cm 宽的骨刀,保护后方组织避免损伤。第二种方法在 PCL 前方的胫骨棘用摆锯或往复锯保留一个楔形骨岛。我倾向于使用第二种方法,用较宽锯片对胫骨截骨至冠状面中部,用锯片勾画出楔形胫骨棘的轮廓。然后改用窄锯片完成内外侧截骨。保留的骨岛可用摆锯去除其上方的软组织,并在 PCL 前方离断,用作封闭股骨髓腔开口的骨栓。通过将一把 Z 型拉钩或弯 Hohmann 拉钩置于内侧,一把弯 Hohmann 拉钩置于外侧,叉状拉钩置于后方并跨越 PCL 胫骨止点处可达到胫骨表面的最佳显露(图3-36)。

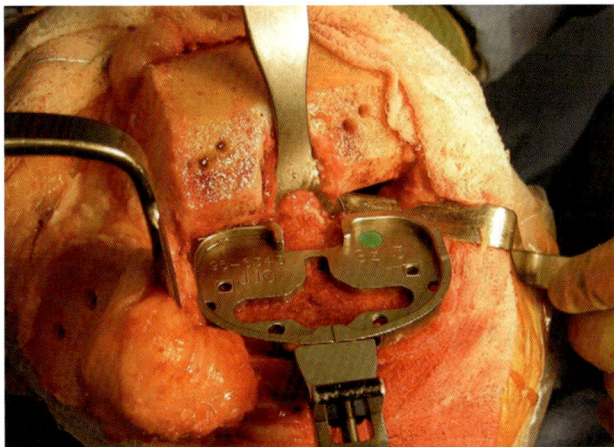

图3-36 在后交叉韧带保留或替代的手术时,良好显露以准确测量胫骨假体大小

测量胫骨尺寸

完成胫骨截骨后就可测量胫骨尺寸。大多数膝关节系统会提供股骨与胫骨相互独立的尺寸体系,两侧相差一号也可以匹配。较少见到两侧假体相差两号。也可发生,由于 Paget 病一侧骨组织受累或由于骨折愈合情况而尺寸受影响。测量胫骨假体尺寸的目的是实现最大程度的覆盖骨面,同时避免假体悬挂。假体存在任何向前及向两侧的悬挂都会引起症状,导致软组织炎性疼痛(图3-37)。后方悬挂常出现在外侧,因为胫骨外侧的前后径要小于内侧。轻微的后悬挂(几毫米)因很少有症状可接受。悬挂超过数毫米,则会导致腘肌腱撞击(见第14章)。

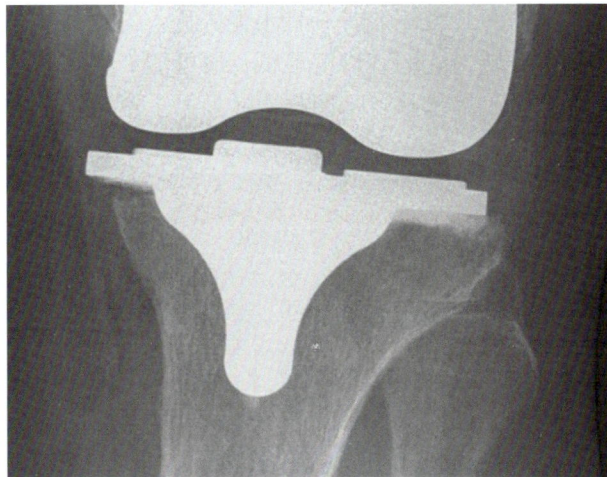

图3-37 必须避免胫骨托在前内侧冠状面的悬挂

当须在胫骨假体两个型号之间作选择时,可选择小一号假体,可避免假体悬挂而可能产生症状。对一些重度膝内翻畸形须行内侧结构松解时,可选择小一号假体并偏外放置。标记未覆盖的内侧骨并予以去除,通过缩短内侧副韧带起止点的距离,完成内侧松解(见第4章)。

胫骨假体旋转对线

至少有三种方法可用于确定胫骨假体旋转对线[5]。第一种方法是使用不对称设计的胫骨假体解剖覆盖胫骨截骨表面。尽管这样可以达到最大程度覆盖胫骨面,但仍存在两个困难。首先这样忽略了胫骨与股骨在伸直位的旋转连接,当行走时关节面会承受最大的负荷;其次如果术者希望通过调整胫骨假体旋转从而更好地与股骨吻合度匹配,旋转非对称的胫骨托会加重前方或后方悬挂。

第二种方法是基于胫骨结节确定胫骨旋转对线。最常用的解剖标志是胫骨结节中内 1/3 处。与其他方法一样,该方法忽视了不同个体的膝关节在伸直和负重时股骨与胫骨的关节吻合度不同。上述两种方法只有在使用旋转平台假体时才会成功,因为它允许聚乙烯垫片在整个活动度中自动适配股骨(见第2章)。

第三种方法是我认为在固定平台假体中必须使用的技术。首先确定股骨侧合适的旋转角度,然后在膝关节伸直时根据股骨确定胫骨侧旋转角度(图3-38)。不同的假体系统对一定程度的旋转错配容许度有差异,旋转错配会在关节面产生扭转应力,并可传导至垫片和金属托之间,然后又可能作用于假体—骨水泥或骨—骨水泥界面。高吻合度关节面对旋转错配的容许度最低，最可能产生扭转应力导致聚乙烯垫片背部磨损[12]（见第1章）。

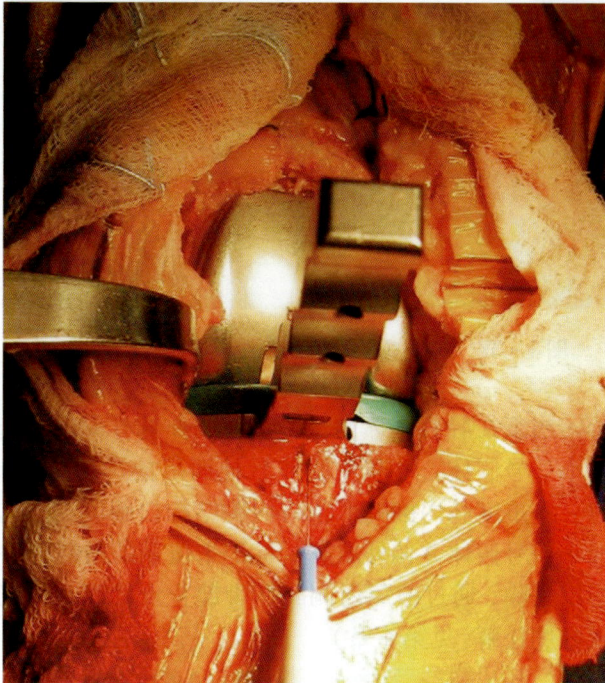

图3-38 图3-38 固定平台膝关节的胫骨假体旋转尺寸线应该在完全伸直位与股骨假体的旋转对应

在最终准备股骨和胫骨前，在初始显露过程中完成初步的（也常是最终的）韧带平衡（见第4、5、8章）。屈曲位的内、外翻稳定可通过调整股骨假体旋转获得。所有的韧带平衡微调都在试模安装后进行。

在PCL保留技术中，必须首先安装胫骨假体。我认为，如果术者在安装完股骨假体后再安装胫骨假体，屈曲间隙可能会过松，除非胫骨试模是平面设计，无矢状面行合限制（见第1章）。然而，PCL替代型技术可首先安装股骨假体，实际上通常也推荐这样做。

如果伸直间隙和屈曲间隙无明显需要加厚垫片，胫骨侧应先选择最薄的试模垫片。

首先评估屈曲稳定性。用拔出—抬离试验（POLO试验）检测固定平台[13]。膝关节屈曲90°，术者尝试将胫骨试模从股骨试模下方拔出。其实这是一个屈曲分离试验，取决于胫骨试模后唇相对于矢状曲面底部的高度。这个差异显示屈曲间隙应开口多大才能允许胫骨试模从股骨试模下方拔出。我通常选择后唇高3mm的试模，因此进行3mm的

分离试验。必须追求的结果就是膝关节屈曲90°时无法在股骨下方拔出胫骨试模。

如果无法拔出，则说明屈曲间隙没有过松，之后必须评估是否屈曲间隙太紧。其方法是将膝关节屈曲80°～100°，观察胫骨试模是否从胫骨前方皮质处抬起。

抬离试验阳性是由于紧张的PCL迫使股骨后移并与胫骨假体后唇撞击，导致胫骨试件前方抬起。如果胫骨假体矢状面是平坦的，过度后滚则不会导致前方的抬起。后滚的程度最好在复位髌骨后再次评价。因为外翻髌骨与股四头肌会在屈曲时牵拉胫骨平台外旋，促使内侧过度后滚。外翻髌骨还会对弧形垫片造成抬离试验假阳性。因此，当抬离试验阳性时，必须在髌骨复位后再次确认。还可观察并触及PCL的张力。另一个常用于观察紧张的PCL的方法是，在屈膝＞90°时股骨试模会向前或向远端移动。这是因为韧带张力迫使股骨后滚，未精确匹配的试模会代偿性向前或远端移动，与垫片试模维持在矢状面的形合匹配。在旋转平台关节，滑回试验用于平衡PCL。

我评估PCL替代型膝关节的屈曲间隙时，也会坚持采用拔出试验，避免膝关节过度松弛和完全依赖假体本身的限制性。

调整屈曲和伸直间隙

安装完试模后，从最薄的胫骨假体开始评估屈伸间隙。每个间隙都可能太松、太紧或张力适度。股骨远端截骨影响伸直间隙，股骨后髁截骨影响屈曲间隙。胫骨截骨则同时影响伸直和屈曲间隙。

如果屈曲间隙与伸直间隙均过松，那么需要更厚的胫骨假体。如果伸直与屈曲间隙均过紧，则须加截胫骨。首先要获得合适的屈曲间隙，再调整其他残留在伸直间隙的紧张或松弛。

伸直间隙较屈曲间隙紧张的不匹配易于纠正，可通过加截股骨远端实现（见第8章）。较难解决的不匹配是在保留PCL的前提下，屈曲间隙比伸直间隙紧张。可使用4种方法解决紧张的屈曲间隙：①通过增加胫骨平台后倾截骨，但要避免后倾超过10°；②松解后交叉韧带，我倾向于从股骨止点松解PCL（见第1章）；③只要能够避免股骨前方皮质切迹，可选择小一号的股骨假体，这一步需要增加股骨后髁截骨，可增大屈曲间隙而不影响伸直间隙；④通过合适的加截胫骨和选择假体厚度稳定屈曲间

隙，加厚股骨远端骨水泥界面，获得伸直稳定而消除伸直间隙松弛。有一些技巧可用于该操作：①可在股骨远端使用金属垫块（见第 11 章）；②如果股骨假体有突耳设计，可对固定孔钻浅一些（图 3-39）。这样可使股骨假体基于钻孔的深度固定，避免完全贴在骨面上。可换用真正的假体再次确认是否合适。这一不完全钻孔的方法还可用于骨水泥固定的股骨远端截骨面不对称，需要对股骨假体做内翻或外翻力线调整的情况。必须注意的是，当股骨假体突出远端截骨面固定时，股骨后髁骨面可能未被完全覆盖。如果是这样，应重新检查这些区域，截除未被覆盖的后髁骨质，以减少与胫骨假体后唇撞击的可能性。

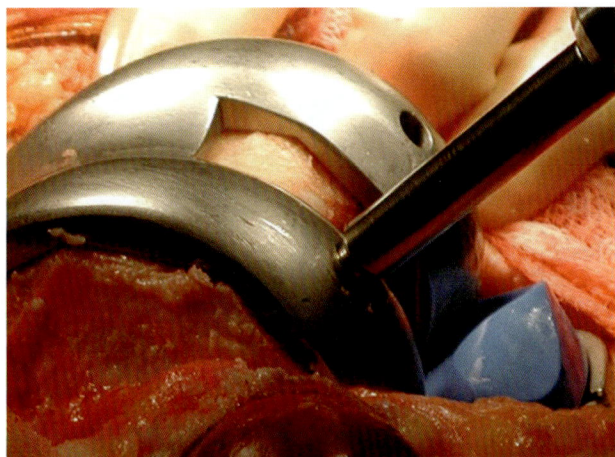

图 3-39 对股骨假体固定孔不完全钻入，可使真正的假体在骨水泥固定时突出于截骨面

评估髌骨轨迹

测试假体时，应同时评估髌骨轨迹（见第 6 章），使用"无拇指试验"进行评估[14]。在无术者拇指辅助、钳子固定或缝合固定关节囊的情况下屈曲膝关节，髌骨可自动回到股骨滑车沟内。如果髌骨轨迹在屈膝时良好，髌骨假体内侧关节面与滑车的内侧面接触满意，则无需进行外侧松解。然而，如果髌骨脱位、部分脱位，或向外侧倾斜，则表明需行外侧松解。有必要在松止血带后重复"无拇指试验"，以确认阳性结果不是由股骨头肌受限引起。我还会在髌骨上极水平缝合一针关节囊后，再重复上述试验。如果髌骨轨迹良好且缝合处并无张力过大，则无需外侧松解。外侧松解处理髌骨轨迹的技术将在第 6 章讨论。

骨水泥固定假体前的最后准备

安装真正的假体前需做一些准备，需完成股骨侧假体固定孔的钻孔。做这一步是为了预防加截或调整股骨侧。我所使用的膝关节置换系统中，固定截骨模块的长钉直径比股骨假体固定耳突小，出于稳定和精确的考虑，不允许再次使用截骨模块。

用脉冲清洗所有的骨面，股骨侧使用生物型固定除外。如果胫骨内侧存在硬化骨面（常见于内翻膝），可对骨面打孔或钻孔，以利于骨水泥渗入固定。然而，到目前为止，我还没有证据表明这样可提升骨—骨水泥界面和假体生存率。

骨水泥固定假体

首先对胫骨假体进行骨水泥固定。将骨水泥涂抹于胫骨干骺端固定假体柄和龙骨，然后再涂抹于胫骨平台。将假体敲击植入，然后去除被挤出的骨水泥。如果是组配式膝关节假体，先不置入胫骨垫片。

随后骨水泥固定股骨假体。对股骨各表面涂抹骨水泥，在股骨后髁抹一层薄薄的骨水泥并加压。这样可防止骨水泥被挤入膝关节后方，难以被清理。同时也对股骨假体的后髁及斜面的凹槽涂抹骨水泥。任何被挤压的骨水泥都会向前方渗出，可被清理。当股骨假体被部分击入后，置入组配式的垫片试模，完成股骨假体的打压植入。最后，完全伸直膝关节，在骨水泥聚合时对骨—骨水泥界面加压。如果术前膝关节内翻畸形，推荐于在骨水泥聚合过程中对伸直位施加轻度外翻应力。这样可避免无意识地施加内翻应力，导致假体外侧缘的抬高，可能对外侧的骨—骨水泥界面或假体—骨水泥界面造成不利影响。

当膝关节完全伸直时，更多的骨水泥会从股骨下方及胫骨托的前缘挤出。我会屈膝 30°～45°将挤出的骨水泥清除。然后再伸直膝关节，做最后的骨—骨水泥界面的加压。保留少量前方挤出的骨水泥用于确定聚合已完成。

骨水泥聚合完成后，屈曲膝关节，松开止血带，使用第二剂抗生素。这样可确保术后膝关节血肿内抗生素浓度达到最大。电凝止血，关节囊切开最常遇到的血管是在髌骨上方的膝上内侧血管和脂肪垫水平处的膝下内侧血管。

取除胫骨垫片试模，再次检查股骨或胫骨假体周围是否有多余的骨水泥。用骨钩将股骨提起，检查触摸股骨后髁挤出的骨水泥。使用 1 cm 宽的弧形骨刀去除股骨后髁残留的骨水泥。最后植入真正的全聚乙烯垫片。

关闭切口前，使用垂体咬骨钳等工具对关节线水平的内外侧沟和髁间窝的内外侧探查一遍。以确保无骨赘残留，防止与聚乙烯垫片撞击。

引流以及切口关闭

在膝关节置换术后放置引流，在外侧独立放置 2 条小的负压引流管，关节内留置长度约为 5 cm，在第二天早晨才能拔除引流管。引流最主要的作用是在松解止血带和关闭切口后的第 1 个小时对伤口减压。如果此期间引流量过大，应考虑夹闭引流管，甚至拔除引流（见第 14 章）。

选用 2-0 可吸收线间断缝合脂肪垫，采用 1 号可吸收线间断缝合关节囊，且无须屈曲位缝合。从髌骨上极开始缝合切口，根据关节切开时所做的内外侧标记缝合。一般均行解剖闭合，除非术前有严重的屈曲挛缩。对于该情况，将内侧关节囊向远端推进缝合于外侧关节囊，去除股四头肌装置松弛，尽可能减少术后伸膝迟滞（见第 7、8 章）（图 7-5）。深层皮下组织用 2-0 可吸收线缝合，浅层皮下组织和表层组织用 3-0 缝线缝合。我采用 3-0 尼龙线间断缝合皮肤。垂直褥式缝合穿过外侧的皮下组织，将线结打在内侧。间断缝合可消除连续皮下缝合在膝关节极度屈曲产生的异常张力。同时间断缝合允许处理较小的伤口愈合问题，可根据需要拆除 1~2 针以进行清创和灌洗。

关节囊缝合后，将膝关节对抗重力屈曲，测量患者股四头肌的活动范围及可能的最终屈曲活动度[15]（图 3-40）（见第 7 章）。伤口用纱布和无菌棉垫覆盖，弹力绷带从足部包扎到大腿。

如果皮肤边缘在包扎时仍有血渗出，对切口局部按压 5 min 则可以止住出血和减少术后伤口引流与敷料渗湿。

术后即刻对膝关节用支具制动，最大程度减少早期屈曲挛缩的发生，阻滞同时可减轻术后 24 小时股神经阻滞镇痛。

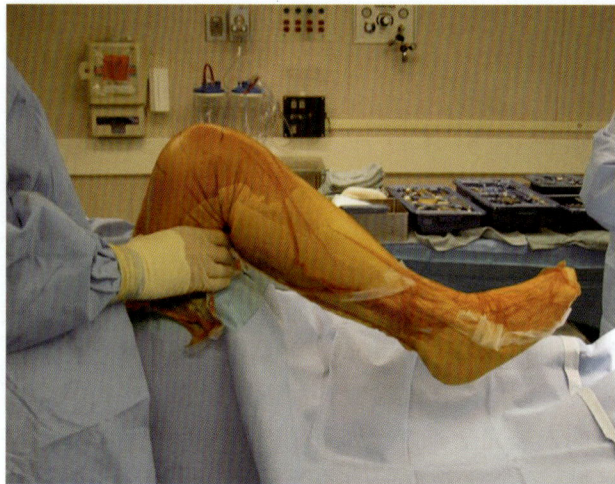

图 3-40　关节囊缝合后对抗重力屈曲膝关节，可最好地预测术后活动度

围术期期处理

抗凝方案

TKA 术后理想的抗凝方案仍存在争论。过去的 30 年，我从使用华法林预防转变为采用阿司匹林。没有数据表明其治疗的患者出现深静脉血栓（deep vein thrombosis，DVT）和非致死性肺栓塞。然而，在我过去的 4500 例关节置换患者中极少发生致死性肺栓塞，事实上，没有发生过一例。使用华法林出现的最严重的并发症就是 1 例乳房坏死，须行急诊乳房切除术。

当国际标准化比值（international normalized ratio，INR）处于合理范围或华法林禁忌时，我才会使用低分子肝素（low-molecular-weight heparin，LMWH）。尽量避免使用 LMH，因为术后出血率较高。

我会在术前一晚对患者开始使用华法林。起始剂量取决于患者年龄、体重及身体状态，4~10 mg 不等。术后当晚给予 2~5 mg，然后每日剂量基于 INR 值调整，使该值处于 1.8~2.2 之间。

出院前将患者分为高危组与低危组。高风险因素包括双侧同期置换（见第 12 章），既往有 DVT 史，雌激素治疗史，近期有癌症史，以及其他已知的危险因素。这些患者出院后继续使用华法林 4~6 周，然后再改为每日口服 81 mg 阿司匹林持续 4 周。低风险患者包括无任何 DVT 症状，口服 325 mg 阿司匹林每日 2 次，持续 6 周。小腿存在血栓且有症状的患者需使用华法林 6~8 周，然后复查超声。如果血栓未增大，改用阿司匹林。如果血栓已增大，需请血管外科会诊。初次超声检查发现有大腿血栓的患者，需接受肝素治疗并请血管外科会诊。

其他被认为有助于降低围术期 DVT 病发率的方法包括：下肢脉冲压治疗，持续被动活动机治疗，踝关节主动活动及术后当天行走。

康复方案

康复方案在不断演变和加速发展。如果条件允许，患者手术后当天开始步行活动。夜间常使用膝关节制动装置维持伸直，也有助于搬运和术后当天下床行走，继续使用至术后第 1 天直至股神经阻滞失效。根据患者的社会及家庭情况，可于术后第 2 天或第 3 天出院回家，或者转至康复中心或有经验的护理机构。

术后 4 周在拐杖或助行器保护下负重行走，可鼓励患者在家借助于手杖、拐杖、墙壁、洗手盆、柜台或在家具的保护下进行可耐受的完全负重锻炼。理疗师上门出诊每周 2 次，持续数周。

如果已行左膝关节置换，患者无不适且已停用麻醉镇痛药，则可恢复驾车。如果行右膝关节置换术，则应在术后 4 周才开始驾驶。

术后 4 周可去除所有保护支撑，除非患者认为行走一定距离时需使用手杖支持。

随访预约

术后 4 周首次随访。术后 12~14 天拆线，可由护士上门或在康复机构完成。

检查伤口的同时观察关节活动度和行走能力。术后拍摄站立正侧位片及髌骨轴位片，向患者及其亲属介绍复查结果。告知下一步的预期康复效果，并打印给患者关于应用预防性抗生素的信息。如果术后关节活动度低于预期，需每周电话随访患者关节活动度；如果术后 6~8 周仍无改善，则需安排手法松解，这类患者可能占 1%~2%。有时候需要对屈曲挛缩大于 15° 的患者可使用 Dynasplint 系统（Dynasplint Systems，Severna Park Md）。

我要求患者术后 3 个月回复康复进展报告，术后 1 年门诊随访并拍摄 X 线片，术后第 3、5、7、10、12 年以及 15 年做进一步的复查，并确保期间无任何不适症状发生。

参考文献

1　Masini MA, Madsen-Cummings N, Scott RD. Ipsilateral total knee arthroplasty after arthrodesis of the hip. J Orthop Tech, 1995, 3：1－5.

2. Yacoubian SV, Scott RD. Skin incision translation in total knee arthroplasty：the difference between flexion and extension. J Arthroplasty, 2007, 22：353－355.

3. Springorum HP, Scott RD. A technique to facilitate everting the patella in stiff or obese knees in total knee arthroplasty. Am J Orthop, 2009, 38：507－508.

4. Olcott CW, Scott RD. The Ranawat Award：femoral component rotation during total knee arthroplasty. Clin Orthop, 1999, 367：39－342.

5. Scott RD. Femoral and tibial component rotation in total knee arthroplasty：methods and consequences. Bone Joint J Br, 2013, 95(11 Suppl A)：140－143.

6. Barnes CL, Scott RD. Popliteus tendon dysfunction following total knee arthroplasty. J Arthroplasty, 1995, 10：543－545.

7. Huddleston JI, Scott RD, Wimberley DW. Determination of neutral tibial rotational alignment in rotating platform TKA. Clin Orthop, 2005, 440：101－106.

8. King TV, Scott RD. Femoral component loosening in total knee arthroplasty. Clin Orthop, 1985, 194：285－290.

9. Ewald FC. The Knee Society total knee arthroplasty roentgenographic evaluation and scoring system. Clin Orthop, 1989, 248：9－12.

10. Chmell MJ, McManus J, Scott RD. Thickness of the patella in men and women with osteoarthritis. Knee, 1996, 2：239－241.

11. Rispler DT, Kolettis GT, Scott RD. Tibial resection in total knee arthroplasty using external alignment instrumentation based on the true center of the ankle. J Orthop Tech, 1994, 2：63－67.

12. Schwarzkopf R, Scott RD, Carlson EM, et al. Does increased topside conformity in modular TKA lead to increased backside wear? Clin Orthop 2014. in press.

13. Scott RD, Chmell MJ. Balancing the posterior cruciate ligament during cruciate-retaining fixed and mobile-bearing total knee arthroplasty. J Arthroplasty, 2008, 23：605－608.

14. Scott RD. Prosthetic replacement of the patellofemoral joint. Orthop Clin North Am, 1979, 10：129－137.

15. Lee DC, Kim DH, Scott RD, et al. Intraoperative flexion against gravity as an indication of ultimate range of motion in individual cases after total knee arthroplasty. J Arthroplasty, 1998, 13：500－503.

第 4 章

严重膝内翻畸形患者的全膝关节置换术

严重膝内翻畸形的发病在性别上没有倾向性。典型的情况为患者自述从幼年起即出现膝内翻或有内侧半月板切除史。膝关节内翻畸形会逐步加重，超过 50 岁后患者会表现出明显的功能障碍。常表现为胫骨相对于股骨向外半脱位。内翻畸形主要来自于胫骨侧，有别于膝外翻，其畸形主要来自于股骨侧（图 4 - 1）。

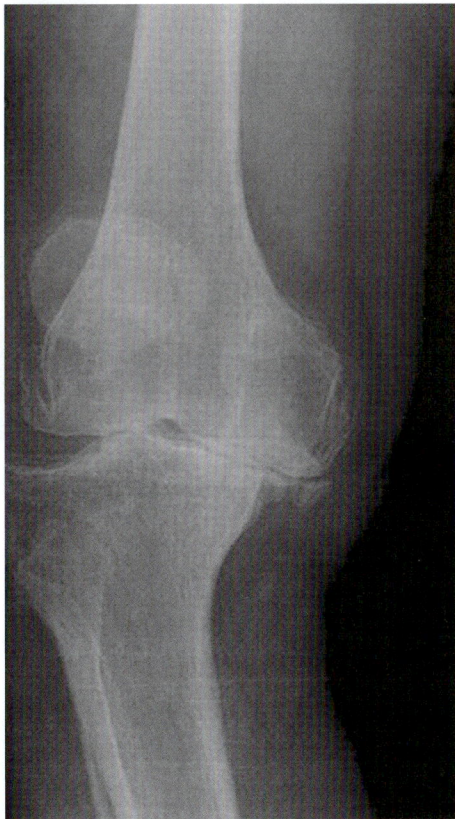

图 4 - 1 内翻畸形通常由胫骨内侧平台缺损所致，并且常存在胫骨向外侧半脱位

通过标准的髌旁内侧入路切开关节囊显露膝关节。常规显露步骤包括：切除内侧半月板前角，以便进入胫骨平台近端与内侧副韧带（MCL）深层的间隙，在这个间隙可以用一把 1 cm 的弧形骨刀向后剥离直达半膜肌滑囊，这就完成了 MCL 深层的初步松解。若前交叉韧带尚存在，需将其切断，将胫骨屈曲外旋，推向股骨前方（图 4 - 2），清除股骨和胫骨周围的骨赘，从而进一步松解内侧结构（图 4 - 3）。

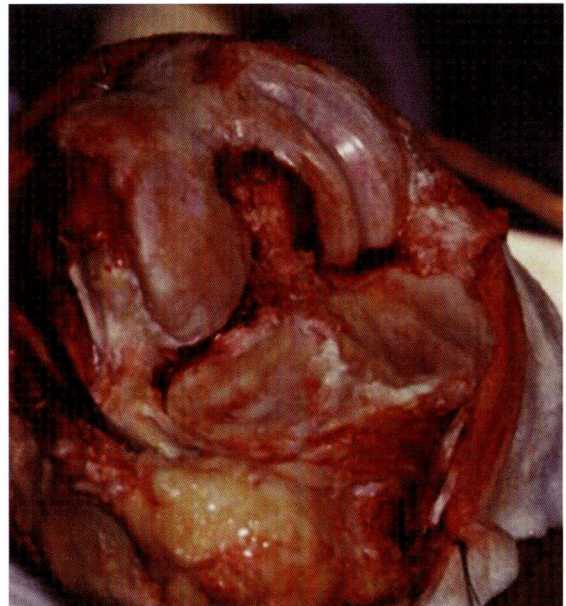

图 4 - 2 将胫骨推至股骨前方，进行胫骨初步截骨

与外翻膝不同，内翻膝伸屈间隙的韧带平衡是相互影响的。外翻膝可以在任何软组织松解之前，通过正确的股骨假体旋转对线获得屈曲位的平衡（见第 5 章）。然而在内翻膝，应该先在伸直位平衡后，再通过正确的股骨假体旋转对线平衡屈曲间隙。

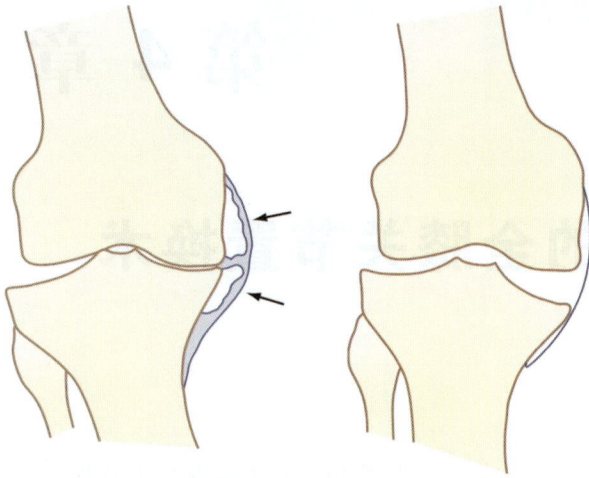

图4-3 通过去除股骨和胫骨周围干扰内侧副韧带的骨赘(箭头所示)获得初步矫正

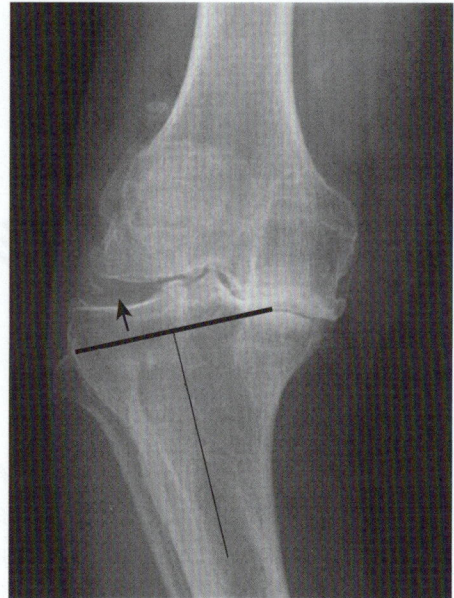

图4-4 胫骨初步截骨10 mm,根据未受累的侧平台计算(箭头所示),包括软骨

伸直位内侧松解

如前所述,膝关节常规显露和清除股骨与胫骨内侧骨赘就已经完成了初步的内侧松解。对于大多数内翻膝而言,伸直位内外侧平衡做到这一步就已经足够了,对于严重内翻膝,还需进一步的松解。通过外移截骨技术获得平衡是最安全有效的[1]。

外移截骨技术

在胫骨脱位至股骨前方后,可以先做一个保守的胫骨截骨。截骨水平根据完整的外侧平台确定。外侧截骨总量约为10 mm,包括残余的软骨(图4-4)。

截骨垂直于胫骨长轴并后倾3～5°(见第3章关于胫骨后倾角度的部分)。然后用胫骨试模测量大小。选择小一号的试模并将其外移至平台截骨面的外侧缘。以胫骨结节中内1/3定位胫骨试模初始旋转轴线,并用记号笔标记出未覆盖的内侧平台(图4-5)。垂直于胫骨平台截骨面将这些骨质去除(图4-6)。先游离骨质上附着的MCL,必须在全程中仔细保护韧带。可使用咬骨钳、摆锯或骨刀进行截骨。有时可在内侧硬化骨面上钻多个小孔有助于定位截骨。对于轻度到中度的内翻膝,切除3 mm的胫骨近端边缘,包括骨赘,甚至在胫骨截骨前就进行该操作(图4-7)。

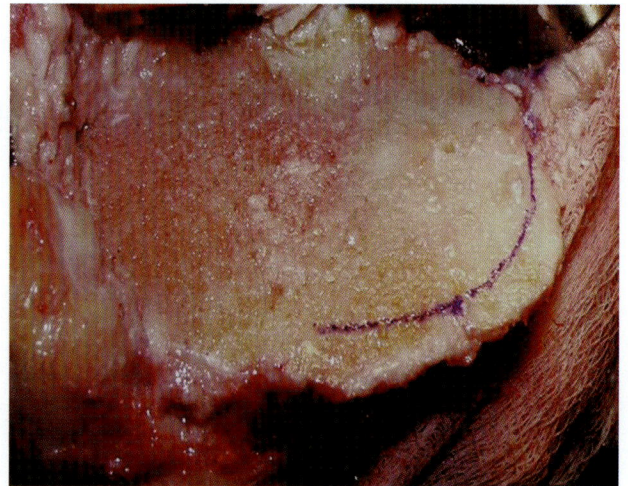

图4-5 标记未覆盖的胫骨并切除,以松解内侧副韧带

胫骨侧松解内侧副韧带

我很少进行正式的远端MCL松解。如果必须进行松解,我会遵照以下这些技术:

第一是pie-crusting松解[2,3],松解前方纤维影响屈曲间隙,而松解后方纤维则影响伸直平衡。为记住这一点,使用了记忆口诀"Atrial Fibrillation(心房纤颤)/Pulmonary Embolus(肺栓塞)"或AF/PE(前—屈/后—伸)。用椎板撑开器撑开韧带,由内向外或由外向内逐步进行pie-crusting松解。

或者会按Insall所述,进行经典的骨膜下MCL

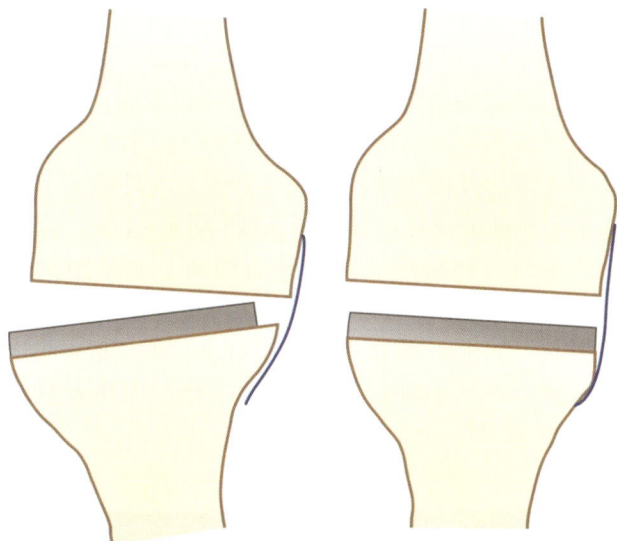

图4-6 外移截骨技术[1]

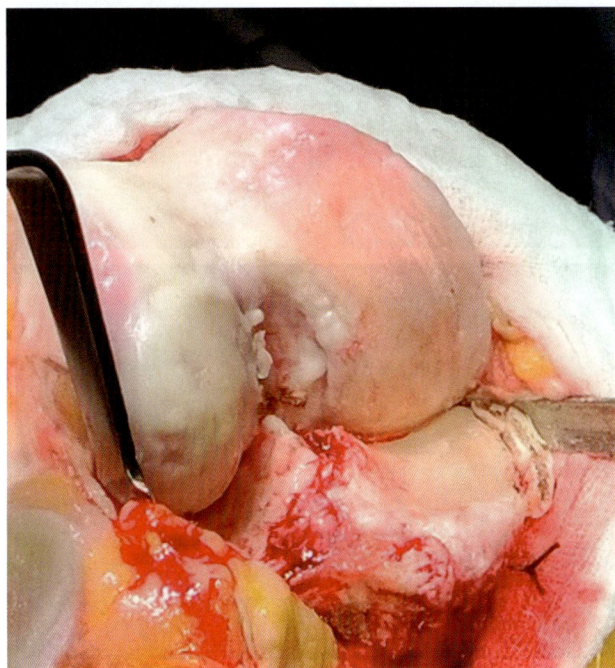

图4-7 经验性地对轻到中度内翻畸形患者
切除2~3 mm胫骨近端的边缘和骨赘

松解[4]，逐步向远端直到获得足够的松解。我会尽可能避免这种松解，因为它在手术松解时或在术后早期的轻微创伤中，可能会造成灾难性内侧支撑丢失的危险。

股骨远端截骨

股骨远端截骨按常规方式进行。术前步骤包括髋关节、膝关节在内的全长正位X线片拍摄，有助于计划截骨。一些严重的内翻膝与股骨干的内翻角或近端的颈干角相关。因此，这些膝关节的股骨远端截骨外翻角要比通常的大一些。然而，由于畸形通常是在胫骨侧，一个标准的股骨远端截骨角度是合适的。我通过股骨髓内定位，并选择4°外翻。尽管这个角度会使大多数膝关节遗留轻微内翻，但这样更易于获得伸直平衡，并获得一个令人相当满意的外观效果，且对长期疗效无影响[5]。应在术前的X线片上画出截骨线，这样就可以估算内侧与外侧髁相对的截骨量（图4-8）。尽管是内翻力线，通常远端内侧髁截骨量比外髁至少多1 mm。一般情况下，股骨远端截骨导板会贴在内侧硬化骨和完好的外侧软骨上（图4-9）。股骨远端截骨量与金属股骨假体的厚度相关（见第3章）。如果存在超过15°的屈曲挛缩，需增加远端截骨量（见第8章）。

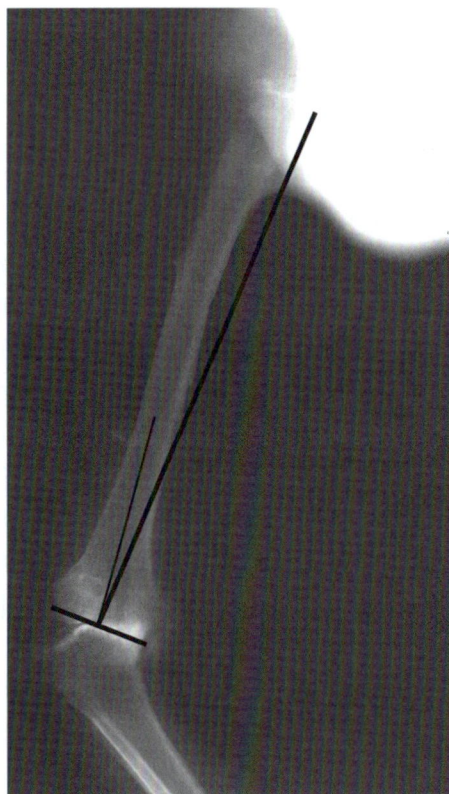

图4-8 画出股骨远端截骨线
以建立一个中立的机械轴

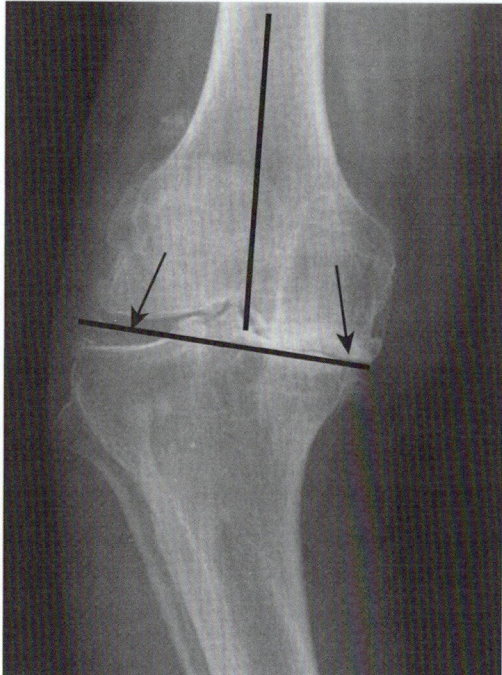

图 4 - 9 股骨远端截骨导板常贴于内侧硬化骨和外侧完整的软骨上（箭头所示）

股骨假体旋转

适当的股骨假体旋转是通过建立一个平衡、对称的屈曲间隙，以实现最大程度的屈曲稳定。

在内翻膝平衡伸直间隙后，还必须确定股骨假体的旋转。通过标记出 Whiteside 线、通髁轴，以及股骨后髁连线外旋 3°的线（见第 3、6、14 章），可以建立正确的股骨旋转的基线参考。然后将膝屈曲 90°，内外侧间隙用椎板撑开器撑开。在外侧使用一个有读数的撑开器是很有帮助的，因为在屈膝时，外侧的结构比内侧的结构更柔软。在严重的内翻膝，通常利用 Whiteside 线和通髁线可获得对称的屈曲间隙。股骨后髁连线外旋 3°通常不足以提供对称的屈曲间隙。大多数全膝关节置换系统的股骨大小测量器都有确定外旋 3°的钉孔，用于固定前后截骨导板，这些钉孔有时需要调整，以适当增加股骨假体外旋。严重膝内翻患者通常伴有股骨内侧髁增生，需要增大外旋（图 4 - 10）。当调整前后截骨导板的钉孔时，外侧钉孔保持在其解剖位置上。通过升高内侧钉孔的位置增加外旋，直到两个钉孔连线与胫骨截骨面平行。升高内侧钉孔可以增加内侧的屈曲间隙，有助于减轻内侧间室的张力。

严重内翻畸形的内侧胫骨平台总是存在缺损。若以内侧缺损的水平做截骨，则会导致外侧截骨量过多。在这些病例中，内侧加强是必须的，是否需要使用加强可术前预测（见第 11 章）。术者仅需要基于正常的外侧重建胫骨的关节线。在外侧关节线水平，垂直于胫骨长轴画一条线（图 4 - 11）。测量这条线到内侧缺损底部的垂直距离。如果距离为 10 mm，外侧截骨为可接受的 10 mm 是不需要进行加强的。如果距离为 15 mm 或更多，则需要一些加强措施。如果缺损在 10 ~ 15 mm，则根据患者具体情况处理。

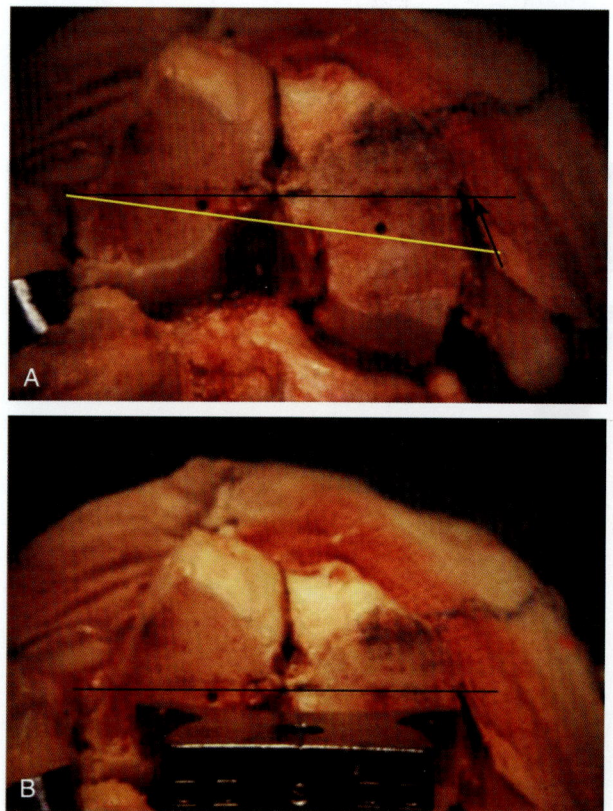

图 4 - 10 严重内翻膝常伴有内髁增生，外旋需要大于 3°（箭头所示）以实现对称的屈曲间隙

重建胫骨骨缺损的选择

胫骨骨缺损的重建详见第 11 章。主要的选择有：单独使用骨水泥、骨水泥加螺钉、骨移植、组配金属楔形垫块或定制组件。根据缺损范围，骨质量和患者年龄，选择最优方案。

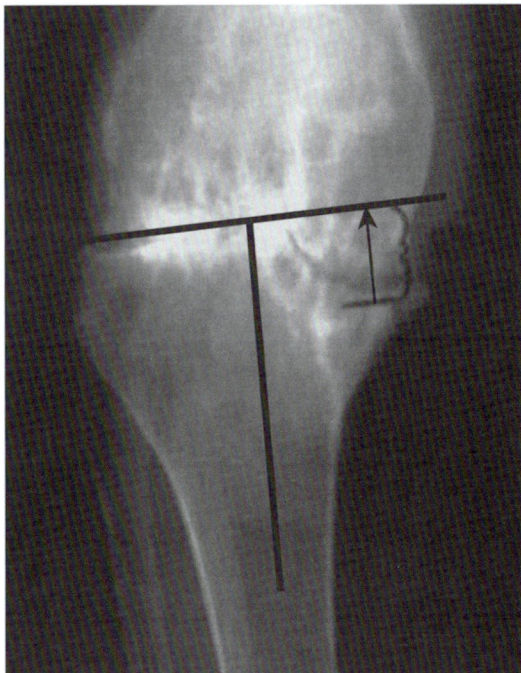

图 4-11　评估是否需要内侧加强，测量缺损底部到重建的内侧关节线的距离（箭头）

残留外侧松弛

对于严重的内翻膝，即使做了大范围的内侧松解，仍然可能残留伸直位外侧松弛。问题是在于多大的松弛度是可以接受的。根据我的经验，如果能满足两条标准，残留的外侧松弛就不需要做临床处理。

第一，股骨和胫骨按一定角度截骨后，膝关节术前静态机械内翻力线已矫正。如果仍残留机械内翻，跨越膝关节的负重应力会导致内翻复发，并且加剧残留的外侧松弛，最终导致关节置换失败。

第二，仰卧位被动伸直膝关节，观察此时外侧间隙不张开。如果有张开，则说明内外间隙不平衡，绝大多数为内侧过紧，而且可能复发内翻。

我经常看到，如果这两个标准得到满足，借助髂胫束就能重建膝关节的动态稳定性。在术后 1 年随访时，残留的外侧松弛可以通过仰卧休息位对膝关节施加内翻应力引出。当肌肉通过直腿抬高动作紧张时，这种松弛是不能表现出来的。

在我职业生涯的早期，大约有 6 例患者在离开手术室前，我将术前膝内翻纠正到完全静态力线，但存在外侧的过度松弛。每 1 例都通过以下步骤得

以成功挽救。在术后第 1 天，我会使用一个长腿石膏，并施加外翻应力使外侧间隙收紧。让患者戴着石膏拍摄正位 X 线片以确认间隙是否收紧。患者需戴石膏过夜，再将石膏劈成两半并加入敷料，用作休息位夹板，每天使用不少于 8 小时并维持 1 个月。对所有这些患者来说，外侧松弛从来没有成为问题。

矫正明显的残留外侧松弛

有两种手术方法可用于减少晚期有症状的残留外侧松弛。第一种方法是增加内侧松解量，并使用更厚的垫片使外侧紧张。第二种方法是通过推进外侧副韧带收紧外侧。

有文献[6]描述，将腓骨头向远端推进用于消除残余的外侧松弛。而我倾向于内侧松解后加厚垫片（图 4-12）。如果屈曲间隙不平衡与伸直间隙不平衡无关，这种技术可能会出现一个问题：它会影响屈曲间隙的稳定性。幸运的是，外侧结构更柔软的特性可以适应更厚的垫片，而且这个可能出现的问题从未发生过。

最后，如果膝关节外侧松弛继发于机械力线内翻，则可考虑在韧带再平衡时使用一个定制的带角度胫骨垫片，矫正这种力线不良（图 4-13）。

普遍认为，在严重内翻畸形时不应保留后交叉韧带（PCL），但这不是我的经验。对于一个严重的内翻膝，我在开始手术时会试图保持和平衡 PCL，而不是替代 PCL，除非在术中必须切断 PCL。我可对 90% 的内翻畸形小于 20° 的膝关节患者避免替代 PCL。PCL 在这些膝关节中几乎都是完整的，但肯定不是正常的。它也没有必要正常。只要屈曲间隙平衡且有张力，设立一个后稳定立柱没有必要。

进行内侧松解平衡外侧松弛后，PCL 通常会变得太紧。PCL 的平衡和松解通过拔出—抬离试验（pull-out lift-off）或滑回试验（slide-back）确定，详见第 1 章和第 2 章。

胫骨内旋扭转

胫骨内旋扭转常与严重的内翻畸形相关。如果不使用旋转限制性假体或全膝置换术结合去旋转截骨，则无法矫正。通常最好接受这种畸形，并告知患者将会在术后长期存在。

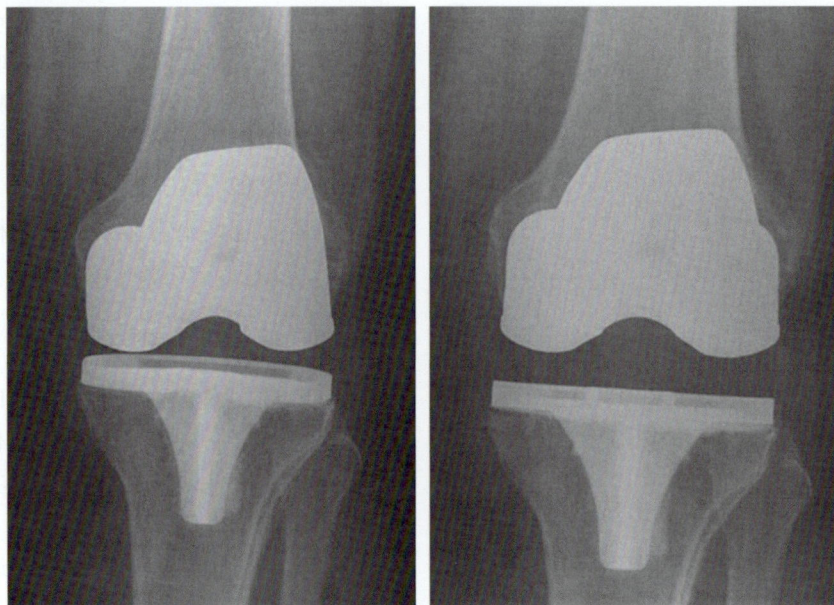

图 4-12 残留的外侧松弛可以通过内侧副韧带松解和加厚胫骨垫片处理

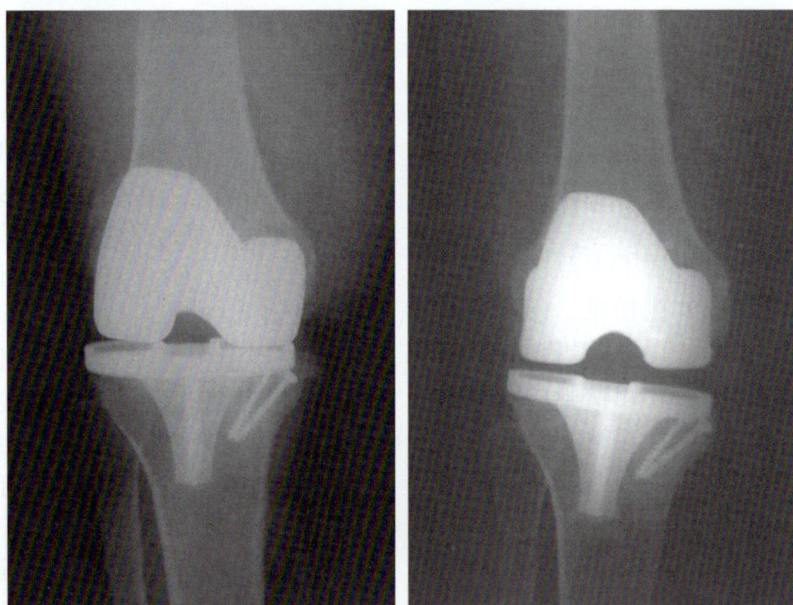

图 4-13 在一个更换垫片的手术中使用一个定制的楔形垫片纠正内翻畸形

总结

严重膝内翻畸形在男性或女性中的发病率无偏倚。患者常常有自幼双侧膝内翻病史,畸形逐渐加重。患者可以在任何年龄表现出症状,但通常晚于50岁。

胫骨畸形与内翻的形成关系密切。内侧胫骨平台有缺损,且胫骨常向外侧部分脱位。在显露的过

程中,通过将深层 MCL 自胫骨近端内侧剥离获得初步显露,同时去除干扰 MCL 的所有胫骨或股骨侧骨赘,以进一步显露。

对于非常严重的畸形,应首先进行胫骨侧截骨,然后确定胫骨托的尺寸,减小尺寸并将其外移,切除没有覆盖的胫骨内侧骨质以获得更多的内侧松解。正式的经胫骨骨膜下 MCL 松解很少有必要。屈曲间隙平衡可在韧带撑开状态下,通过适当的股骨假体旋转实现。PCL 可被保留或替代。如果

保留，则可能需要对其松解以平衡膝关节。如果静态机械轴外翻，则可以接受一些残留的外侧松弛。内侧胫骨缺损可以用骨水泥、骨水泥加螺钉、金属垫块或骨移植来加强，具体取决于个体情况。如果没有限制性关节，术前胫骨内旋扭转可能无法矫正，因此应在术中接受这种畸形。

参考文献

1. Dixon MC, Parsch D, Brown RR, et al. The correction of severe varus deformity in total knee arthroplasty by tibial component downsizing and resection of uncapped proximal medial bone. J Arthroplasty, 2004, 19: 19 - 22.

2. Bellemans J. Multiple needle puncturing: balancing the varus knee. Orthopedics, 2011, 34: e510 - e512.

3. Meneghini RM, Daluga AT, Sturgis LA, et al. Is the pie-crusting technique safe for MCL release in varus deformity correction in total knee arthroplasty? J Arthroplasty, 2013, 28: 1306 - 1309.

4. Insall JN. Surgical approaches to the knee joint. In Insall JN, editor: Surgery of the knee, New York, 1988, Churchhill-Livingstone, 41 - 54.

5. Parratte S, Pagnano MW, Trousdale RT, et al. Effect of postoperative mechanical axis alignment on the fifteen-year survival of modern, cemented total knee replacements. J Bone Joint Surg Am, 2010, 92: 2143 - 2149.

6. Teeny SM, Krackow KA, Hungerford DS, et al. Primary total knee arthroplasty in patients with severe varus deformity. Clin Orthop, 1991, 273: 19 - 31.

7. Scott RD, Chmell MJ. Balancing the posterior cruciate ligament during cruciate-retaining fixed and mobile-bearing total knee arthroplasty. J Arthroplasty, 2008, 23: 605 - 608.

第 5 章

严重膝外翻畸形患者的全膝关节置换术

典型的严重膝外翻畸形患者常为老年女性（图 5-1）。年龄通常在 70~80 岁，主诉一直为"X 形腿"。在青春期和成年早期，此类患者也可能会有髌股关节病的病史，其中包括软骨软化和复发性半脱位。随着外翻畸形的加重，膝关节外侧间隙丢失且 MCL 逐渐被拉伸变得薄弱（图 5-2）。髌骨轴位片常显示髌股关节受累，可能存在髌骨发育异常，表现为髌骨变薄并向外侧部分脱位，髌骨外侧面变得凹陷以适应股骨外侧髁的凸形（图 5-3）。通过膝关节正侧位 X 线片，可以发现高位髌骨。软骨钙质沉着症经常是由于半月板或关节软骨的钙化所导致。胫骨全长片常显示胫骨呈外翻弓形。如果术者胫骨侧使用髓内定位装置，这种胫骨外翻畸形将出现问题（图 5-4）。因此，拍摄双下肢全长 X 线片是十分必要的，可帮助术前计划确定髓内定位装置的进针点，甚至还可能发现髓内定位的禁忌证。

临床诊断通常为骨关节炎，严重膝外翻畸形同样也可见于类风湿关节炎患者。骨关节炎患者的膝关节活动度常较大，且可能过伸；而类风湿关节炎患者除上述临床表现外，还可出现膝关节僵硬和屈曲挛缩畸形（见第 7 章和第 8 章）。

外翻膝具有一些与内翻膝相区别的临床特征。与同等严重程度的内翻膝不同，外翻畸形和外侧间室病变的患者更能耐受重要结构病损。一些外翻畸形 20° 的患者主诉为髋部继发的大转子滑囊炎，而不是膝关节本身的疼痛和功能障碍。如果患者的双下肢呈"顺风腿"状，则内翻畸形造成的症状几乎总比外翻畸形更严重，且内翻畸形的膝关节应先进行手术，除非双膝同期置换（见第 12 章）。

另一个膝外翻畸形与膝内翻畸形的重要区别是造成畸形的来源不同。膝内翻畸形是胫骨内侧

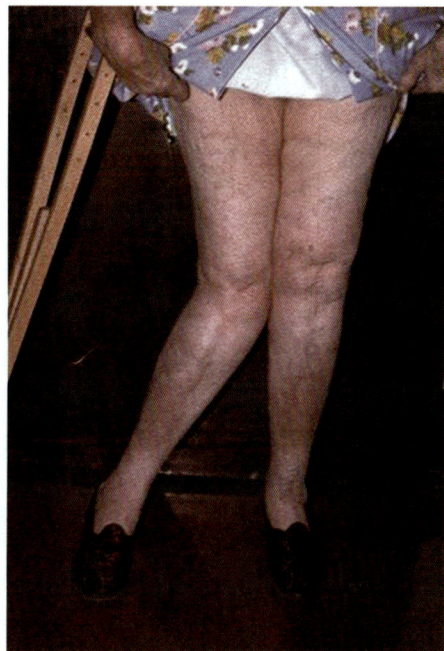

图 5-1　典型患者是 70~80 岁的老年女性

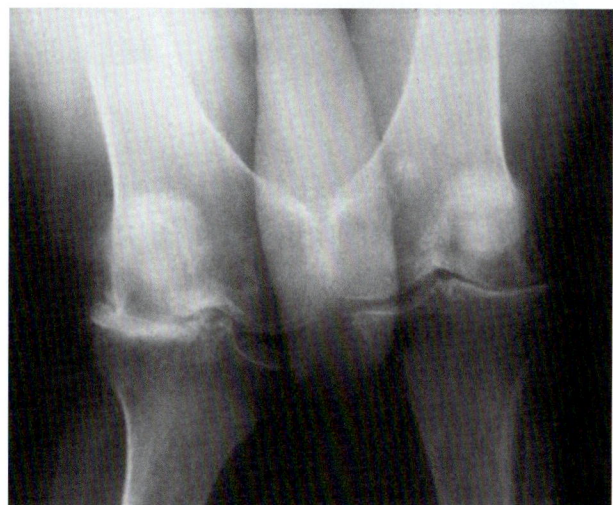

图 5-2　注意外侧关节间隙的消失和内侧副韧带的拉伸薄弱

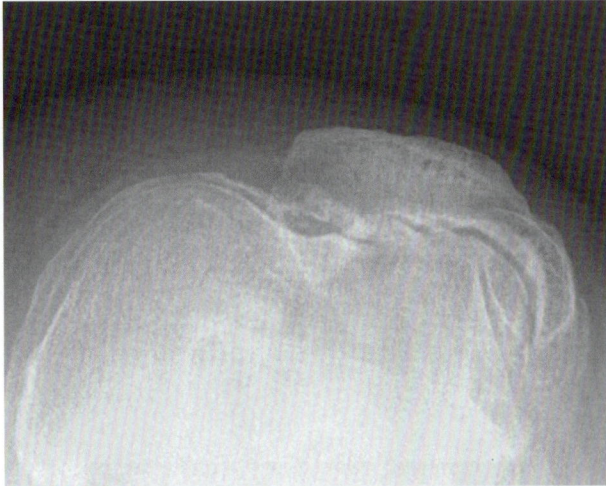

图5-3 常累及髌股关节

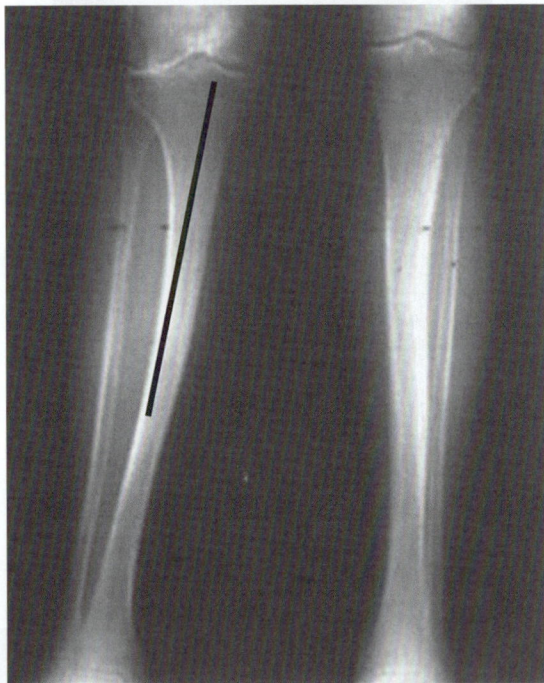

图5-4 胫骨外翻弓导致使用胫骨髓内定位装置存在问题

台的边缘是完整的,所以缺损呈包容性。对于膝内翻畸形,胫骨平台内侧的进行性骨磨损累及边缘,因此呈非包容性骨缺损,结构性损害更为严重。

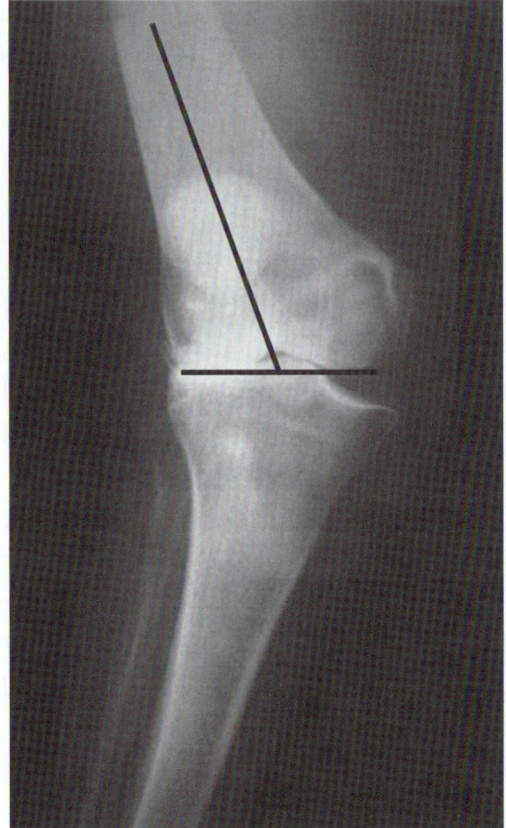

图5-5 外翻畸形来自于股骨侧而不是胫骨侧

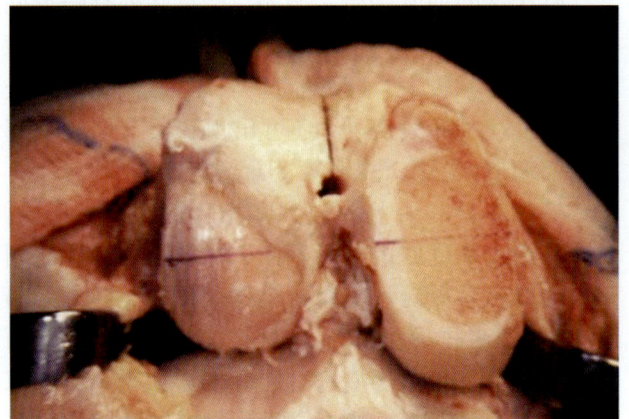

图5-6 股骨外侧髁发育不良出现在远端和后方

平台缺损造成的胫骨平台关节线显著内翻,而股骨侧关节线,仍然有5°~9°的外翻(见第4章)。而膝外翻畸形来源于股骨侧,胫骨平台的关节线通常是中立位,有时甚至是典型的2°~3°内翻,而股骨侧关节线显著外翻(图5-5)。这类畸形的原因通常是股骨外侧髁的远端和后方发育不良(图5-6)。偶尔有患者可合并股骨干骺端外翻。随着膝外翻加重,内侧副韧带被拉长变得薄弱,导致畸形进一步加重,同时股骨外侧髁侵入外侧胫骨平台的中心区域(图5-7)。但是外侧胫骨平

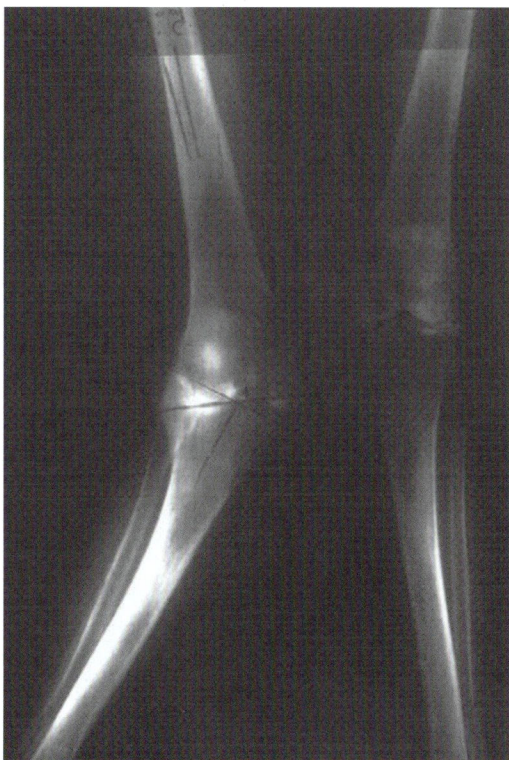

图 5-7　股骨外侧髁有时会侵入胫骨外侧平台的中央部

股骨外侧髁发育不良

如前文所述，典型的严重膝外翻畸形存在股骨外侧髁发育不良。这种发育不良可以同时存在于股骨外侧髁远端和后方。对外翻膝行股骨远端截骨时，术者必须避免截骨时截到缺损平面(图 5-8)。相反，术者必须在外侧缺损区域做加强处理。外翻膝股骨远端截骨过多会导致两方面的问题：第一，由于股骨远端内侧截骨过多，结合胫骨平台正常截骨和 MCL 拉伸薄弱，导致伸直间隙变得格外大；第二，关节线抬高，干扰了侧副韧带的运动学，通常导致膝关节中度屈曲位松弛。对于严重膝外翻，股骨远端和胫骨近端的初始截骨均应保守。在不少情况下，股骨远端外侧截骨量为零甚至为负值。股骨外侧髁缺损加强的方法包括(见第 11 章)：单纯骨水泥填充、骨水泥和螺钉加强或组配式金属楔形垫块(图 5-9)。

在少数病例中，如果外翻是由于外侧平台压缩骨折或股骨髁侵入胫骨平台中央所致，则有必要在胫骨侧加强处理。也同样适用于胫骨截骨术后过度矫正导致的外翻畸形(见第 9 章)。任何外侧平台

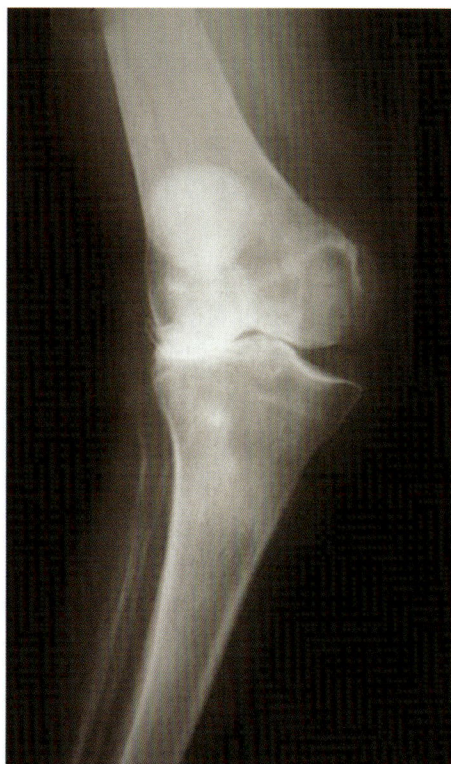

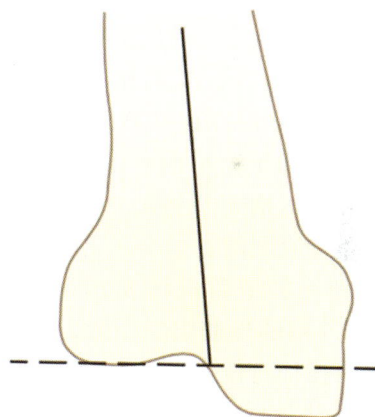

图 5-8　避免以股骨髁缺损的平面截骨

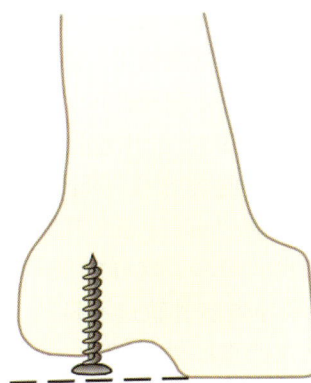

图 5-9　截骨要以股骨内侧髁正常的骨质为参照，外侧髁缺损使用骨水泥和螺钉或者楔形垫片增强

的中央型缺损都可用骨水泥填充,是否使用螺钉由术者判断。但是考虑到骨面硬化严重,不建议对该缺损采用植骨技术。

外侧间室的磨损通常发生在后方,正确的胫骨截骨平面一般选择靠远端,以消除骨缺损。

对外翻膝股骨远端截骨,我选择外翻 4° 或 5°。对于严重的外翻膝,一些术者容易选择外翻 7° 远端截骨,因为这样更易于内侧松弛的平衡。但是我不提倡股骨远端 7° 外翻截骨,理由有以下两点:

首先,选择 5° 或 4° 的外翻角截骨的目的在于略微地过度矫正外翻畸形,使病理地被拉伸、异常的 MCL 与关节囊在负重状态下承受的张力更小。总体的外翻越小,膝关节内侧所承受的张力也越小。有些外科医生倾向于将外翻角度减至 2°~3°,结果造成需要更多的外侧软组织松解以平衡内侧松弛。

选择外翻 5° 或 4° 外翻角截骨的第二个原因是有些膝关节股骨远端干骺端呈外翻弓形(图 5-10)。如果术者遵从股骨干中心点至关节线,那么显然股骨干中心轴线会在髁间窝中心偏内侧。除非术者选择此偏内的入髓点,否则,实际的外翻截骨角度将大于设定的外翻角(见第 3 章)。

韧带平衡是为了获得对称的(矩形的)屈曲间隙和伸直间隙。区别于内翻膝,外翻膝的屈曲间隙平衡可独立于伸直间隙的平衡。屈曲间隙的平衡可以通过恰当地旋转股骨假体实现(见第 3、6、14 章)。严重膝外翻的外侧组织不紧,内侧组织在屈曲时也并没有像伸直位那样松弛(图 5-11)。股骨远端行保守性截骨后,膝关节屈曲 90°,内外侧放置撑开器。画出 Whiteside 线和股骨通髁线作为参考。使用这一牵张屈曲间隙的方法,通常股骨假体会外旋以获得对称的屈曲间隙。对个别患者,需要从股骨侧部分松解外侧副韧带(lateral collateral ligament,LCL)才能张开外侧屈曲间隙。这种情况多见于胫骨高位截骨矫正过度引起的严重膝外翻畸形(见第 9 章)。对于此类患者,可股骨假体内旋以获得对称的屈曲间隙,同时应避免松解 LCL 张开外侧屈曲间隙。以我的经验,这样的股骨假体内旋(有些高达 5°)并未导致髌骨轨迹不良。

对于伸直位严重膝外翻畸形,需要解决的是病理性内侧松弛合并外侧挛缩。伸直位内侧松弛可以通过内侧结构紧缩、外侧挛缩结构松解,或者同时结合两种技术来解决。Healy 等发表了一种内侧推

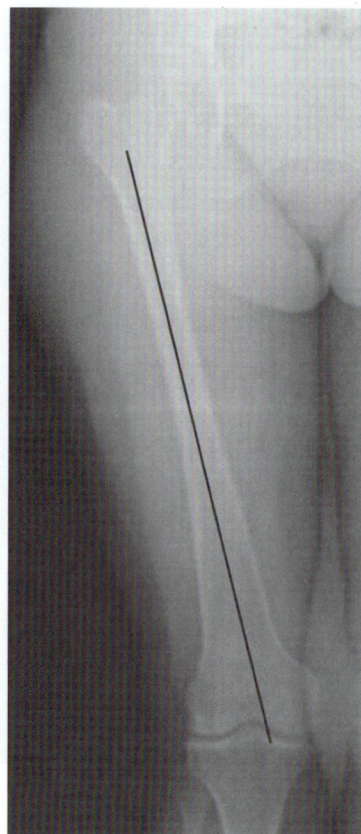

图 5-10 存在股骨干骺端外翻弓畸形时,髓内入口点应偏内

进紧缩技术[1],我认为此操作有吸引力是因为不改变 MCL 股骨侧止点的位置。将韧带的股骨止点处连同附着的骨块游离,再将骨块与韧带一起,在合适的张力下推进到股骨干骺端内,再用带线锚钉穿过骨块后打结固定于外上髁(图 5-12)。虽然没有此技术的经验,但是如果需要作内侧结构推进紧缩,我会首选该技术。

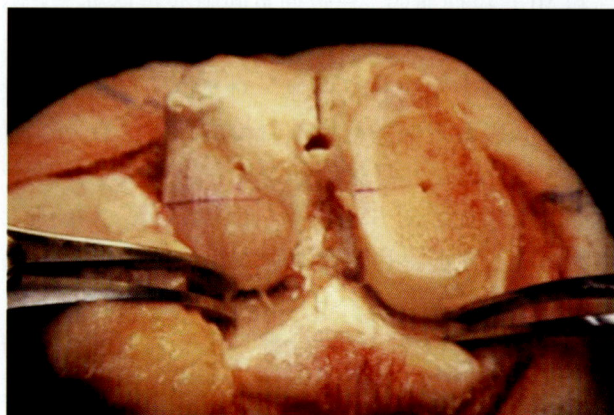

图 5-11 屈曲位的内侧松弛和外侧紧张并不难解决

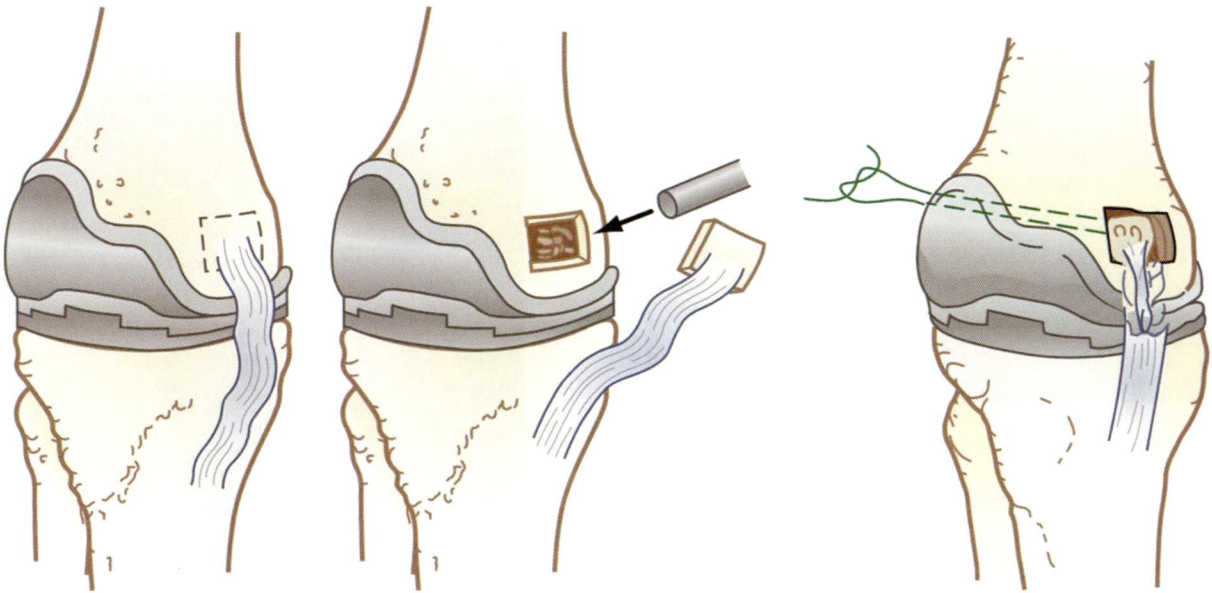

图 5 - 12　通过将内侧副韧带起点内移至股骨干骺端骨质内加强[1]

显然，对于绝大多数的患者，内外侧失衡以及伸直问题均可通过松解外侧来平衡内侧松弛得到解决。我设计了一种简单的外侧软组织"倒十字"松解法，该方法甚至可用于极度外翻畸形[2]。这种技术的优点是具有简便性与有效性，缺点是会造成轻度的肢体延长和有极少数出现一过性腓总神经麻痹[3]。

关于全膝关节置换术（TKA）术前风险讨论，除非严重膝外翻畸形，我很少提及腓总神经麻痹。我告之此类患者，矫正患处的力线将会延长其下肢（甚至需要他们在对侧使用增高鞋），而且走行于下肢外侧的神经也通常被拉伸，有时候会导致短暂的麻痹。目前还未发现永久性的神经麻痹，但暂时性的麻痹还是可能发生的。所有的 TKA 患者在术后护理单元均需接受神经血管评估。如果发现腓总神经麻痹，应该放松敷料并且膝关节屈曲 50° ~ 70° 以减轻对神经的张力。我发现即使经过细致的监护预防，神经麻痹还是可能在术后 24 ~ 48 小时出现。

通过外侧松解平衡伸直间隙

外侧松解在截骨之后进行。膝关节的静态力线由截骨决定。松解外侧以平衡内侧，可在矫正力线的同时保持膝关节稳定。如前所述，股骨和胫骨初始截骨应保守一些。两侧截骨完成后，伸直膝关节使胫骨在股骨远端保持一直线。此时显示下肢的静态力线。对膝关节施加外翻应力，评估内侧伸直间隙的宽度（图 5 - 13）。间隙应足够大以容纳股骨和胫骨假体的厚度。例如，股骨假体厚度是 9 mm，胫骨假体厚度是 8 mm，那么间隙至少需 17 mm。由于严重外翻膝 MCL 拉伸延长，这一最小宽度很容易达到。

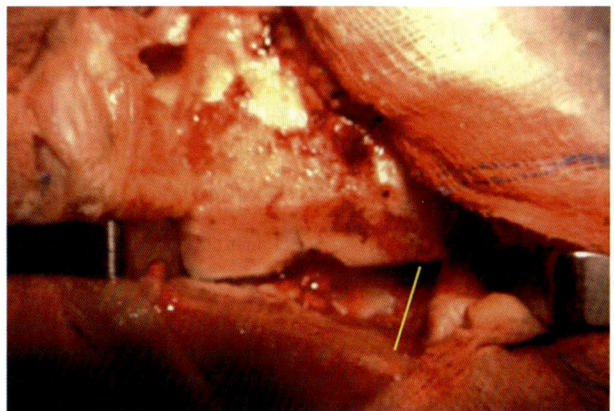

图 5 - 13　外翻应力显示内侧可以充分张开

随后，我对膝关节施加内翻应力并测量外侧伸直间隙（图 5 - 14）。最可能的情况是，外侧间隙要远小于内侧间隙，这也证实了需要外侧松解来平衡膝关节。

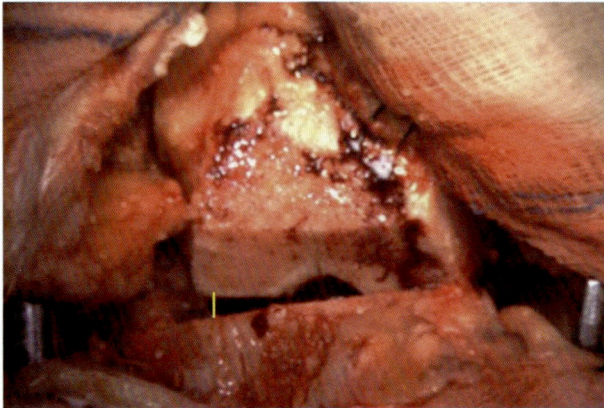

图5-14 内翻应力显示外侧比内侧更紧

严重膝外翻的"倒十字"松解法

此松解法的起始步骤与髌骨轨迹不良的松解类似(见第6章)。不置入假体时的关节松弛状态有助于显露,易于实施松解。

开始松解前,解剖分离膝外上血管(图5-15)。这些为髌骨和皮瓣供血的血管将被保留。垂直方向的松解起于血管下方,位置大约在股骨外侧至髌骨边缘的1/3处。垂直切开外侧支持带,直至可见皮下脂肪层(图5-16)。可将组织剪插入此切口,向远侧剪开推进至胫骨截骨平面(图5-17)。可用止血钳在关节线平面或胫骨截骨平面上方约1 cm处夹住支持带切口的边缘。施加轻度内翻应力,使切口边缘带有一定张力,用手术刀或组织剪水平向后做一个大约2 cm的切口。在同样水平夹住支持带前缘,向前往髌腱方向做一个约2 cm的水平切口(图5-18)。这就完成了"倒十字"的外侧支持带松解(图5-19)。如果施加内翻应力,松解处会张开呈"四角星"形状。

有时这些初步松解还不够。为了确保松解充分,膝关节可以安装试模,并选用胫骨垫片以确保膝关节伸直位内侧稳定(图5-20)。然后将膝关节从屈曲位置于伸直位。如果松解充分,可获得完全伸直。如果松解不够,则不能完全伸直。只要术者选择了合适厚度的垫片稳定内侧间隙,伸直受限并不意味着需要更多的股骨截骨增大伸直间隙,但是提示需要进一步的外侧松解。如果膝关节伸直位可触及紧张的外侧软组织,则可以很明显地证明这一点。这种情况下,需要进一步细致切开并松解后方支持带。

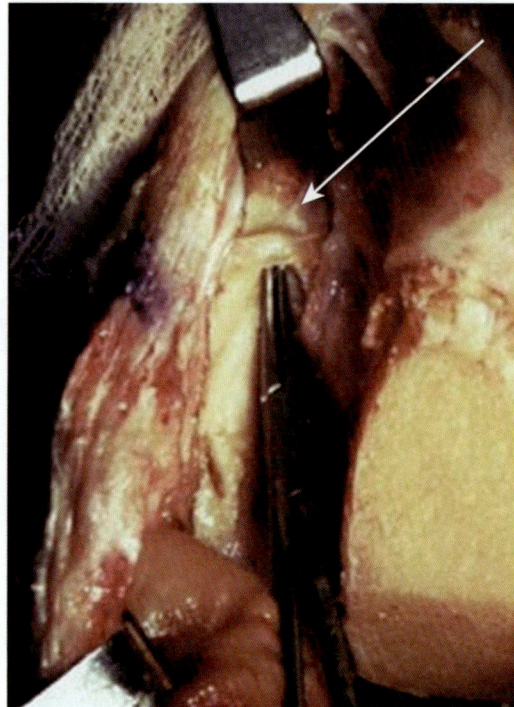

图5-15 膝上外侧血管的分离(箭头所示)

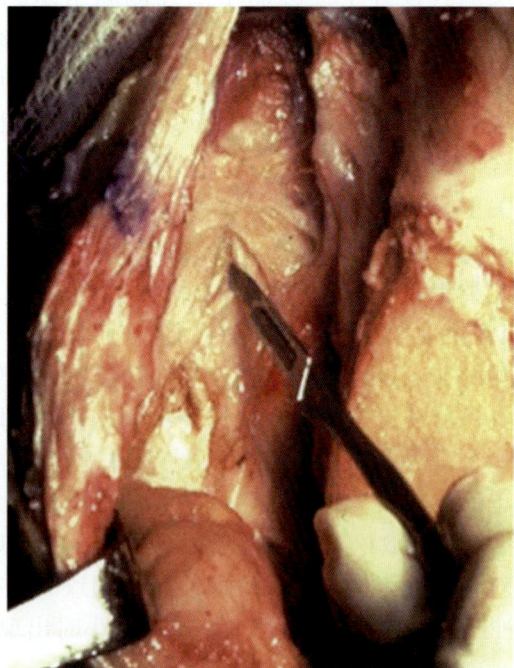

图5-16 对支持带做一垂直切口

或者,为了将松解延伸至合适的水平,可以用轻柔的手法将膝关节松解伸直,可听到外侧软组织在膝关节完全伸直时被松解的响声。如前文所述,这项松解技术的明显的问题是存在潜在的腓总神经麻痹。

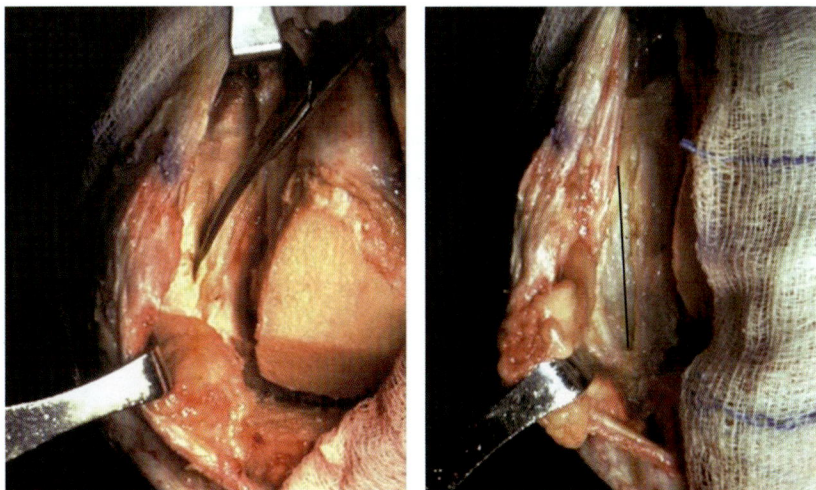

图 5-17　从血管下方至胫骨截骨面水平做垂直松解

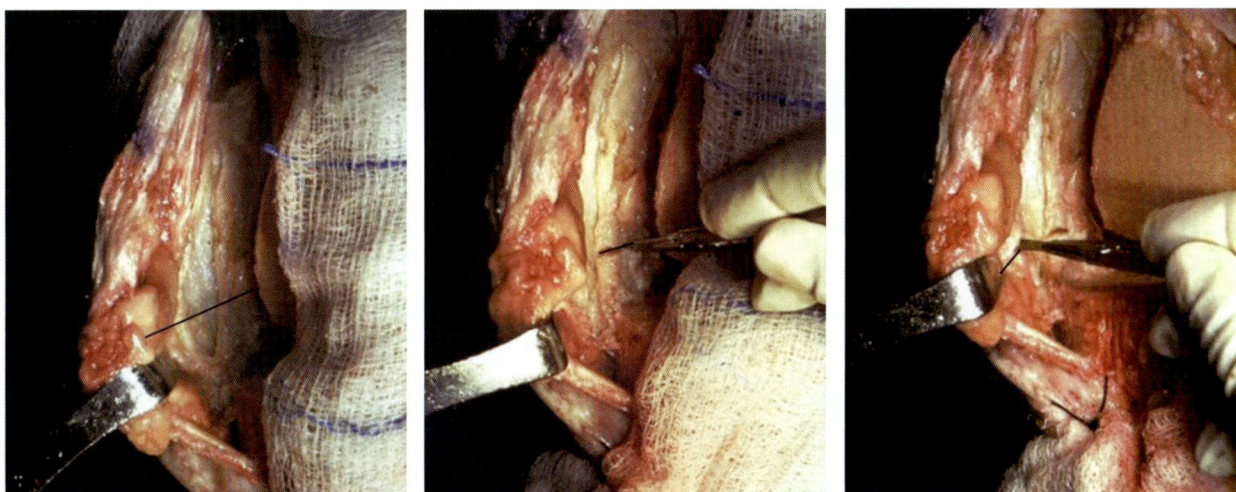

图 5-18　在关节线水平作前后方的横向松解

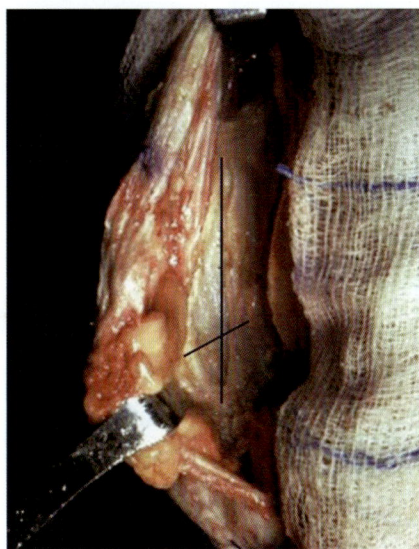

图 5-19　支持带上两个垂直切口构成"倒十字"松解

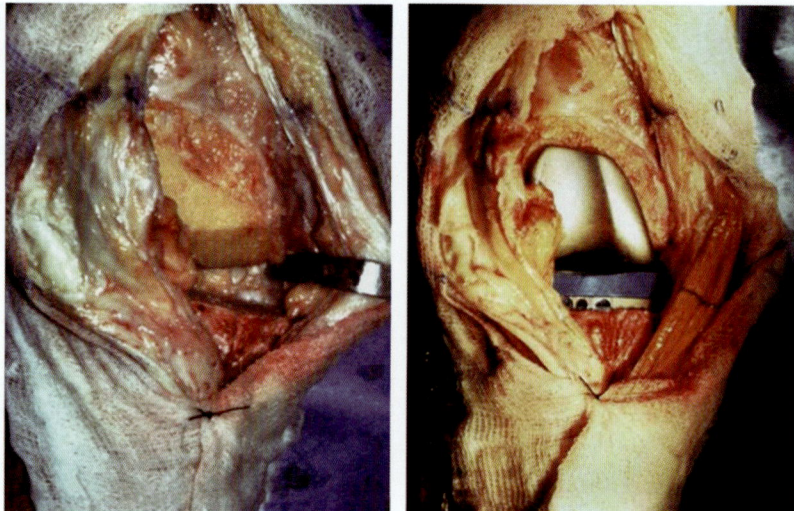

图 5-20 安装假体试模测试，选择厚度合适的垫片稳定膝关节内侧

外侧副韧带、腘肌腱和二头肌腱松解

现在我极少松解矫正严重膝外翻畸形股骨处的腘肌腱和 LCL。我认为外侧支持带和关节囊的松解对于解决膝关节伸直过紧已足够，LCL 的松解主要用于屈曲紧张。因为外侧屈曲间隙紧张非常罕见，所以也极少需要进行该松解。

对于严重膝外翻伴屈曲挛缩畸形，股二头肌肌腱松解似乎是合适的。但我从不进行二头肌腱松解，因为股二头肌肌腱可以保护腓总神经被过度纵向牵拉，且屈曲挛缩可以通过其他方式解决（见第 8 章）。

对于严重膝外翻，后交叉韧带（PCL）的保留或替代都是可接受的。之所以保留 PCL 是因为它能提供内侧稳定力量（图 5-21）。

然而，如果内侧病理性松弛同时外侧已行松解，PCL 将很可能过紧并且也需要松解。最紧张的纤维通常位于外侧与前方。PCL 平衡技术详见第 1 和第 2 章。

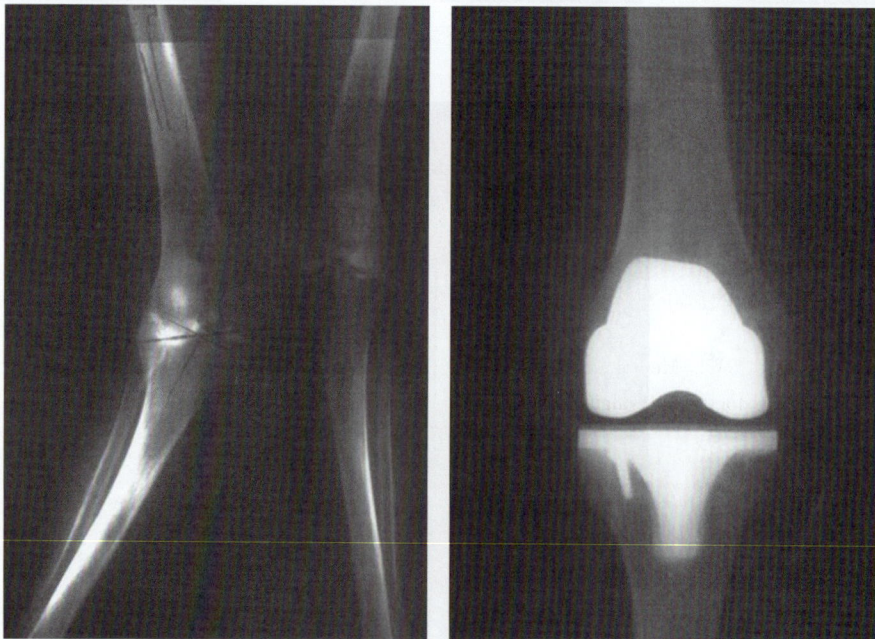

图 5-21 严重膝外翻畸形可选择后交叉韧带保留型假体

总结

严重膝外翻畸形常见于老年女性，常与髌股关节疾病、股骨外侧髁发育不良、胫骨外翻弓形以及内侧松弛有关。

要避免过度的初始截骨。在韧带撑开紧张的状态下通过适度旋转股骨假体实现屈曲间隙平衡。伸直间隙可通过内侧推进紧缩或外侧松解平衡。我倾向于一种简单的髂胫束"倒十字"松解法。这项技术对任何角度的外翻都有效，几乎不需要松解 LCL，除非外侧屈曲间隙过紧。为了保护腓总神经，应该避免进行股二头肌腱松解。

PCL 可被保留或者替代，保留 PCL 有助于稳定内侧，PCL 替代技术则不用考虑 PCL 平衡的问题。以上两种技术都获得了令人满意的长期疗效（图 5-22）。

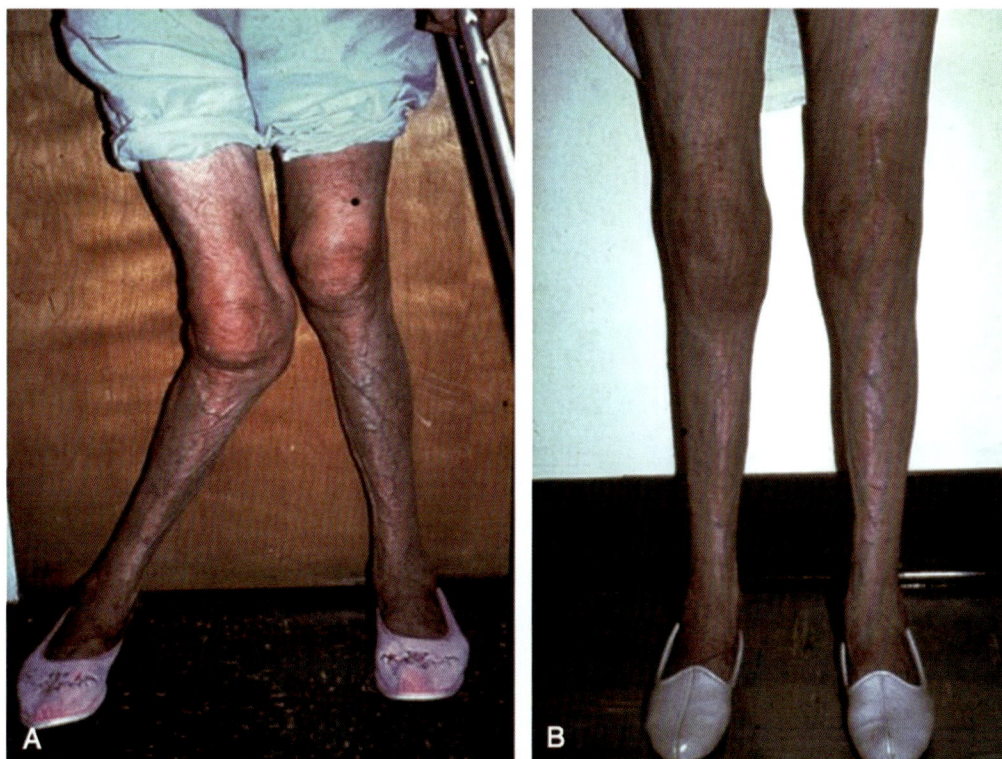

图 5-22　严重膝外翻畸形矫正术前（A）和术后（B）外观
（William H. Thomas, MD 友情提供）

参考文献

1. Healy WL, Iorio R, Lemos DW. Medial reconstruction during total knee arthroplasty for severe valgus deformity. Clin Orthop, 1998, 356: 161-169.

2. Politi J, Scott R. Balancing severe valgus deformity using a lateral cruciform retinacular release. J Arthroplasty, 2004, 19: 553-557.

3. Lang JE, Scott RD, Lonner JH, et al. Magnitude of limb length-ening after primary total knee arthroplasty. J Arthroplasty, 2012, 27: 341-346.

第 6 章

全膝关节置换相关的髌股关节并发症

髌股关节并发症占全膝关节置换（TKA）术后并发症的比例高达50%[1]。这些统计数据来自20世纪80年代至90年代初开展的关节置换手术。随着外科技术和假体设计的改进，其发生率有所下降，但仍然较高。这些并发症包括髌骨表面未置换产生的疼痛、髌骨轨迹异常、骨折、假体松动、骨坏死和假体磨损。

对TKA一直存在的一个争议是髌骨是否需要表面置换。我有40多年处理这个问题的经验。1973年，大多数假体设计没有提供髌骨表面置换，不管是股骨滑车还是髌骨侧的置换。1974年，第一批提供髌骨表面置换的假体（双髌骨设计是其中一种）在股骨侧有滑车翼，髌骨侧是纽扣样的聚乙烯假体[2]。当时，我们收治的80%的患者是类风湿关节炎。1974年，在类风湿关节炎和骨关节炎两大类患者中，仅对5%的患者进行髌骨表面置换。对置换髌骨表面的患者关节切开显露后发现都有严重的退行性病变。术后5年复查结果显示，10%的类风湿关节炎患者继发髌骨退行性囊变、疼痛、肿胀和类风湿滑膜炎偶尔复发（图6-1）。到20世纪70年代末，我们一致认为，不管术中情况如何，类风湿关节炎患者都应进行髌骨表面置换。

即使通过回顾性研究，仍无法预测哪些类风湿关节炎患者会出现并发症，哪些患者不会出现并发症。并不是说未进行髌骨表面置换的患者就一定出现并发症。一些未进行髌骨表面置换的类风湿关节炎患者在术后30多年中膝关节功能良好，并且没有髌股关节病的症状。

骨关节炎患者比类风湿关节炎患者预后更好（图6-2）。TKA术后继发髌骨退行性病变的患者通常存在轻度的轨迹不良问题。结果是局部磨损引起疼痛，甚至可能导致进行性骨退变和进行性半脱

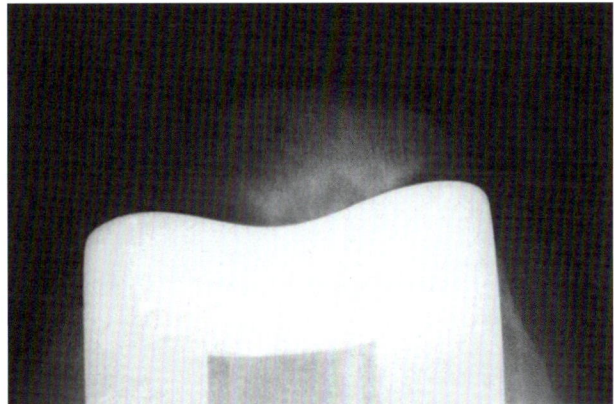

图6-1 未置换髌骨表面的类风湿关节炎患者继发髌骨退变

位（图6-3）。20世纪80年代，我根据该经验制定了选择标准，约80%的骨关节炎患者进行了髌骨表面置换，其余20%的患者髌骨表面不置换。不置换髌骨的适应证包括非炎症性骨关节炎。这意味着痛风、假性痛风或滑膜炎性髌骨病变均需要进行髌骨表面置换。此外，不置换髌骨的患者术前轴位片应显示髌骨轨迹和关节间隙完好，手术应无裸露的硬化骨。未进行表面置换的髌骨也需要与假体滑车翼轨迹一致。遵照这些标准，未进行表面置换的髌骨10年生存率是97%[3]。而进行髌骨表面置换的并发症发生率较高，包括金属背托髌骨假体加速磨损、潜在的全聚乙烯髌骨磨损和变形、应力性髌骨骨折和假体松动。

术后10～20年的评估显示，某些未进行髌骨表面置换的患者在关节置换术后15年可能出现严重的症状，需要二次翻修。同时，假体设计和手术技术的进步也在逐步减少髌骨表面置换术的并发症。此外，未置换髌骨表面患者可能由于髌股关节间室导致疼痛，但也可能并非起源于此。这可能导

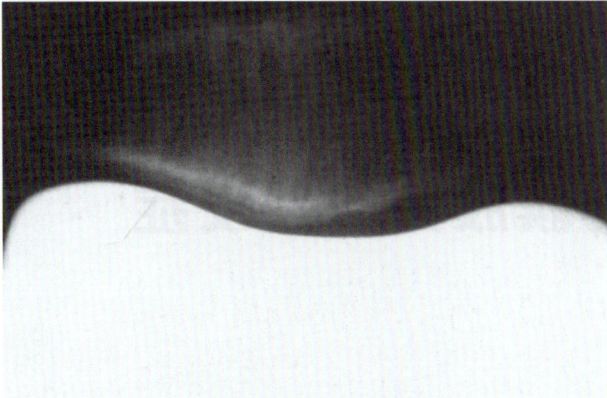

图 6-2　1例骨关节炎患者未行髌骨
表面置换术后20年随访的X线片

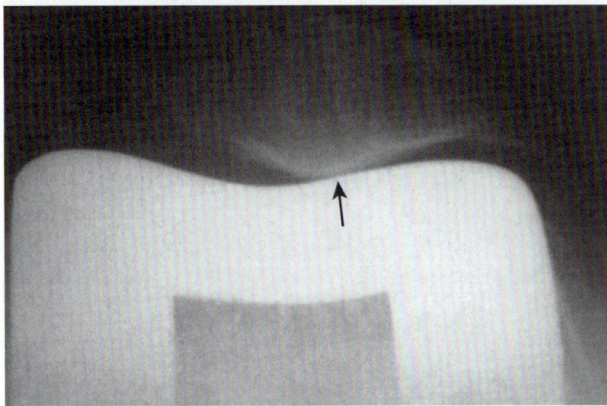

图 6-3　未置换表面的髌骨出现半脱位
伴点接触和磨损(箭头所示)

致进行不必要或无益的髌骨表面置换二次手术。这种情况促使我将老年患者和那些疼痛阈值非常低的患者从不置换髌骨表面的群体中排除。基于这个原因,我经治的患者中髌骨表面未置换患者已减少到不足2%。现在,如果我不为患者置换髌骨表面,这一定是与患者进行了权衡利弊的术前讨论之后做出的决定。不置换髌骨表面的优点是保留髌骨骨量,避免置换并发症,易于补救,以及对于活动量大的患者可承受较高的髌股关节压力而无需考虑假体磨损;缺点是可能不能完全缓解疼痛,以及存在一定的二次手术进行髌骨表面置换。当患者知情后,多数人可能会支持进行髌骨表面置换。不置换髌骨表面的理想人群是年轻、体重较大、活动量大的男性患者(图6-4)。

当考虑不置换髌骨表面时,应永远记住股骨假体滑车翼的几何形状可对髌股关节有影响。很显然,

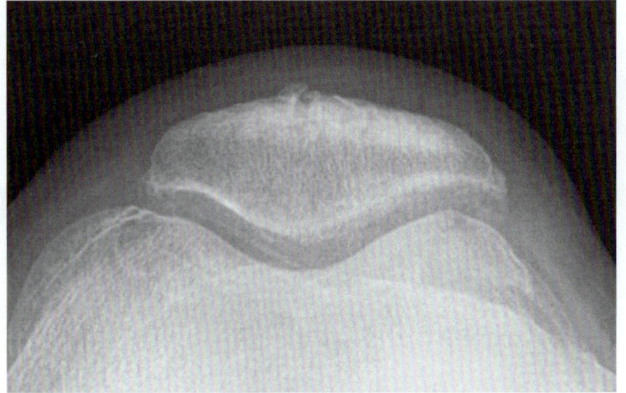

图 6-4　无需髌骨表面置换患者的术前髌骨轴位X线片

非解剖型和扁平的股骨滑车不能和解剖型设计的假体一样易于匹配未置换的髌骨。已报道的未置换髌骨表面的结果是针对特定的假体而并非是通用的。

与TKA相关的髌骨轨迹不良通常是多个因素对同一患者共同作用的结果。轨迹不良的原因包括残留的外翻下肢力线,股骨假体的外翻放置,高位髌骨,假体设计较差,股骨假体或胫骨假体内旋,髌骨厚度过大,髌骨准备不对称,有外侧松解指征的患者未进行外侧松解,关节囊开裂和动态不稳。

下肢力线残留外翻

TKA术后下肢力线外翻通常是由于股骨假体过度外翻放置的结果。我认为这种情况最常发生于术者将股骨远端截骨髓内定位装置的开口置于髁间窝中心时(见第3章)。多数患者X线片的术前模板显示,股骨干轴线远端延长后的出口位于真正髁间窝解剖中心偏内几毫米处。如果开口点位于真正出口点的外侧,远端截骨获得的外翻角度将比测量值多几度。下肢外翻角度的增加将导致Q角增大,将加剧髌骨轨迹外移。

股骨假体的过度外翻放置

尽管术者采用胫骨假体的内翻放置抵消了股骨假体外翻,矫正了整体下肢力线,但外翻的股骨假体仍可影响髌骨轨迹。外翻放置使股骨滑车最近端的部分内移,在完全伸直位时,髌骨可能不在滑车沟中心(图6-5)。

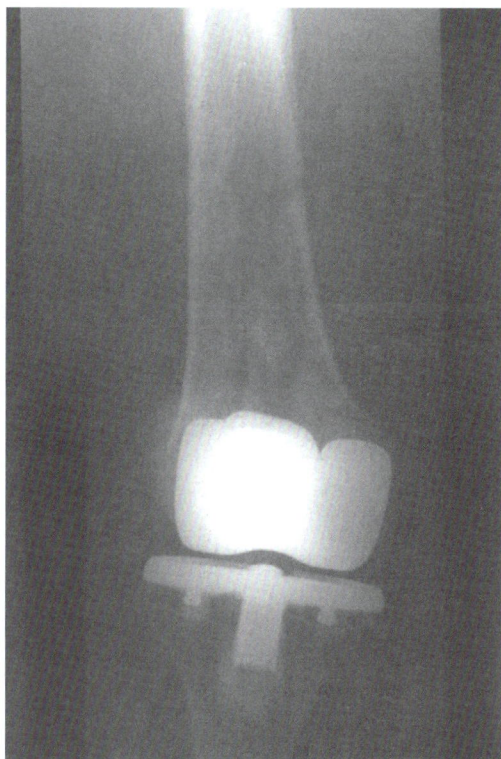

图 6-5　股骨假体的过度外翻放置导致髌骨不稳

高位髌骨

高位髌骨可能以类似的方式影响轨迹。在这种情况下，髌骨在完全伸直位时高于假体滑车上移，并且可能无法正确地滑入股骨滑车沟。当假体滑车翼的设计又窄又浅时，会加剧髌骨轨迹不良（图 6-6）。

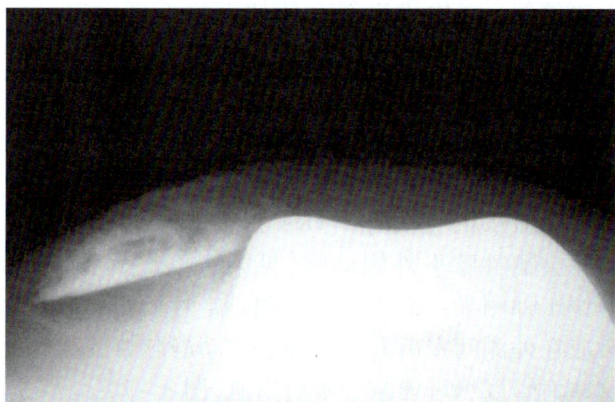

图 6-6　狭窄的滑车加剧髌骨不稳

假体旋转不良

股骨或胫骨假体内旋都可能加剧轨迹不良。在股骨侧，可能由于股骨假体的内旋，滑车沟从髌骨自然的中外侧位置向内侧偏移。这可能是股骨假体内旋对髌骨轨迹不良的影响被高估所致。因为这取决于假体设计的几何特征，滑车沟移动 2 mm 需要股骨旋转约 4°，所以内旋角度的大小将决定其影响（图 6-7）。

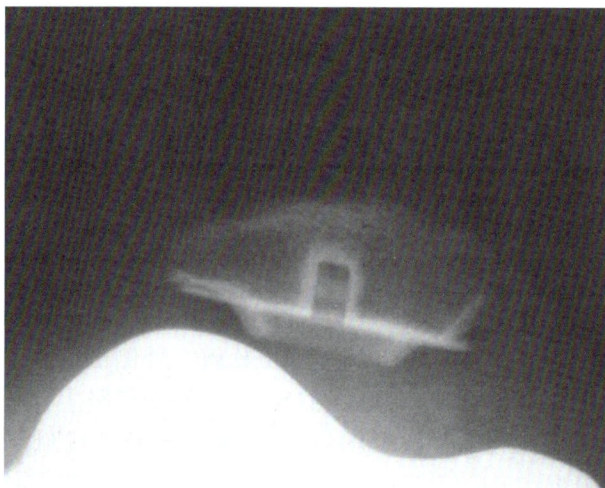

图 6-7　过大的股骨假体内旋加剧髌骨不稳，
髌骨不对称且髌骨太厚

旋转的影响可通过减小髌骨假体大小并将其内移抵消，还可以在股骨远端尽量将股骨假体外移，只要不出现假体悬挂即可。

总之，尽管股骨假体旋转的确会对髌骨轨迹产生影响，但是如前所述，我认为股骨假体旋转本身并不像其他学者所认为的那么重要。股骨假体旋转至关重要的作用是协助建立对称的屈曲间隙。确定股骨假体旋转的技术已在第 3 章讨论。

髌骨厚度

髌骨过厚也可能加剧髌骨轨迹异常，主要是由于它缩短了股四头肌滑动的距离。因此，术者在做髌骨准备之前都应该测量患者的髌骨厚度。我们研究表明，女性髌骨的平均厚度为 22～24 mm，而男性髌骨的平均厚度为 24～26 mm[4]。对于一个存在磨损且发育不良的髌骨，厚度可以恢复到这些数值。

我们发表了一项研究结果,对每一例患者术中检测增加髌骨整体厚度至超过其正常值2~8 mm不等所造成的影响,结果表明超过的髌骨厚度后每增加2 mm,在关节囊缝合后膝关节被动屈曲减少3°[5]。术前僵直膝增加髌骨厚度的影响可能更显著。

髌骨准备不对称

髌骨准备不对称是产生髌骨轨迹不良的另一个原因。最常见的错误是,术者未能清除可能造成遮挡的软组织或滑膜充分确定内侧骨软骨结合部。因此髌骨内侧截骨过少而外侧足够(图6-7)。这直接导致髌骨假体倾斜,造成轨迹不良。

外侧松解

在植入TKA假体后关闭切口之前,应该评估髌骨轨迹以决定是否需要外侧松解。外侧松解的比例在过去的一些病例中相当高。一些外科医生甚至报道过他们对TKA术后行外侧松解术的比例为100%。

随着假体设计的改进和植入技术的提高,已消除了前面提到的技术误差,大多数术者近10年外侧松解的比例约为30%,大多数有经验的医生报道的内翻膝外侧松解的比例低于5%。膝外翻畸形的外侧松解比例通常较高,因为常合并高位髌骨和术前半脱位。应区别对待矫正外翻畸形和平衡髌骨所需的外侧松解。矫正外翻的松解是在膝上外侧血管远侧,而松解髌骨则必须延伸到这些血管的近端(见第3章、第5章)。

"无拇指"试验

经典的术中检测髌骨轨迹的试验是所谓的"无拇指"试验[6]。该试验由F. Ewald最早提出,当关节囊还未缝合时伸直膝关节,将髌骨复位至股骨滑车沟内,然后被动屈曲膝关节,评估髌骨轨迹在未关闭关节囊的情况下是否与股骨假体滑车匹配。如果轨迹能匹配,并且髌骨假体内侧面能与滑车沟的内侧面接触,则无需做外侧松解。如果髌骨脱位或倾斜,则可能要做外侧松解。在髌骨上极处缝合关

节囊1针后需重复该试验;如果缝合后轨迹变得匹配且线结处未出现张力过高,则不必进行外侧松解。如果髌骨倾斜仍然存在,有些外科医生喜欢对止血带放气后再次评估轨迹,以消除对四头肌的任何约束作用。紧张的后交叉韧带(PCL)也可能加重髌骨倾斜,因为股骨假体会被向后牵拉而胫骨(及其胫骨结节)向前移动。

髌骨动态不稳

动态不稳定是髌骨半脱位的另一种形式,需引起重视。这类患者,术中测试髌骨轨迹无半脱位迹象。但是术后膝关节主动完全伸直时,髌骨向外部分脱位,而在屈膝开始时则内移到股骨滑车沟内。虽然这样可能不会导致患者功能障碍,但这是一个令人不安的临床发现,事实上可能加速髌骨磨损。这一症状最可能发生于术前膝关节肿胀明显以致内侧结构牵拉松弛的患者。虽然"无拇指"试验显示髌骨轨迹被动性匹配良好,但松弛的内侧关节囊与术后正常的肿胀却可导致膝关节主动完全伸直时的动态向外半脱位。有时术后肿胀消退则症状消失。如果症状持续存在,则需要再次手术进行内侧关节囊推进缝合。

动态不稳定的检测

此类综合征是可检测和预防的。对术前慢性积液严重的患者手术时,术者应该意识到种可能性的发生。开始关闭切口时,在髌骨上极水平缝合关节囊2~3针。伸直膝关节,用手使髌骨向外侧脱位评估内侧关节囊松弛度。如果有半脱位,拆除缝线,向内推进缝合使伸直位不再出现可能的半脱位。

保护髌骨血供的完整性非常重要。血供的主要来源是内外侧的膝上、膝下动脉。标准的膝关节内侧切开显然要破坏膝内侧动脉,因此强调尽可能保护外侧血供的重要性。TKA正常显露的过程中几乎总会牺牲膝下外侧动脉(见第3章)。该血管恰好位于外侧半月板边缘的外侧。半月板切除后,术者应在外侧间室后方寻找开放的动静脉管腔,电凝这些血管以尽可能减少术后出血(图3-7)。

在外侧的2条动脉中,膝上外侧动脉更重要,即使对于膝外翻或髌骨轨迹不良需要外侧松解的患者也要尽可能保留(见第5章)。在髌骨上极水

平的外侧沟中，滑膜层下方的脂肪组织中可以找到该血管。它们与股外侧肌和股骨外侧皮质共同构成一个三角形，分别为底边、斜边与直边（图 6 - 8）。处理膝外翻所做的外侧松解是从这些血管的远侧开始的。外侧松解处理髌骨轨迹不良时，为保护血管需要在血管下方进行松解。垂直松解的部分位于血管远端，有利于改善伸直位的髌骨轨迹（图 6 - 9）。位于血管近端部分的松解有助于改善屈曲位髌骨轨迹，与垂直松解成 45°角，使其与股外侧肌纤维垂直。

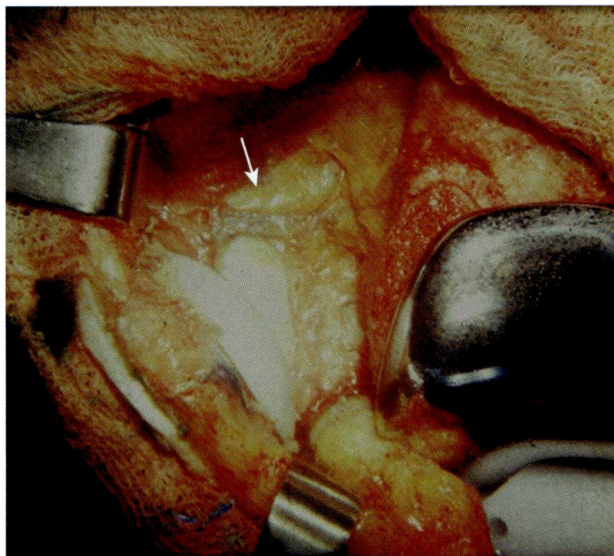

图 6 - 8　膝外侧沟内显露的膝上外血管（箭头所示）

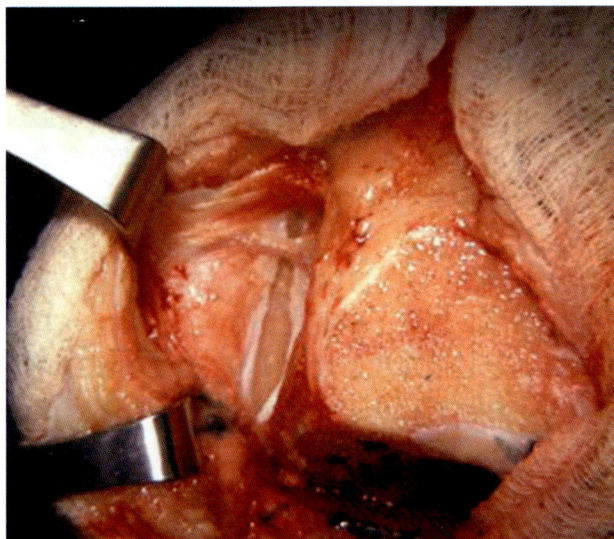

图 6 - 9　保留膝上血管的外侧松解

虽然牺牲膝上外血管不一定会导致髌骨或皮瓣的缺血性并发症，但术后骨扫描研究表明这是可能发生的[7]。如果发生髌骨完全坏死，则应力性骨折或假体松动的潜在风险增加。

髌骨骨折

髌骨骨折可能发生于直接创伤、骨坏死或通过髌骨假体固定孔的高应力（图 6 - 10）[8]。此外，在髌骨上极或下极处还可见较小的、不明显的撕脱骨折（图 6 - 11）。不论病因如何，这种骨折大多数不需要手术治疗，除非伸膝装置被破坏或髌骨假体不再固定于髌骨的主体上。

最初的治疗包括可拆卸支具固定数周，每天进行一次轻柔的被动屈膝 90°维持关节活动度。随后进行股四头肌等长收缩训练。4 周后逐渐停止制动，并开始主动伸膝活动。如果髌骨假体固定失败，有必要手术去除假体并修复所有的股四头肌损伤。尽量保留剩余的大块髌骨骨质并尽可能维持股四头肌肌腱的完整性。有时需要再次完全切除髌骨，将股四头肌肌腱"管状"成形使其增强和加厚（图 6 - 12）。

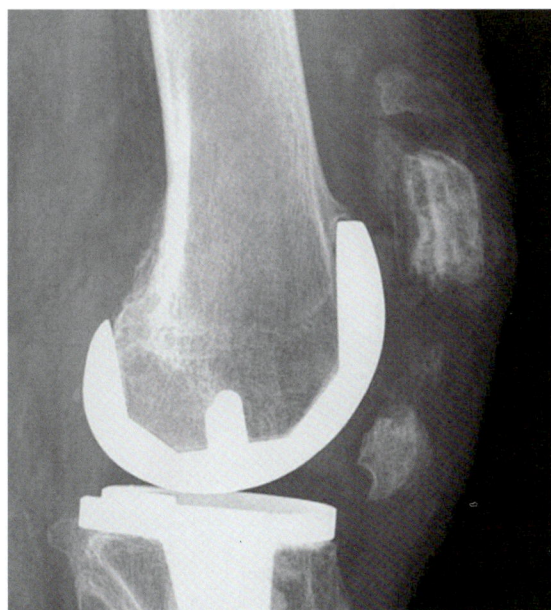

图 6 - 10　经髌骨下极的应力性骨折

髌骨应力性骨折的发生率似乎与固定方式有关。较大的中央固定柱设计的应力性骨折发生率大于较小的固定柱设计的，无论小固定柱位于中央还

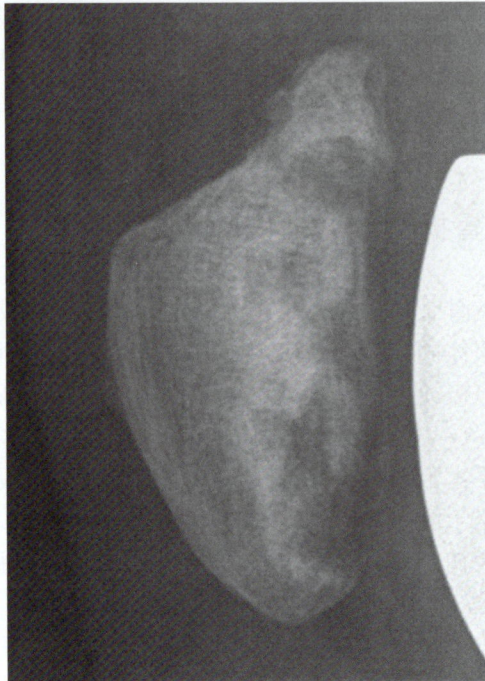

图6-11 髌骨上极小的撕脱性骨折，通常表现为一过性症状

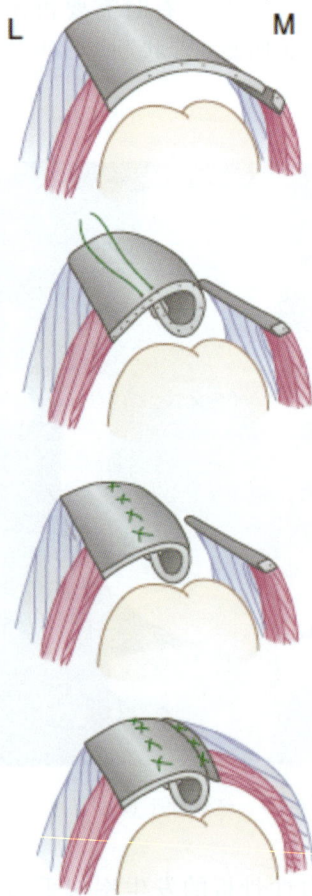

图6-12 股四头肌"管状"成形加厚并重塑伸膝装置 L,外侧；M,内侧

是周围。

髌骨假体松动也似乎与固定方式有关。虽然较大的中央型固定柱设计发生应力性骨折的比例更高，但是较小的中央固定柱设计的假体松动发生率更高。三个外周固定柱设计的假体似乎发生应力性骨折和松动的总比例最低，因此成为髌骨固定的首选方式。

松动也可能与骨坏死和聚乙烯的进行性变形有关。由于假体几何形状不佳，不对称的磨损力传递到髌骨表面，从而导致聚乙烯的进行性变形(图6-13)。

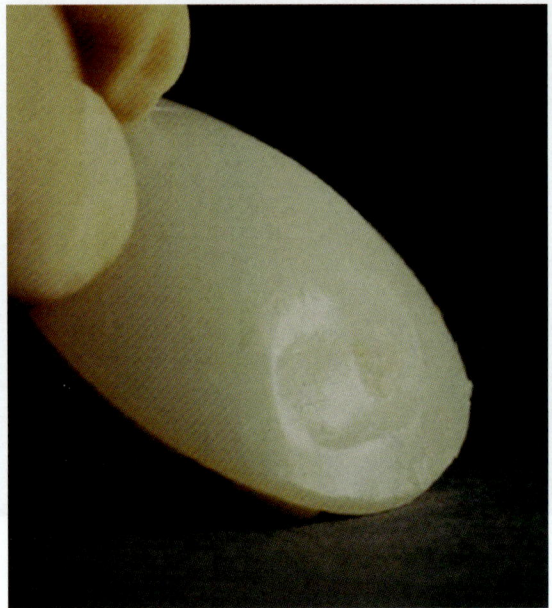

图6-13 假体几何形状不良导致聚乙烯变形

如前所述，全聚乙烯髌骨假体的磨损和变形可能导致固定失败和髌骨假体松动，但单纯的全聚乙烯假体磨损通常不需要再次手术。金属托式的髌骨假体需要引起注意。这类假体是在20世纪80年代早期引入临床，正是胫骨假体开始转为具有金属托设计的阶段。理论上金属托具有两大优点：一是更好地分布经过固定界面的应力，正如金属托胫骨假体所显示的那样；另一个优点是通过骨长入多孔金属托实现生物型固定。不乐观的是，金属托髌骨可使表面的聚乙烯部件变薄，较高的应力集中导致聚乙烯表面损坏，金属托显露并接触股骨滑车，导致金属滑膜炎和急需翻修(图6-14)。同时，随着骨水泥的引入，三柱固定的全聚乙烯假体初始成功率较高，且很少出现晚期并发症。

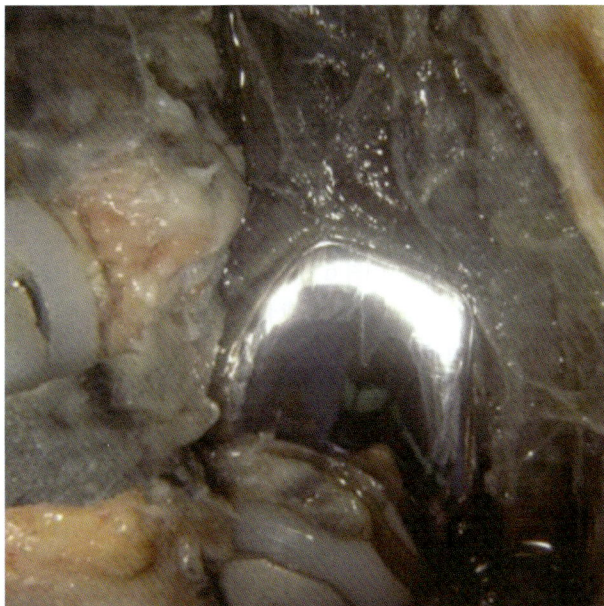

图 6 – 14　磨损的金属背衬髌骨组件引起金属反应性滑膜炎

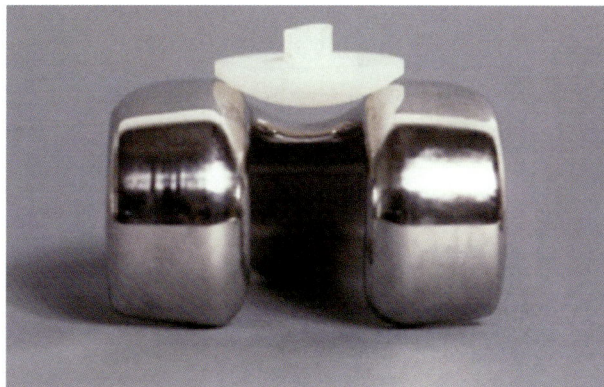

图 6 – 15　早期穹顶形设计的髌骨与
股骨髁之间在高屈曲位点接触

活动界面金属托髌骨假体是迄今为止唯一获得了高成功率的金属托髌骨假体。这很可能是由于活动界面的设计具有高吻合度和低接触应力所致。

将全聚乙烯假体磨损最小化的尝试源于对此关节运动学特征理解的进步。最早的设计诞生于 20 世纪 70 年代中期，是一种穹顶形状的髌骨，在伸直位可与滑车沟良好匹配，但在屈膝过程中当髌骨假体下降至股骨髁时会出现额外的高应力和点接触（图 6 – 15）。当一个人从座椅站立或上楼时，髌股关节毫无疑问是承受最大应力的部位，这时的应力可高达体重的 5 倍。体内取出的假体显示，髌骨开始磨损或"冷塑加工"使其外周出现凹面，与屈曲时股骨髁的凸面形成关节（图 6 – 13）。20 世纪 80 年代初，髌骨假体的形状演变为所谓的宽边帽形，在高屈曲时允许增加金属和聚乙烯之间的接触（图 6 – 16）；或者，其他设计保留了股骨髁上部分滑车沟的凹形（图 6 – 17）。这允许穹顶形髌骨具有高接触，并且在屈伸位都有良好的匹配。此外，圆弧形接触的关节面允许出现髌骨倾斜而不会发生边界应力的可能性（图 6 – 18）。目前的全膝关节置换系统提供了多样化的设计，允许外科医生选择任何一种关节。

当髌骨上极的瘢痕组织堆积并嵌入稳定型股骨假体的髁间窝后，就会引发髌骨弹响综合征。因此，使用保留 PCL 设计的假体不会发生髌骨弹响综合征。取而代之的是，由于瘢痕组织的存在，患者可能会触及和闻及捻发音。

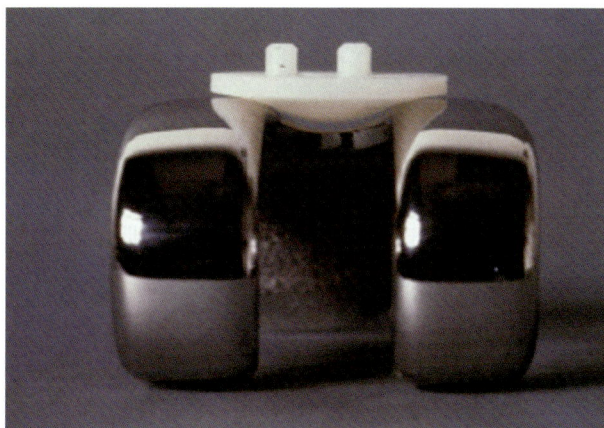

图 6 – 16　宽边帽形的髌骨假体在屈曲位
提供更大范围的金属—全聚乙烯接触

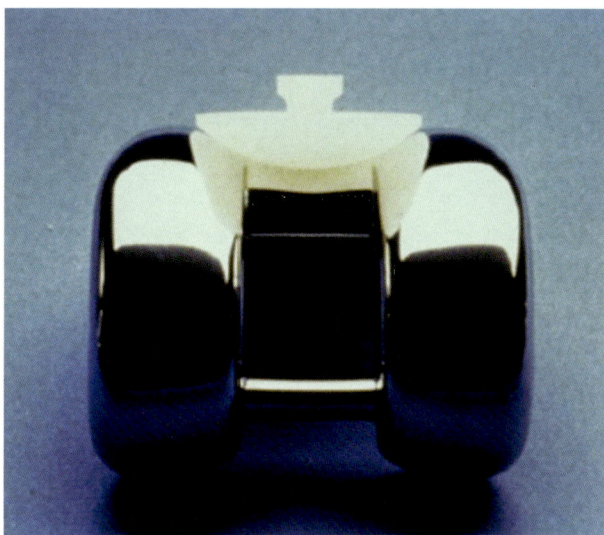

图 6 – 17　另一种关节面将滑车沟延长至股骨髁

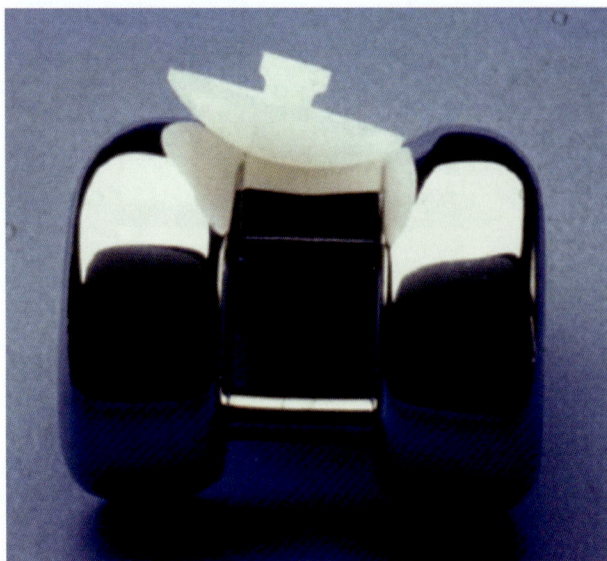

图6-18　该关节允许出现髌骨倾斜的情况下维持良好的金属—全聚乙烯关节面匹配

如果后稳定型股骨假体的设计具备一个平滑的滑车—髁间窝过渡区，则髌骨弹响综合征可被尽可能减少。手术清理髌骨上极上方股四头肌肌腱周围所有残留的滑膜则可进一步减少其发生（见第3章）。这种手术也可能将PCL保留假体中出现捻发音的风险降到最低或消除。

有些患者存在髌股关节发育不良伴高位髌骨和外侧半脱位甚至全脱位。髌骨轴位X线片显示髌骨很薄，其外侧面与外侧滑车翼和股骨髁的凸面形成关节，而非滑车沟（图6-19）。在这种情况下，手术技术仍应遵循髌骨制备的基本原则。

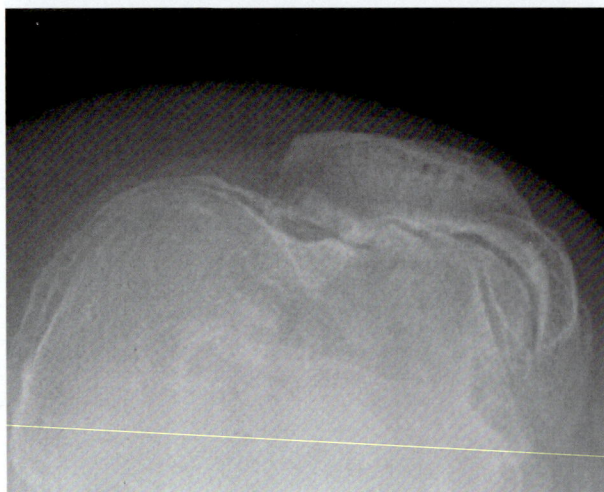

图6-19　发育不良的髌骨外侧面较薄并且凹陷

这种发育不良的髌骨最大厚度可能只有15 mm。这并不意味着重建后的髌骨必须保持这个厚度。对女性患者而言，表面置换后髌骨的总厚度可达22～24 mm；男性患者这一数值可在24～26 mm。

发育不良的患者在术前髌骨轴位片上计划截骨方案是非常有用的（图6-20）。保留髌骨内侧半的厚度为12～13 mm，外侧截骨通常只需要去除并锉平外侧凸面的边缘即可。三柱设计髌骨假体中的两个柱固定在髌骨内侧骨量较好处。剩余的单个外侧柱则通过一个浅的外侧孔增强固定。骨水泥可填充髌骨凸面较薄的缺损处（图6-21）。

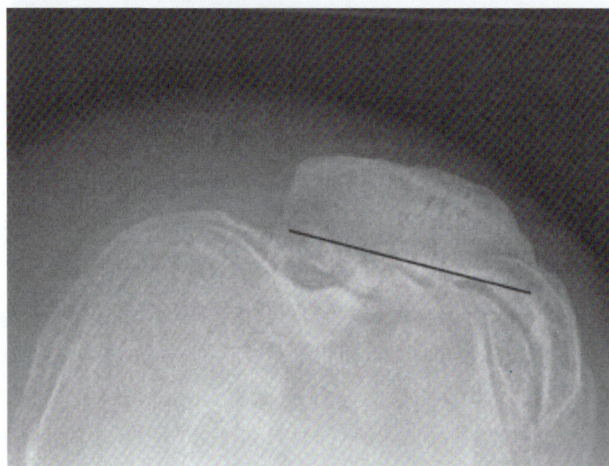

图6-20　术前截骨计划

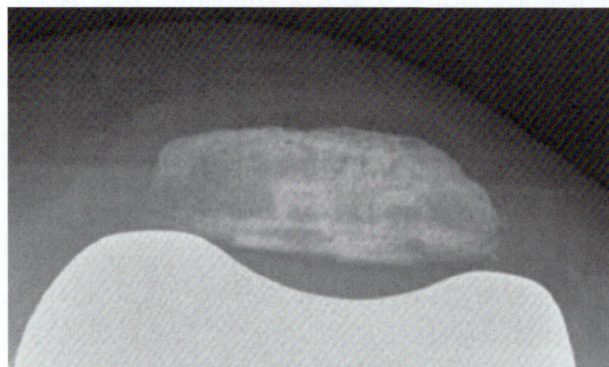

图6-21　发育不良的髌骨进行表面置换术后X线片

TKA术后髌股关节问题曾在再手术并发症中比例高达50%。这些问题包括未进行表面置换髌骨的磨损、轨迹不良、髌骨骨折、假体松动、骨坏死和假体磨损。随着假体设计和手术技术的改进，这些并发症正在逐渐减少。持续存在的主要争议仍然是 TKA 术中是否需要髌骨表面置换。

随着髌骨表面置换的并发症继续减少，可对所有类风湿关节炎、炎症性关节炎患者以及老年患者都进行髌骨表面置换，无论术中所见如何。

参考文献

1. Brick GW, Scott RD. The patellofemol component of total knee arthroplasty. Clin Orthop, 1988, 231: 163 - 178.

2. Scott RD. Duopatellar total knee replacement: the Brigham experience. Orthop Clin North Am, 1982, 13: 89 - 102.

3. Kim BS, Reitman RD, Schai PA, et al. Selective patellar nonresurfacing in total knee arthroplasty. Clin Orthop, 1999, 367: 81 - 88.

4. Chmell MJ, McManus J, Scott RD. Thickness of the patella in men and women with osterthritis. Knee, 1996, 2: 239 - 241.

5. Bengs BC, Scott RD. The effect of patellar thickness on intraoperative flexion and patellar tracking in total knee arthroplasty. J Arthroplasty, 2006, 21: 650 - 655.

6. Scott RD. Prosthetic replacement of the patellofemoral joint. Orthop Clin North Am, 1979, 10: 129 - 137.

7. Wetzner SM, Bezreh JS, Scott RD, et al. Bone scanning in the assessment of patellar viability following knee replacement. Clin Orthop, 1985, 199: 215 - 219.

8. Scott RD, Turoff N, Ewald FC. Stress fracture of the patella following duopatellar total knee arthroplasty with patellar resurfacing. Clin Orthop, 1982, 170: 147 - 151.

第 7 章

全膝关节置换术前和术后关节僵硬

全膝关节置换术（TKA）的目标是缓解疼痛和恢复功能。足够的关节活动度对于恢复一定的运动功能是必需的。例如，一个人要在平地上正常行走，需要70°的屈膝范围，上楼梯则需要90°（取决于上升的高度），下楼梯则需要100°。在不使用手臂支撑的情况下，从普通椅子起身站立需要105°。因此，对于患者来说，必须实现关节活动度最大化。

多种原因可造成 TKA 术后膝关节僵硬。它们与患者的诊断、术前活动度、所用的假体设计、手术技术、术中关节囊关闭后的活动度、术后康复以及伤口愈合等因素有关。

最常见的与膝关节僵硬相关的诊断包括青少年类风湿关节炎、某些成人类风湿关节炎、银屑病性关节炎和创伤后关节炎（特别是存在多次手术史的情况）。其他患者因素包括患者痛阈、存在低位髌骨、同侧髋关节受累、异位骨化和过度积极理疗。

同侧髋关节炎作为术前膝关节疼痛的原因常常被忽视。TKA 术后患者因膝关节疼痛就诊的情况并不少见，事实上，疼痛来自于髋关节。这些膝关节的疼痛通常会减少活动度。髋关节僵硬、疼痛时，进行 TKA 术后的膝关节康复较为困难。这是对同侧髋膝关节受累的患者先行髋关节置换的一个原因（见第 10 章）。在对 TKA 术后患者评估同侧髋关节源性疼痛和僵硬时，常见的临床表现是患者受累的下肢在仰卧时处于外旋位（当然，如果患者存在屈曲挛缩，也可能发生这种情况）。

在置换膝关节之前，骨盆的 X 线片对于避免术前漏诊同侧髋关节炎至关重要。为进行术前计划时，可对患者拍摄站立位全长 X 线片，包括髋、膝和踝关节。这样能够筛查髋部病理因素和股骨有无任何解剖畸形。术前检查对患者提一个简单问题用于筛查，即是否有困难触及自己的脚去剪脚趾甲或系鞋带。如果这些日常活动正常，则不太可能出现明显的髋关节病变。如果患者具有这些功能的障碍，则必须明确髋部病变。

僵硬膝关节的显露

强直膝的显露是很困难的，必须特别小心，以免髌腱止点应力过大导致可能的髌腱撕脱。两种改善显露的最常见方法是近端松解或胫骨结节截骨术。我更倾向于近端松解，以避免胫骨结节截骨的潜在并发症，包括伤口愈合困难、截骨愈合不良以及截骨部位可能出现应力性骨折。经典的近端松解是最早由 Garvin 及其同事报道的所谓股四头肌斜切术[1]。我对这种斜切术做了改良，从关节囊内侧缘切开一直延伸到股四头肌肌腱的顶端，然后呈倒"V"字形转向肌腱的外侧远端（图 7-1）[2]。我更喜欢这种松解，因为它易于关闭关节囊防止血肿渗漏。

此操作也可以扩展为正式的 V-Y 股四头肌成形术，可在必要时延长股四头肌肌腱。近端股四头肌的松解有效消除了髌腱张力，使得髌骨可以像书页一样翻转。然后，术者可以进入髌旁外侧瘢痕组织和外侧支持带进行初步的外侧松解，进一步促进外翻和显露。尽管采取了这些措施，也可将 1 枚 1/8 英寸钢钉置入胫骨结节，以进一步防止髌腱撕脱或从止点处剥离（图 7-2）。

伸直位强直膝关节的显露

当膝关节僵硬在伸直位时（膝关节屈曲受限），我推荐按顺序进行以下操作。在显露开始时进行股四头肌肌腱倒 V 形松解或斜切术。通过轻柔的操

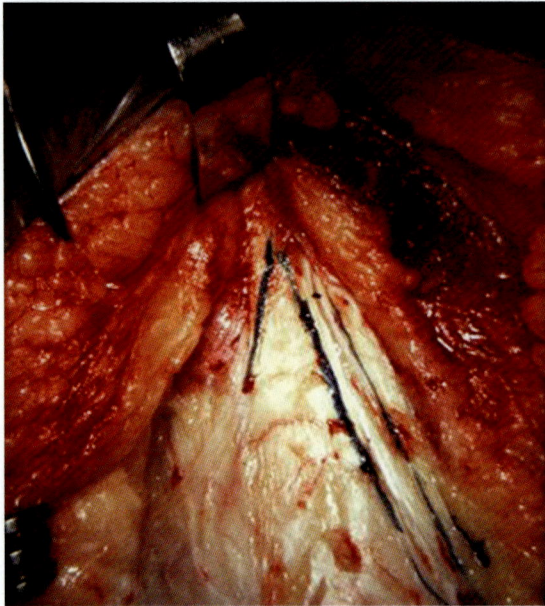

图 7-1 倒 V 形切开股四头肌肌腱有利于外翻髌骨

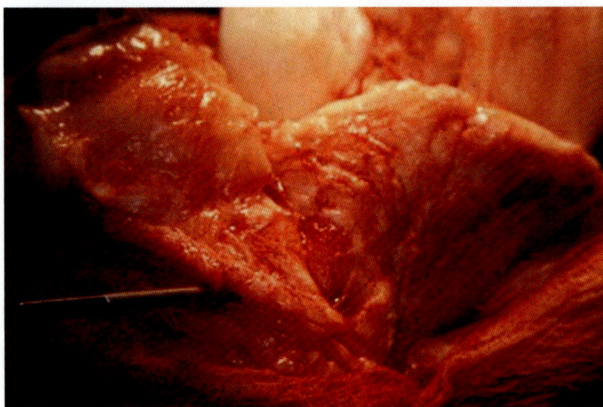

图 7-2 胫骨结节置入 1/8 英寸平头钉保护髌腱免受撕脱

度。股四头肌通常会恢复到可接受的程度，但是患者在步行时可能必须使用支具固定，直到其主动伸膝能达到 -15° 或更好的程度。

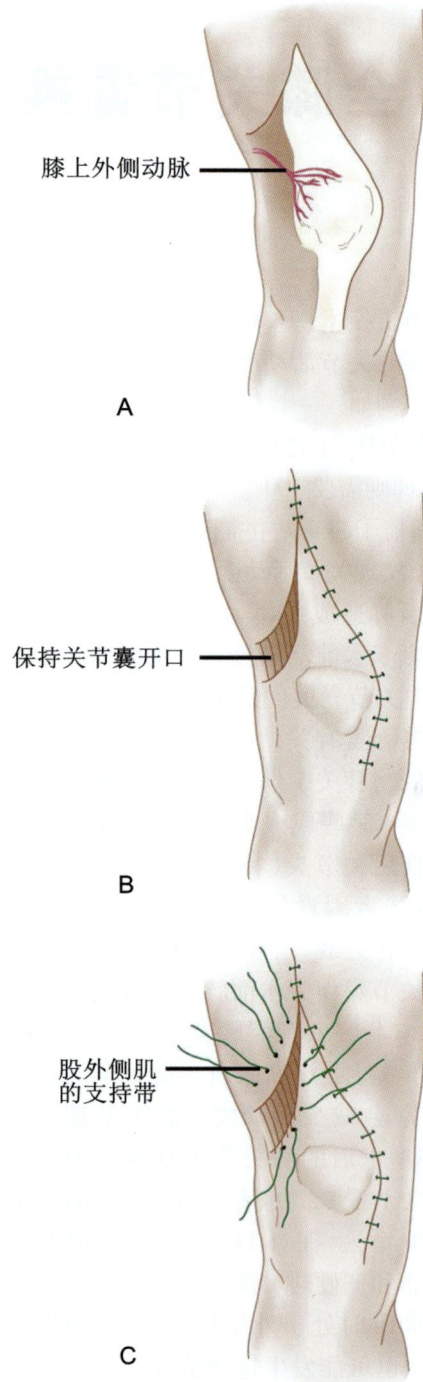

膝上外侧动脉

A

保持关节囊开口

B

股外侧肌
的支持带

C

图 7-3 A，倒 V 形股四头肌切开可延长转为 V-Y 股四头肌延长术；B，侧方关节囊必须保持打开以允许推进缝合；C，通过推进股外侧肌支持带来关闭关节[2]

作实现屈膝。如果存在前交叉韧带（ACL），则应切断。在某些膝关节（化脓性关节炎或青少年类风湿关节炎），可能需要使用锯片或骨刀对关节线进行截骨。预防性置入胫骨结节平头钉。股骨准备时，在避免前皮质切迹的情况下进行最大范围的滑车截骨。髌骨准备时尽可能多的截骨，保留骨质厚度为 10 mm。这两项措施可通过增加股四头肌滑移提高屈曲度。同时，术者应避免使用过大的股骨假体和过厚的髌骨假体导致关节间隙过度填充。

关闭切口时，测量关节囊附近的抗重力屈膝活动度。如果此时的活动度对于该患者仍不够，可以考虑将倒 V 形股四头肌切开延长为正式的 V-Y 股四头肌延长术（图 7-3）[2]。V-Y 股四头肌延长术的缺点是导致伸膝迟滞，这也取决于延长的长

屈曲位僵硬膝关节的显露

对于因严重屈曲挛缩而无法伸直的膝关节，推荐以下措施用于显露。建议做四头肌斜切或倒 V 形股四头肌近端松解。对于大多数初次膝关节置换，先做股骨截骨。对于严重屈曲挛缩的膝关节，先进行保守的胫骨近端截骨术是，有助于活动关节的合理办法。当进行胫骨截骨时，建议不要施加后倾角度，这是因为后倾角度每增加 1°，假体将增加 1°屈曲放置。

在大多数初次膝关节置换中，我都保留后交叉韧带（PCL）（见第 1 章）。我切除和替代 PCL 的指征之一是伴有严重屈曲挛缩畸形。PCL 切除有利于后方关节囊的松解，而替代有助于矫正与挛缩有关的胫骨向后半脱位（图 7 - 4）。

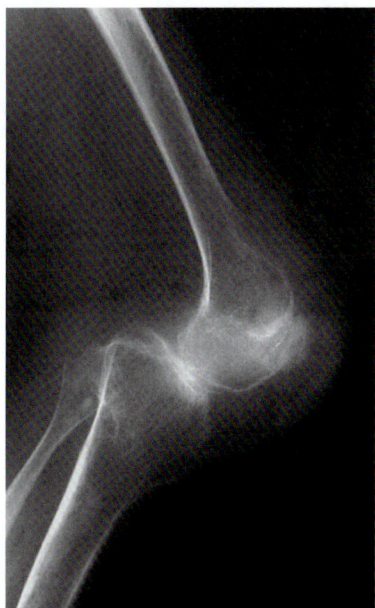

图 7 - 4　1 例合并胫骨向后半脱位的严重屈曲挛缩畸形，需要进行后交叉韧带替代

无论 PCL 保留或替代，去除股骨和胫骨后方所有骨赘都很重要，这些骨赘会牵张后方关节囊。通过使用骨膜剥离器或骨刀将关节囊从股骨和胫骨侧剥离，可以实现进一步的后方关节囊松解。每 10°～15°屈曲挛缩，应加截除股骨远端 2 mm[3]，最大截骨量限制在 12～14 mm。截骨量大于上限值可能损害侧副韧带的完整性。对于顽固的屈曲间隙松弛，有时必须使用 Total Condylar Ⅲ（DePuy，Inc，

Warsaw，IN）假体以获得稳定。

在关节囊关闭时，内侧关节囊向远端推进至外侧关节囊，使得关节囊解剖缝合造成的伸膝迟滞最小化（图 7 - 5）（见第 8 章）。

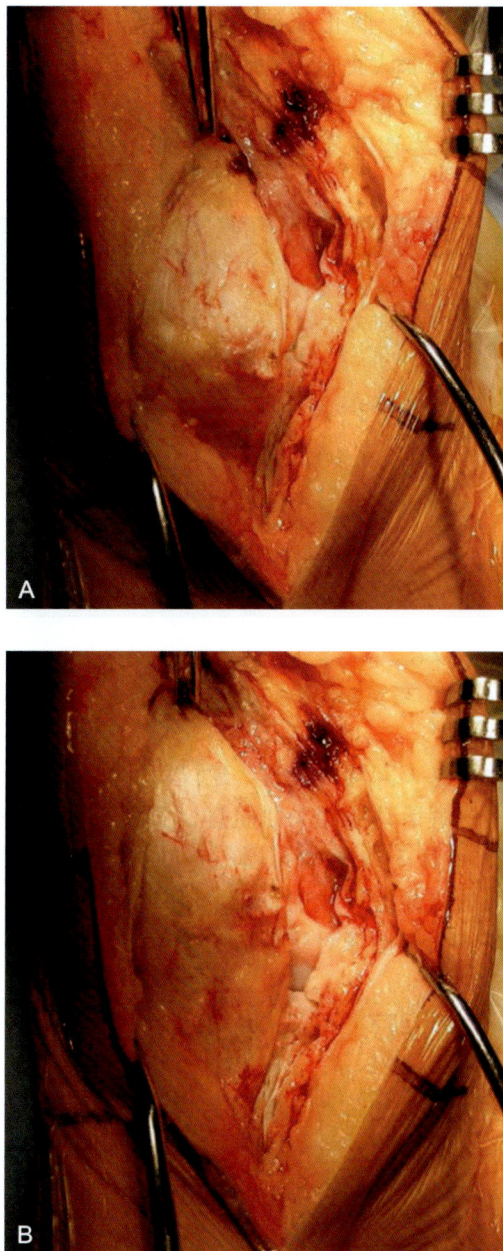

图 7 - 5　严重屈曲挛缩矫正后，内侧关节囊向远端推进至外侧关节囊将使伸膝迟滞最小化

异位骨化

TKA 术后的异位骨化通常见于少量病例的股四头肌。它极少导致临床症状或显著的关节僵硬。

然而，异位骨化可以限制活动度。这通常与股骨干前方形成的骨质正好位于股骨假体的滑车翼上方有关（图7-6）。这种异位骨化可能与手术过程中对该区域骨膜的侵扰有关。当这类患者被转诊至我诊室时，前期医生承认曾在该区域切开骨膜以获得最大的显露，防止疏忽大意造成前方皮质切迹，有些医生也承认使用了骨膜下髓外力线装置。我认为在这个区域保留覆盖骨膜的滑膜下脂肪非常重要，永远不要切开骨膜。

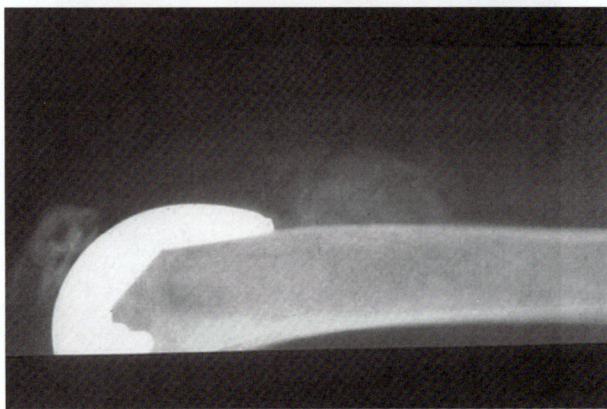

图7-6 异位骨化会限制屈曲，可能是术者侵犯了股骨前皮质的骨膜所致

关于这个问题的处理，建议切除异位骨化组织并术中松解活动股四头肌肌腱，术后口服吲哚美辛25 mg，每日3次至少6周。有些医生使用与髋关节相似的方案进行放射治疗，但迄今为止，很少有文献证实放射治疗对膝关节的疗效。

避免过度理疗

虽然适当的理疗有助于TKA术后康复，但是过度治疗会适得其反。它可能导致过度的疼痛和肿胀，从而限制柔韧性并使患者感到恐惧。在这种情况下，治疗应推迟或仅限于维持进展而不导致软组织炎症。

膝关节手法松解

当患者在TKA后未达到令人满意的活动度时，应考虑行麻醉下手法松解。在过去的20年中，TKA术后膝关节松解的发生率明显下降。

在20世纪70年代，高达20%的患者进行了术后膝关节手法松动。一些术后方案将膝关节固定1～2周，经常需要再进行膝关节手法松解。患者住院时间一般达2周，直到屈膝达到90°才能出院。大多数患者在一段的时间后就可以在不需要手法松解治疗的情况下实现基本的活动度。我目前膝关节术后手法松解的概率约为1%。通过在手术结束时关闭膝关节囊后记录患者对抗重力的屈膝范围，评估需要松解的可能性大小（图7-7），然后监测患者锻炼活动度的进展。例如，如果僵直膝关节患者在置换术后的抗重力屈膝是45°，并且这是在术后第一个月内实现的，则该患者并不需要手法松解治疗。然而，如果患者在膝关节置换结束时的抗重力屈膝是120°，但是术后屈曲却在70°停滞不前，则该患者具有手法松解的指征。

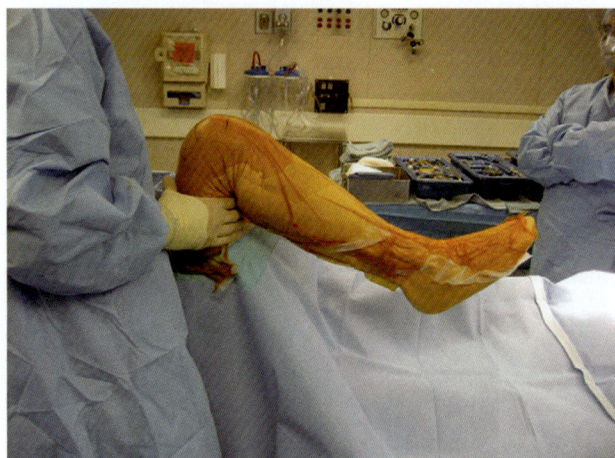

图7-7 关节囊关闭后抗重力屈膝是预测术后膝关节屈曲最大活动度的最佳指标

大多数外科医生认为患者潜在的活动度与术前活动度有关。当一组患者的术前平均屈曲活动度与术后平均屈曲活动度进行比较时，这一统计数据是站得住脚的。实际上，例如，患者术前屈曲70°可以改善到术后90°，而患者术前140°则可能术后变为120°，这使得术前和术后两组的平均值保持相似。

最后的术后活动度预测指标是在手术结束关节囊闭合时进行术中抗重力屈膝测量[4]。这是对股四头肌滑移能力的测量，受多个术前因素和术中技术的影响，术中因素有股骨大小的测量、假体形状和髌骨厚度。

膝关节手法松解的时机

在极少情况下可能有膝关节手法松解的指征，也可以将其推迟至手术后 4 周或更长时间再进行。期间，可以监测患者的进展以确定是否因时间推移和物理治疗能逐渐达到足够的活动度。例如，如果患者在屈曲 70° 时出院，则要求患者或治疗师每周汇报一次屈曲活动度。如果数周后无进展或出现倒退，则安排膝关节手法松解治疗；如果持续进展，则一直坚持监测到平台期，再评估患者功能和满意度。虽然术者可能会感到失望，但是一些患者却认为屈曲 90° 是令人满意的。然而对于其他患者而言，这个屈曲角度是不可接受的。

膝关节手法松解技术

患者在手法松解术当天进入手术室。使用阿司匹林抗凝。在短暂的静脉全麻下手法松解。患者仰卧位，将髋关节屈曲 90° 并测量患者对抗重力的膝关节被动屈曲范围。对于因疼痛限制屈曲活动度的情况，重力本身就可以帮助手法松解膝关节，但通常必须施加一些轻柔的力量。将患者的脚踝置于术者的腋窝，用双手支撑膝关节后方。当术者向前和向后倾斜时，通过脚踝前方施加温和的手法松解。我不赞成使用突然、粗暴的手法松解膝关节，因为可能导致骨折。有时可以听到或感觉到黏连松开，还有些时候瘢痕就像拉扯太妃糖那样被松解开。成功的手法松解可能需要数秒钟，或者可能需要 5 ~ 10 min 柔和而持续的摇摆用力。

完成手法松解时测量抗重力屈曲角度并记录。拍摄所达到的被动屈曲活动度，并向患者展示新的潜在活动度。冰敷膝关节，将患者转移到术后护理单元。

当麻醉效果消退后，口服止痛药并鼓励患者当天上午出院前骑固定式自行车。在家中坚持使用固定式自行车可确保维持足够的活动度。鼓励患者每天骑自行车 2 次，每次 10 ~ 15 min，并慢慢降低座位高度，直到获得最大活动度并维持。极少数情况下，患者必须留院过夜以控制疼痛，或者他们之前有过手法松动治疗但功能未能改善也必须留院过夜。在这些情况下，股神经阻滞或硬膜外麻醉可以确保镇痛疗效，并在患者最大屈曲活动度设定 CPM 机进行锻炼。患者通常在第 2 天早上出院，并告知每周至少向理疗师汇报 2 次术后情况用于监测进展。

手法松解促进膝关节伸直

有时，在术中能完全伸膝的患者术后伸直功能会减退并发展为屈曲挛缩。挛缩通常通过持续的理疗和术后消肿得以改善。10° 或更轻的固定屈曲挛缩似乎没有症状或并不致残。屈曲挛缩超过 15° 会导致步态异常和在长时间站立或行走时疲劳。恢复膝关节伸直的手法松解术与用于获得屈膝的手法类似。患者在脊髓麻醉或硬膜外麻醉下仰卧位伸髋，术者一只手托住踝部，一只手按压髌上区域。可能需要施加柔和、持续的伸膝应力长达 5 ~ 10 min。伸膝的任何改善都可以通过应用圆柱形垫或长腿石膏维持。对患肢进行石膏固定并过夜。每天重复该治疗，直到实现完全被动伸直或进展停止。将最后的石膏对半劈开并加入衬垫，在次日上午出院时用作夹板固定。动态伸膝夹板，例如 Dynasplint 系统有时对处理屈曲挛缩或维持伸直有帮助。

总结

术前和术后僵硬的原因是多方面的。术后僵硬的问题常可在术前预见，通过术中和术后措施可将其解决或最小化，这些措施包括手术技术、假体设计和康复训练等。

参考文献

1. Garvin KL, Scuderi G, Insall JN. Evolution of the quadriceps snip. Clin Orthop, 1995, 321：131 – 137.
2. Scott RD, Siliski JM. The use of a modified V-Y quadricepsplasty during total knee replacement to gain exposure and improve flexion in the ankylosed knee. Orthopedics, 1986, 8：45 – 48.
3. Bengs BC, Scott RD. The effect of distal femoral resection on passive knee extension in posterior cruciate ligament retaining total knee arthroplasty. J Arthroplasty, 2006, 21：161 – 166.
4. Lee DC, Kim DH, Scott RD, et al. Intraoperative flexion against gravity as an indication of ultimate range of motion in individual cases after total knee arthroplasty. J Arthroplasty, 1983, 13：500 – 503.

第 8 章

屈曲挛缩畸形与全膝关节置换术

屈曲挛缩畸形可由几种疾病过程引起，包括骨关节炎、类风湿关节炎及创伤后关节炎。病程通常从疼痛开始，然后导致活动减退和后方关节囊瘢痕形成。类风湿关节炎的炎性成分也起一定作用，促进瘢痕形成。关节炎或创伤导致的关节病变中，骨赘起着重要作用。骨赘出现在后方和髁间区（图 8 - 1）。髁间骨赘会机械性地阻碍膝关节伸直，并改变交叉韧带的动力学。在膝关节炎晚期且合并前交叉韧带缺失时，骨赘常在整个髁间窝过度增生，遮蔽 PCL。

后方骨赘可产生撞击并形成瘢痕而阻碍屈曲功能。它们通过形成瘢痕及遮盖后方关节囊限制伸直。当屈曲挛缩变为慢性和长期存在时，可继发腘绳肌挛缩。

全膝关节置换术（TKA）的目的旨在充分缓解疼痛，提供膝关节稳定和恢复具有功能的活动度。日常生活中不同活动所需的膝关节屈曲活动度已在第 7 章论述。良好功能所需的膝关节伸直活动度仍存在争议。一项发表于 1975 年的步态分析研究，报道膝关节伸直活动需达到 - 15° 才能获得良好功能疗效[1]。TKA 术后屈曲挛缩 15° 可能会引起患者功能障碍，屈曲挛缩 10° 的患者认为自己是残疾。通常对患者而言，伸直 - 10° 是可以接受的，- 10° ~ - 15° 是临界值，小于 - 15° 是不能接受的。

另一个争议是术前多大程度的屈曲挛缩可在术中被矫正。Tanzer 和 Miller 在 1989 年发表的文章经常被引用[2]。他们报道了一组样本量较小的病例研究，总共纳入 35 例 TKA 患者，术前屈曲挛缩不超过 30°。这些病例中只有 5 例膝关节屈曲挛缩超过 20°。他们发现术后屈曲挛缩一般会有所改善，术中完全矫正是没有必要的。在某种程度上，

我认同这个观点，并在后文讨论。不过度矫正屈曲挛缩畸形是非常重要的，因为过度矫正会导致膝关节过伸。简而言之，宁可膝关节存在 5° 的挛缩而不是 5° 的过伸。同理，宁可膝关节存在 10° ~ 15° 的屈曲挛缩而不是 10° ~ 15° 的过伸畸形。

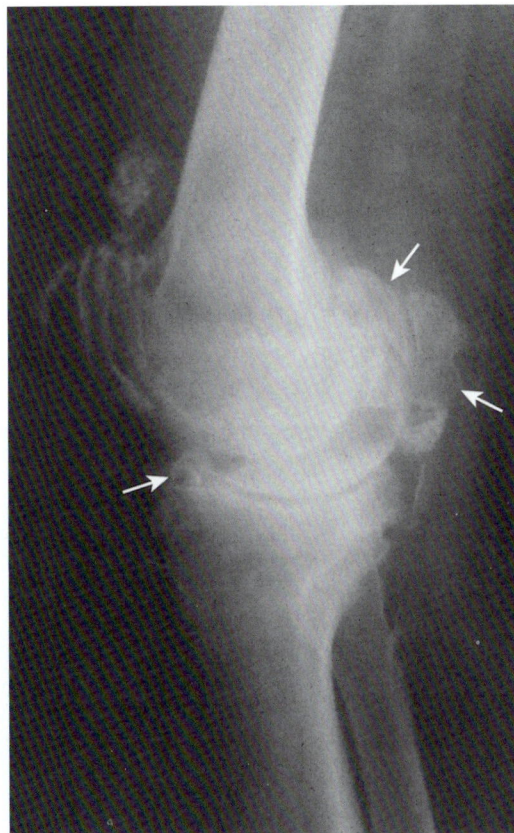

图 8 - 1　后方骨赘及髁间骨赘（箭头所示）在骨关节炎患者屈曲挛缩畸形中起着主要作用

治疗方案

屈曲挛缩的治疗方案可分为三大类:术前、术中及术后措施。术后措施在"辅助措施"部分讨论。

术前措施

手法松解、序列石膏技术或动态夹板等术前措施通常对没有形成骨赘(可对伸直造成骨性阻碍)的炎症性关节炎有效。这类治疗对成年或青少年类风湿关节炎伴有双侧髋关节和膝关节屈曲挛缩需行髋关节及膝关节置换术的患者特别合适。在这种情况下,几乎总是先行髋关节置换术(见第 10 章)。当患者在髋关节术中麻醉后,膝关节被轻柔地手法松解(拉伸)3～5 min。记录最大伸直角度,然后在该角度减少 5°进行长腿石膏固定。石膏必须良好填充敷料以免压伤皮肤。在术后第 1 天将其分为两瓣,用作休息石膏夹板。采用硬膜外麻醉并可留置数日,以便每日手法松解并更换固定新石膏,直到伸直角度再无进展。屈曲挛缩 90°的类风湿关节炎患者在 TKA 术前通过手法松解可被完全矫正(图 8-2)。显然,这一方法比大量截骨以获得足够伸直间隙的办法要好。这些患者都有骨质疏松,因此必须非常小心,避免暴力操作引起骨折(通常发生在髁上)。正如前所述,这种术前手法松解不适用于骨关节炎伴有骨性阻碍伸直功能的患者。

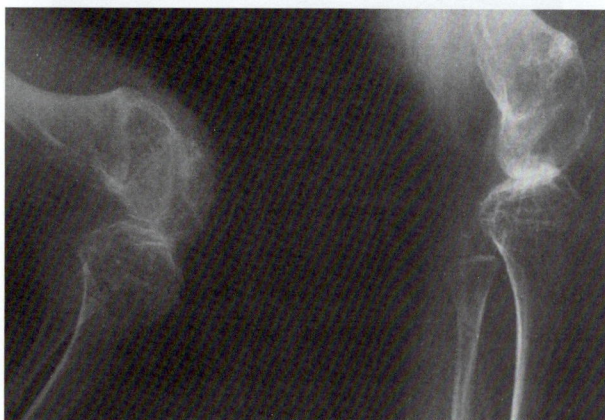

图 8-2　1 例通过序列石膏技术矫正 90°屈曲挛缩畸形

术中措施

术中可通过不同的方法矫正屈曲挛缩。显露这种膝关节可能比较困难,可采用在第 7 章介绍的方法。治疗方案包括同时去除前后方的骨赘。可同时从股骨和胫骨上剥离后方关节囊。对严重挛缩者有必要增加股骨远端截骨。少数情况下,对存在低位髌骨的患者可增加胫骨近端截骨。胫骨截骨时后倾角应为 0°,而不是通常的 3°～5°后倾。最后,PCL 替代型膝关节利于后方结构松解,矫正胫骨向后半脱位,这种半脱位可能在严重挛缩之前就存在,也可发生在恢复伸直后(图 8-3)。

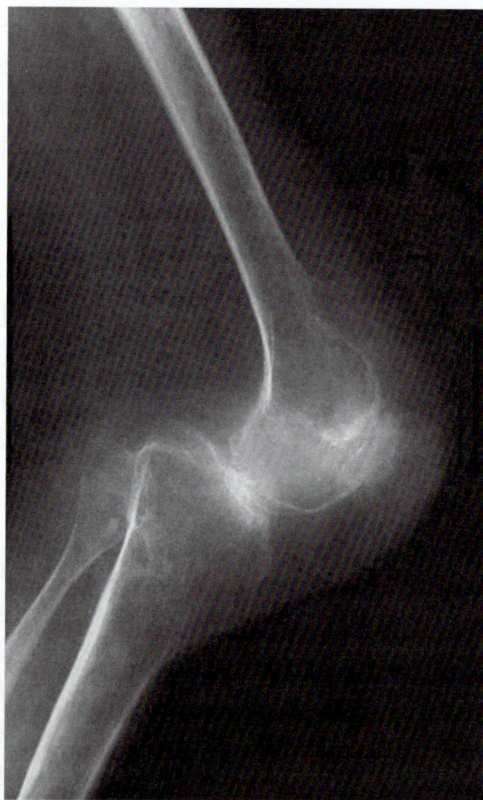

图 8-3　严重屈曲挛缩畸形伴胫骨向后半脱位需要选用后交叉韧带替代型假体

去除骨赘

髁间窝前方的骨赘可逐渐增生并产生撞击,从而限制膝关节伸直。常规截骨可去除骨赘,为充分伸直提供空间。相比于膝外翻,后方骨赘在膝内翻中更常见,绝大多数在内侧而非外侧。后方关节囊往往包绕骨赘挛缩,对许多术前挛缩 15°或更小的患者,去除骨赘后能充分松解后方关节囊,常规股骨远端截骨就可获得充分的伸直角度。在股骨远端和胫骨近端初步截骨后，可对后方骨赘进行最好的评估和清理。

先置入股骨试模，暂时不置入胫骨试模。屈曲膝关节，并用骨钩向上方提拉。然后用一把 3/8 英寸宽的弧形骨刀沿着金属后髁的切线方向向后凿，去除所有未被股骨假体覆盖的股骨骨质和骨赘。把后方关节囊从股骨附着点剥离也是很有效的方法。在后髁标记股骨假体的轮廓后，去掉股骨试模，截除未被覆盖的股骨骨质及残存的骨赘（图 8-4）。也可用骨刀将后方关节囊从胫骨后方剥离。我很少做该步骤，大部分是从股骨侧剥离关节囊。

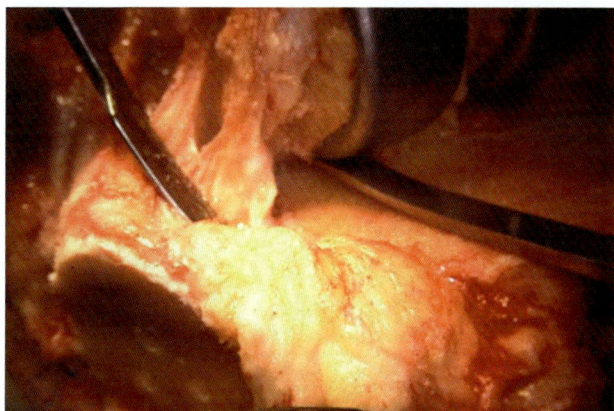

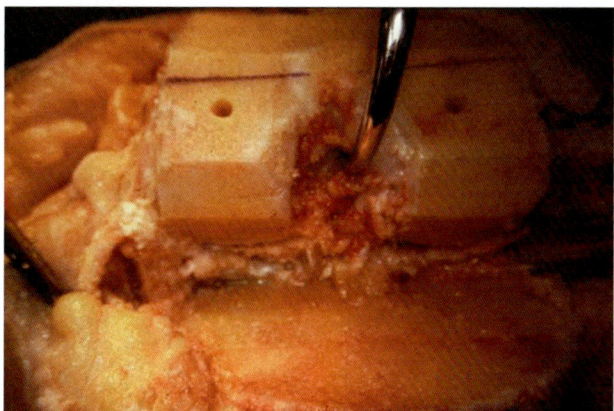

图 8-4　用骨刀标记股骨假体后髁轮廓后，清除残存骨赘和未被覆盖的股骨后髁骨质

加截股骨远端

股骨远端的初始截骨量取决于股骨假体厚度，例如，如果假体厚 9 mm，应解剖截骨 9 mm，其中包括软骨。如果以骨质确定截骨量，保守的初始股骨远端截骨应为 7 mm，考虑软骨厚度约 2 mm。在保留 PCL 的膝关节置换中，重要的一点是初始股骨远端截骨量不要过多。否则会造成难以修复的屈曲—伸直间隙不匹配。例如，股骨远端截骨太多会造成膝关节屈曲比伸直更紧。为修复该情况，术者将不得不做 PCL 松解，胫骨截骨加大后倾角，或考虑减小股骨假体尺寸以增加后髁切除，在不影响伸直间隙的情况下增大屈曲间隙。最后一种方法是用骨水泥把股骨假体稍远离股骨远端截骨面固定。这四种解决方案均是有效的，但如果术者初始股骨远端截骨合适，那就无需考虑这些办法了。即使有问题，也只是伸直间隙比屈曲间隙紧张。对这种不匹配，解决方案很简单，术者仅需加截股骨远端，在不影响屈曲间隙的情况下增加伸直间隙。斜面截骨也须重做，但只需数分钟。出于该原因，我只对初始屈曲挛缩大于 15°的患者在麻醉下增加股骨远端截骨量来纠正屈曲挛缩。屈曲挛缩每增加 15°，远端股骨相应加截除 2 mm[3]。例如，如果一个膝关节屈曲挛缩为 0°~15°，对 9 mm 厚的股骨假体远端截骨 7 mm；对 15°~30°的屈曲挛缩，远端截骨需要 9 mm；对 30°~45°的屈曲挛缩，远端截骨为 11 mm；超过 45°的挛缩，截骨量可高达 13 mm。绝对不能超出这个截骨范围，因为该平面已经很接近侧副韧带起点，并且关节线抬高会显著影响膝关节动力学。这种程度的关节线抬高往往需要 PCL 替代型假体，如果引发屈曲不稳，甚至要使用 Total Condylar Ⅲ 限制性假体。

基于个人经验的治疗策略

过去的多年中，我总结了一套针对严重屈曲挛缩畸形的治疗策略，这一策略是经过治疗许多双侧严重屈曲挛缩畸形致残的患者后所作的经验总结。大部分患者是类风湿关节炎[4]，还有患者为髋关节受累。发现炎症性关节炎患者的治疗与骨关节炎患者的治疗是有差别的。

根据我的经验，麻醉状态下的术前屈曲挛缩是决定治疗方案的最佳指南。术中获得的矫正效果是确定最终疗效的最佳指南，除非患者患有炎症性关节炎或麻醉下术前屈曲挛缩超过 40°[5]。这类患者遵从"三分之一"原则。该原则是指术中矫正后残余的挛缩角度应小于术前麻醉屈曲挛缩程度的 1/3，剩下的 1/3 通过术后理疗解决，有时候可辅助使用连续石膏或动态夹板。举例来说，如果患者术前屈曲挛缩有 45°，术中仅需矫正至 15°；如果挛缩有

60°，则仅需矫正至20°。我见过最严重的屈曲挛缩达到了110°，术中矫正至40°，术后留置硬膜外麻醉，每日行连续石膏矫形，3天以后挛缩矫正到了0°。不必做腘绳肌腱松解，尽管在某些患者中可能有必要。有骨折或截骨引起的屈曲畸形时，不适用"三分之一"原则。

治疗指南总结

对小于15°的屈曲挛缩，采用常规股骨远端截骨(9 mm厚的假体截骨7 mm)。去除前后方所有骨赘，必要时将后方关节囊从股骨侧剥离。

对于15°～45°的屈曲挛缩，每矫正15°，股骨远端加截2 mm。因此，对于9 mm厚的股骨假体，屈曲挛缩15°～30°的患者，股骨远端截骨9 mm。挛缩30°～45°的患者远端，截骨11 mm。若屈曲挛缩超过45°，截骨13 mm。避免截骨厚度超过13 mm，这是因为根据患者的身高，PCL和MCL的起点可能受累。

对于45°～60°的屈曲挛缩，应考虑术前手法松解和石膏固定，一般都应使用PCL替代技术。对超过60°的屈曲挛缩，应做术前手法松解和石膏固定技术，必要时使用Total Condyal Ⅲ假体，以解决屈曲间隙松弛的问题。

其他重要注意事项

骨畸形导致的挛缩

对继发于骨折愈合或截骨术后的屈曲挛缩，可能需要行截骨矫形术，这取决于骨畸形的程度。可以分期手术，也可与TKA同期进行，使用带延长杆的假体固定截骨处[6]。

双侧挛缩

对于双侧挛缩严重的患者，应同期双侧关节置换或在几周内分2次对双侧关节完成置换。否则，已置换的膝关节就存在很高的退回到对侧的膝关节屈曲挛缩程度的风险。

低位髌骨

合并低位髌骨的屈曲挛缩是个重大挑战。如果术者试图通过增加股骨远端截骨获得伸直，则髌骨低位会加重。因此，所有其他矫正措施必须做到最

大化，包括去除骨赘、剥离后方关节囊和手法松解。术者还应当考虑增加胫骨截骨以降低关节线，增大伸直间隙。增加胫骨截骨，自然也会导致屈曲间隙的松弛。因此，术者应当考虑使用前面确定股骨假体型号，并且尽量选择稍偏大一号的股骨假体，这样操作会减少加截胫骨对屈曲间隙松弛的影响(图8-5)。

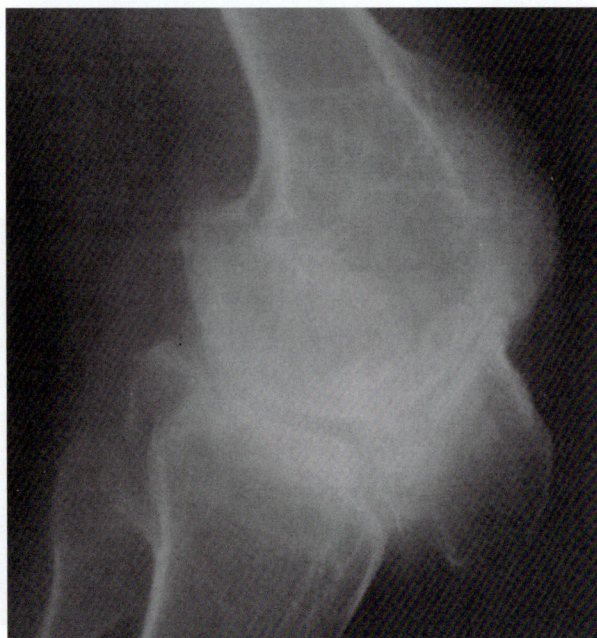

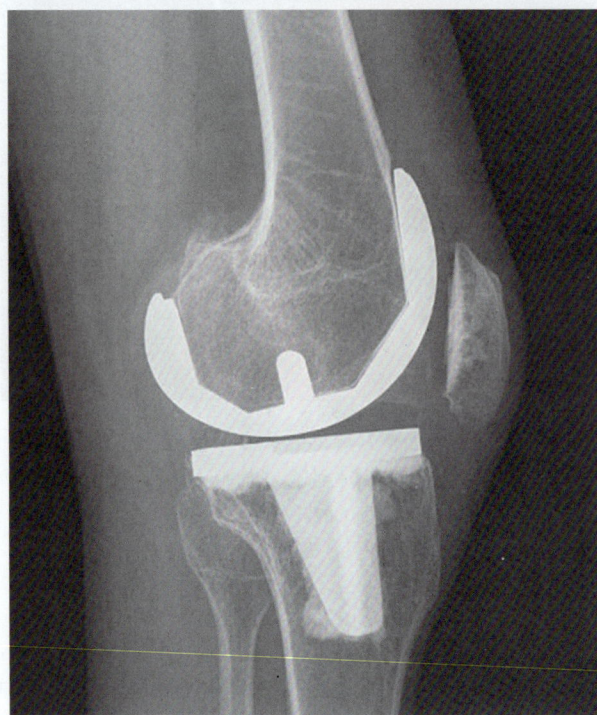

图8-5　处理1例合并低位髌骨的屈曲挛缩畸形

胫骨后倾角

对于严重屈曲挛缩畸形患者，术者应考虑胫骨截骨不带后倾角。对于任何厚度的胫骨截骨，每增加 1°后倾角都会影响对屈曲挛缩的矫正。例如，在后方胫骨截骨量相同的情况下，胫骨后倾 0°要比后倾 10°的伸直角度大 10°。

关节囊缝合

严重术前屈曲挛缩畸形矫正后应改良缝合关节囊。如果关节囊按解剖位置缝合，有长期挛缩的患者易于发生伸膝迟滞。其原因很明显，解剖修复后当膝关节完全伸直时髌腱将存在松弛。通过将内侧关节囊向外侧关节囊推进缝合，会尽可能减少伸膝迟滞。确定推进长度的最佳办法是将膝关节置于完全伸直休息位，在髌骨上极水平夹持外侧关节囊向近端牵拉消除远端松弛。然后直接将内侧关节囊缝合至牵拉过来的外侧关节囊（图 7－5）。对于在有些膝关节，这种方法会减少股四头肌滑移，从而可能限制屈曲活动度。在缝合关节囊后对抗重力屈膝即可评估这种影响。通常屈曲活动度的减少不足以消除推进缝合的正面效应。

辅助措施

最后，围术期间可采取辅助措施最大程度减少术后屈曲挛缩的发生。

患者应当避免仰卧时在膝关节下方垫枕头。任何的枕头或卷形垫应该放于踝关节下方。如有必要，应使用垫圈防止膝关节外旋。

在夜间使用膝关节制动器很有用。常在术后 1 周左右为患者提供舒适的体位，同时防止患者在睡梦中把膝关节处于屈曲位。

应避免在持续被动活动机（continuous passive motion，CPM）上运动太久。CPM 可促进屈曲，但过度使用可能促进屈曲挛缩。对于术后发生屈曲挛缩，且常规措施不起作用的患者，可用动态夹板矫正屈曲挛缩并维持伸直数周。

总结

许多因素在 TKA 相关的屈曲挛缩畸形中发挥作用。类风湿关节炎和骨关节炎导致屈曲挛缩的途径可能是不同。软组织挛缩和炎症在类风湿关节炎中发挥主要作用，而骨赘在骨关节炎中起最重要作用。矫正挛缩的最终目标是让挛缩小于 15°并不再进展。10°～15°的挛缩也可能有症状，而 10°及以下的挛缩很少表现出症状。

围术期及术中治疗措施可减轻屈曲挛缩。术中矫正会确定大多数患者的最终结果，术前屈曲挛缩超过 40°的炎症性关节病除外。对这些患者，只需要将其在麻醉下术前屈曲挛缩矫正到 1/3，残留的部分通常会随着术后理疗和序列石膏或夹板技术得到解决。

参考文献

1. Perry J, Antonelli D, Ford W. Analysis of knee joint forces during flexed knee stance. J Bone Joint Surg Am, 1975, 57: 961－967.
2. Tanzer M, Miller J. The natural history of flexion contracture in total knee arthroplasty: a prospective study. Clin Orthop, 1989, 248: 129－134.
3. Bengs BC, Scott RD. The effect of distal femoral resection on passive knee extension in posterior cruciate ligament retaining total knee arthroplasty. J Arthroplasty, 2006, 21: 161－166.
4. Chmell MJ, Scott RD. Surgical management of juvenile rheumatoid arthritis. In Kelley WM, Harris ED, Ruddy S, et al, editors: Textbook of rheumatology, ed 5, Philadelphia, 1996, WB Saunders, 1773－1781.
5. Slater J, Fox J, Vidolin JP, et al. Severe flexion contracture of the arthritic knee: results and treatment guidelines. Orthop Trans, 1994, 17: 963－964.
6. Scott RD, Schai PA. Tibial osteotomy coincident with long stem total knee arthroplasty. Am J Knee Surg, 2000, 13: 127－131.

第 9 章

截骨术后全膝关节置换术

截骨术后转为全膝关节置换术（TKA）可能极为困难，其原因众多。其中包括存在原手术切口，术中显露困难，原有内植物存留，关节线角度扭转，畸形骨愈合或不愈合，低位髌骨，胫骨干偏心畸形，以及外侧胫骨平台相对缺损（图 9-1）。

在进行标准的 TKA 显露之前，必须重视切口设计。与髋关节不同，膝关节不耐受存在多个平行切口或交叉切口。血供和淋巴引流都以内侧为主导，因此外侧皮瓣最易受损。尤其在对外翻畸形或髌骨轨迹异常进行髌骨外侧支持带松解时损伤膝外上动脉及外侧皮瓣将更加脆弱。最不利的情况是，在已经存在髌旁外侧纵行长切口的情况下，再行髌旁内侧关节切开（见第 14 章）。不幸的是，这类纵行切口常被一些外科医生用于截骨矫形。当采用外侧纵行长切口时，必须将其延长并将内侧皮瓣抬高，再进行标准的内侧关节切开。如果截骨术后存在显著的外翻畸形，且术者熟悉外侧入路，可采用外侧切口进行外侧关节切开。目前大多数有经验的截骨术者会使用正中切口或者短斜行切口，以便后续行 TKA。

例如，从腓骨小头到胫骨结节的外斜行切口（考文垂式）可被忽略。如果准备平行于旧的外侧切口做一个新的内侧切口，可考虑延迟切开技术或假切开技术（见第 14 章）。

手术显露

由于截骨术后的患者可出现关节活动受限且在截骨区周围出现瘢痕，导致术野显露困难。低位髌骨也可影响显露。这种情况下，股四头肌肌腱近端松解常用于保护髌腱（见第 7 章）。在胫骨结节置入 1 枚 1/8 英寸（直径）的钢针则可保护髌腱不被撕脱（图 9-2）。这个区域的分离可因截骨处的愈合而受影响，术者须细致操作。

低位髌骨

低位髌骨常继发于截骨术。这种情况可有几种技术解决（见第 8 章），包括减少股骨远端截骨和增加胫骨近端截骨来降低关节线。这一步完成后，股骨假体的前后凸轮应后移，以防止关节线降低造成屈曲间隙松弛（图 8-5）。

髌骨厚度应尽可能降低，同时将髌腱从胫骨结节和胫骨近端周围的瘢痕组织中游离出来。有时髌骨聚乙烯假体的下端和胫骨侧聚乙烯垫片前部都需要用咬骨钳或其他类似工具处理，以防止髌骨侧与胫骨侧的塑料出现撞击。关闭切口时，内侧关节囊向远侧加强固定至外侧关节囊，使髌骨尽可能向近端牵拉（图 7-5）。

存留的内固定物

膝关节截骨术后存留的内固定物可能造成问题，是由于需要将其取出和之前植入时遗留的切口（图 9-3）。有些内固定物如果无症状且其位置并不阻碍人工关节假体放置，则可以保留（图 9-4）。如果内固定物必须移除，则需决定分期操作，或者同期行内固定取出术和关节置换术。螺钉和门形钉通常可在关节置换时取出。钢板的取出需采用一个大的单独切口，最佳选择可能是在关节置换术前 4~6 周进行，为切口愈合留出时间。如果担心截骨区或内固定物区存在慢性低度感染，则可在取出内固定物时收集标本送培养检测。

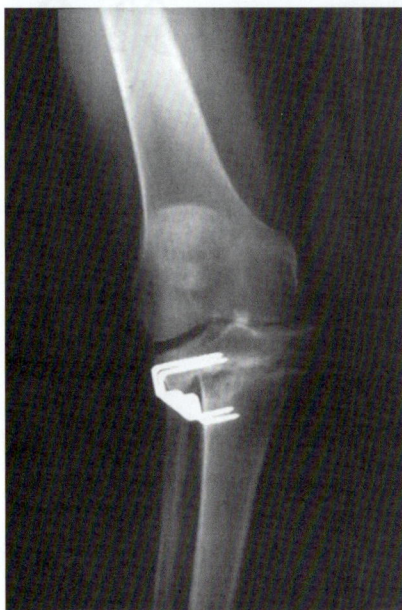

图9-1　1例胫骨截骨失败患者,合并骨不连、
力线不良,关节线外翻以及内固定物存留

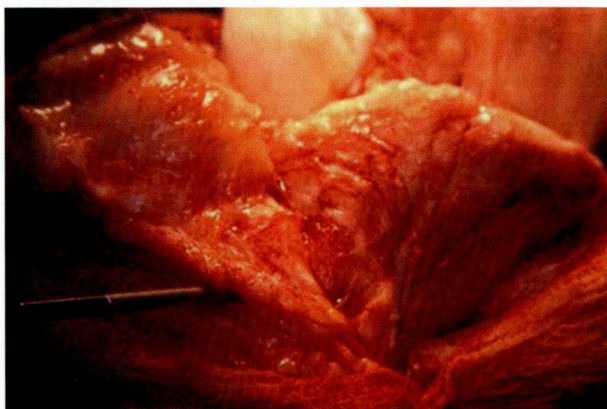

图9-2　1枚1/8英寸钢针保护髌腱不被撕脱

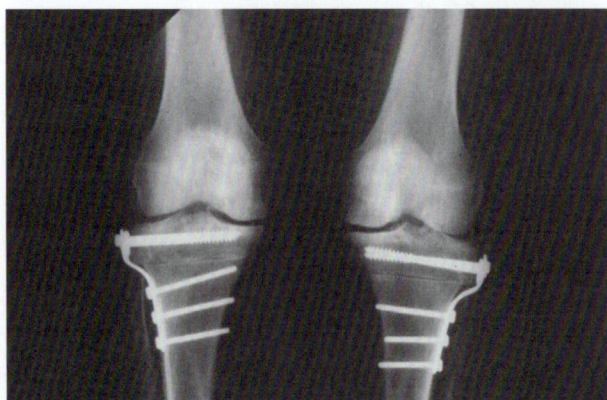

图9-3　存留的内固定物常必须单独行取出术

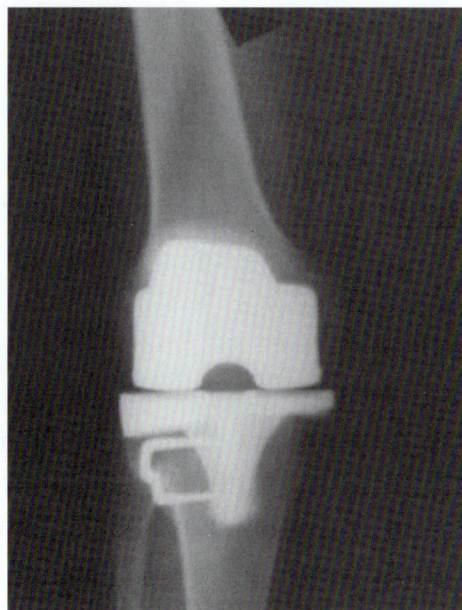

图9-4　如果不影响关节置换操作,
无症状的门形钉可以保留

关节线前倾

　　截骨术后的关节线异常扭转可以发生在两个平面。内—外翻平面上的畸形将在后文讨论。在屈伸平面,最常见的畸形是将胫骨平台在矢状面上正常的后倾斜面转变为不同程度的前倾斜面(图9-5)。

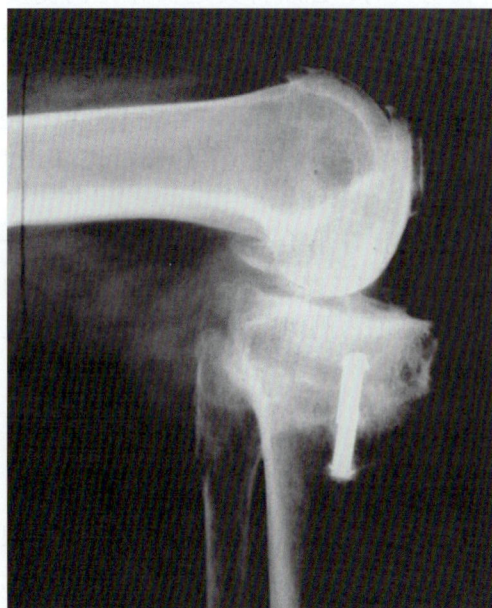

图9-5　前倾的关节线,胫骨侧截骨
需选择极小的后倾角或无后倾

前倾关节线的患者需在矢状位与胫骨长轴成角 90°行胫骨平台截骨。后倾截骨必须避免，因为可能造成胫骨后方截骨量异常，进而导致膝关节运动学的严重异常。关节线前倾的患者，保留和平衡后交叉韧带通常较为困难。

骨不愈合

当截骨术因为骨不愈合失败时，转为全膝关节置换术则必须一并处理骨不连。我一直采用一种标准而有效的方法做胫骨侧准备，需使用一个带延长杆的胫骨假体进行骨不连内固定（图 9-6）。通过髓内孔可达骨不连纤维组织处，并对其全面刮除。利用股骨、髌骨以及胫骨侧标准截骨所得骨质，可以在该区域植骨。

胫骨延长杆可以采用骨水泥型也可采用压配型，这取决于患者的解剖结构以及胫骨干骨质条件。

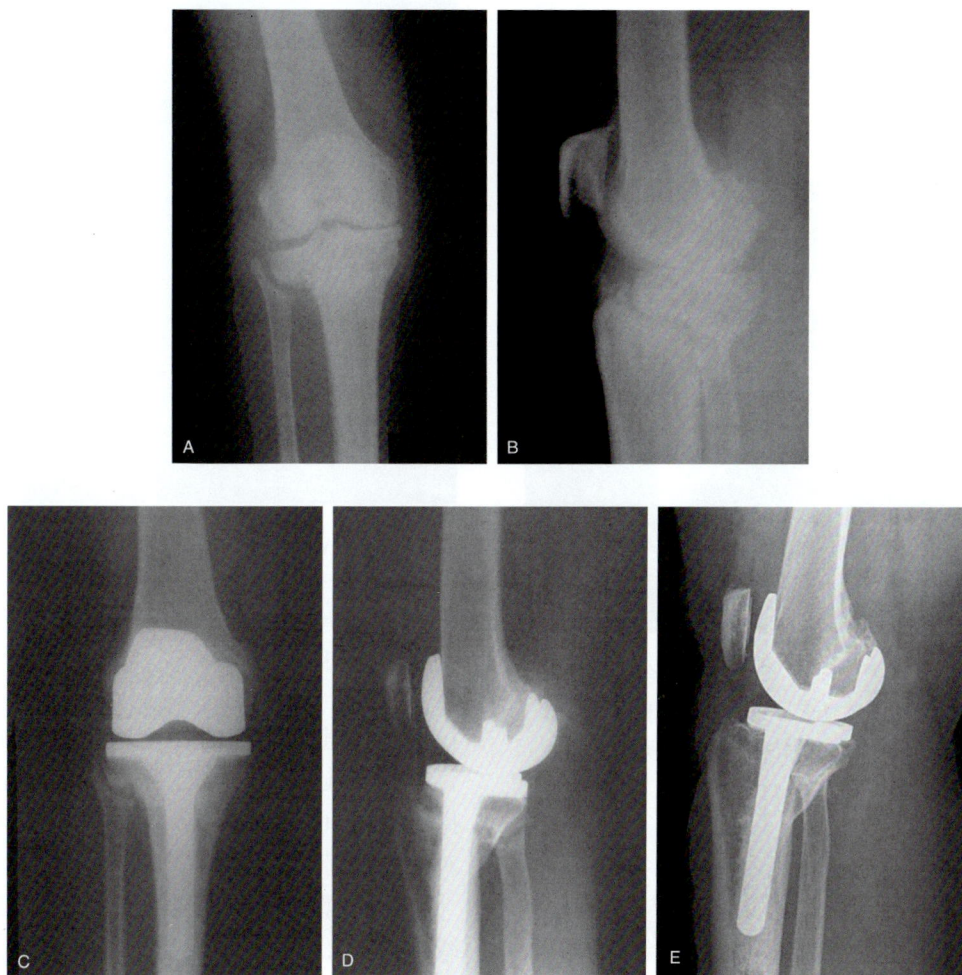

图 9-6 A，1 例截骨失败患者合并骨不愈合和力线不良；B，侧位线片示近端骨块向后方明显移位；C，术后 X 线片示力线良好；D，骨不愈合处进行了植骨，并使用骨水泥型胫骨长柄假体进行固定；E，术后 4 年截骨处已完全愈合及再塑形

畸形愈合

截骨术后畸形愈合可表现为过度内翻、过度外翻、过屈及过伸畸形。屈—伸平面上的严重畸形较罕见，且大多数并不影响患者获得满意屈伸活动度和稳定性。例如，过大的胫骨前弓畸形可使下肢力线出现屈曲畸形，获得完全伸直需要接受关节面过伸。当假体设计不允许关节面过伸时（例如某些后稳定型设计），就会出现问题。相反，如果胫骨出

现后弓形畸形，则可通过紧缩伸直间隙避免过伸。

如果畸形愈合位于内/外翻平面，则须选择关节内韧带松解或再次截骨矫正继发畸形。对于老年患者，关节内矫正通常较为合适（图9-7）。可能会需要半限制型假体，如 Total Condylar Ⅲ，（DePuy, Inc, Warsaw, IN）。年轻患者则更适合截骨。可以通过二期手术或一期手术用带延长杆的胫骨假体固定二次截骨端。如果采用二期手术，患者可能因力线纠正获得足够的功能改善，使膝关节置换手术推迟数年。一期手术则要求在两个平面上做好截骨矫形的术前规划。骨不愈合的截骨可根据骨质情况采用骨水泥型和带延长杆的胫骨假体压配固定（图9-8）。

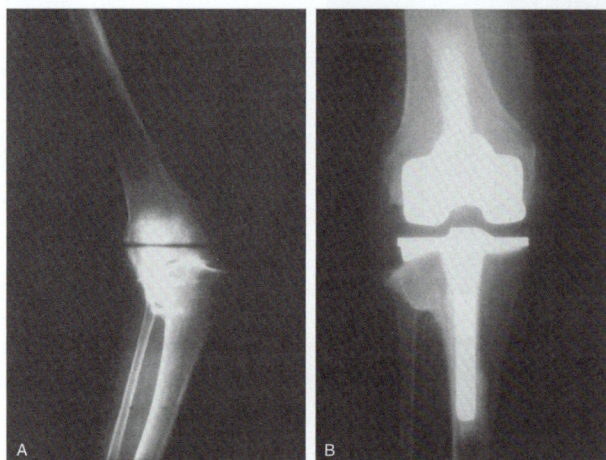

图9-7 A，1例老年患者截骨术后骨不愈合继发严重外翻畸形；B，膝关节置换纠正力线，采用后稳定型假体加外侧楔形垫块，同时对外侧广泛松解。此类患者可按常规进行术后康复

胫骨内翻畸形过度矫正的后果

截骨失败合并严重外翻畸形愈合的全膝关节置换术最困难，其原因包括三个方面。首先，截骨术前原有的内翻关节线已成外翻关节线。静态力线矫正后，侧副韧带和后交叉韧带的运动学状况被扭曲。其次，外翻关节线造成外侧平台缺损（图9-9A）。再次，股骨关节面屈曲时处于外翻关节线，会对旋转对线有影响（见第3章）。术者为了重建对称的屈曲间隙而被迫将股骨假体内旋（图9-9B）。股骨假体的旋转对线使用标准方法，如 Whiteside 线、通髁线或者相对后髁连线外旋3°，都将过度外旋股骨假体从而加重屈膝间隙不平衡。若不进

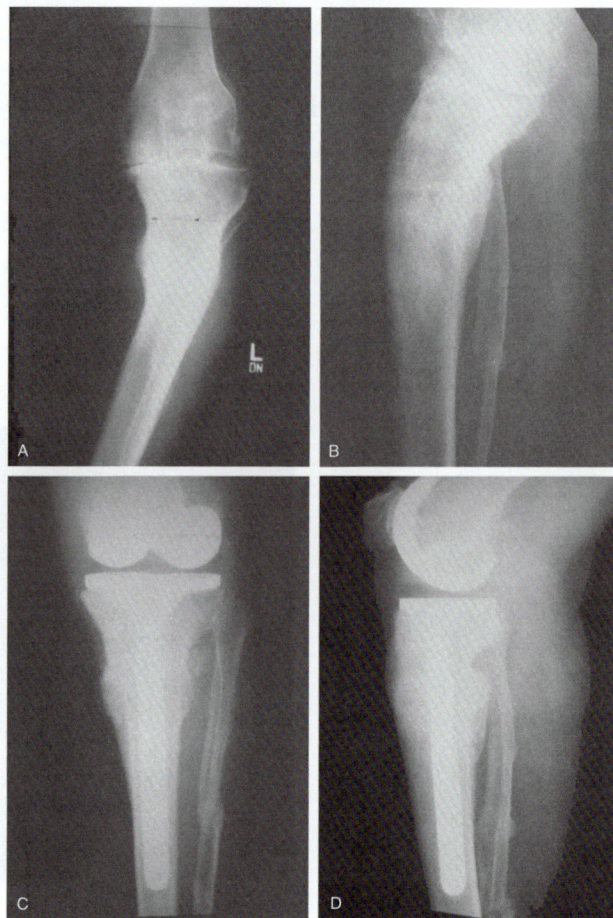

图9-8 A，1例中年患者截骨术后畸形愈合继发严重内翻畸形；B，畸形累及两个平面；C，全膝关节置换术中截骨并使用带延长杆的胫骨假体纠正畸形；D，矢状面畸形也得以矫正

行大范围甚至完全的外侧副韧带松解，屈膝间隙将不能平衡。更有效且简单的方法是在维持张力撑开屈膝间隙的条件下内旋股骨假体，直至获得对称的间隙。

这一操作有悖于经典相传的股骨假体旋转对线，且有人质疑可能会影响髌骨轨迹。显然，髌骨轨迹会因此变得更为困难，但我的经验表明，股骨假体内旋并非是灾难性的。伸直位松解外侧支持带矫正外翻畸形，可改善髌骨轨迹。

股骨假体每内旋或外旋4°，滑车沟向内或向外移动2 mm。通过减小髌骨假体的尺寸并在髌骨截骨面将其适当内移，可抵消该作用。通过该方法内移1 mm 或2 mm 简便易行。此外，还可以将股骨假体外移，使股骨滑车随之外移，1 mm 或2 mm 的外移同样很容易实现。最重要的是，通过内旋股骨假体获得屈曲位稳定的膝关节，同时避免了松解外

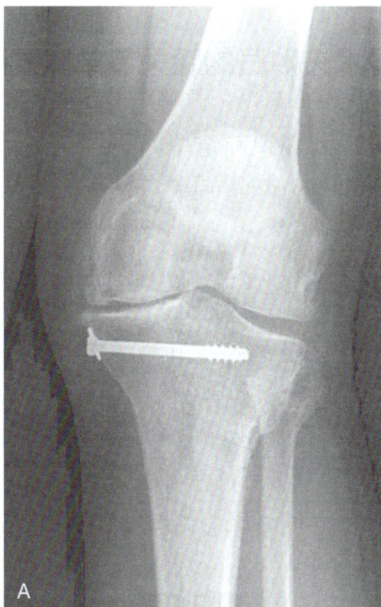

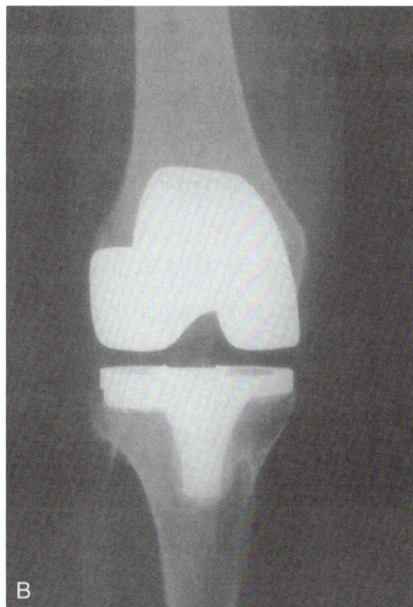

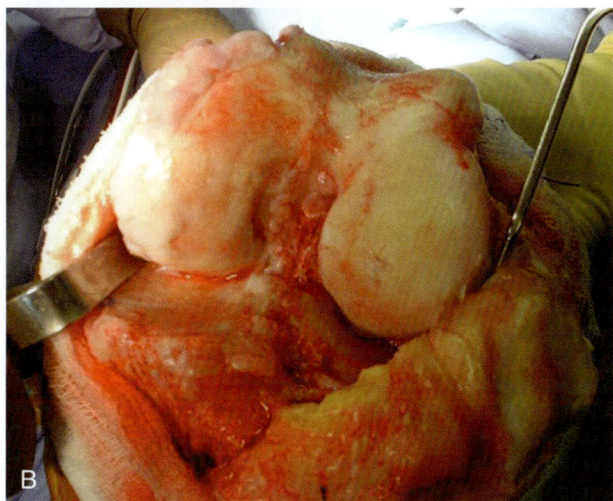

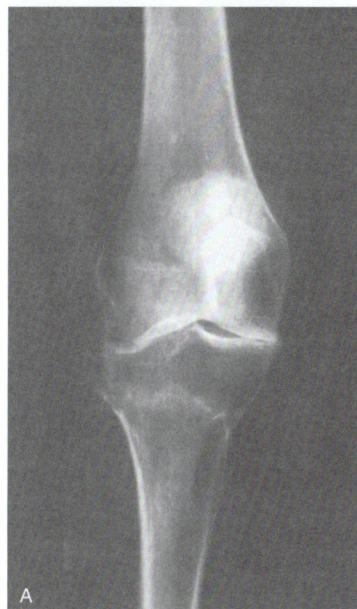

图 9-9　A，截骨术失败合并胫骨关节线外翻；B，术中图片显示股骨在外翻关节线上外旋。股骨假体将被内旋放置，以恢复与胫骨侧 90° 截骨对称的屈曲间隙

图 9-10　A，术前 X 线片显示胫骨截骨术失败合并关节线外翻及外侧平台相对缺损；B，术中胫骨假体减号和内移，使外侧缺损最小化

侧副韧带。

　　胫骨外侧平台缺损有多种解决方法。较小的缺损可通过稍降低胫骨平台截骨面解决，使其低于缺损底部。只有当内侧骨量牺牲不多的情况下，此方法才是合理的。我对内侧平台截骨量限定为不超过 4 mm（图 9-10）。

　　第二种选择是使用小一号的胫骨假体并将其偏内侧放置，离开外侧平台边缘。这将保留内侧平台骨量并减少对外侧平台加强的需要。

　　外侧加强可使用骨移植、螺钉加骨水泥、或楔形金属垫块。我主要对包容性骨缺损应用骨移植。在巨大的边缘性缺损区使用骨移植的问题在于，移

植物与胫骨之间的界面并不能促进愈合，除非将骨质去除至硬化骨面的下方。螺钉加固法处理胫骨平台后方骨缺损较有优势，可作为骨移植和楔形金属块的替代方案，因为它们需要加大截骨量为骨床作准备。组配式楔形金属垫块最适合用于严重过矫畸形相关的巨大骨缺损（图 9-7）。

胫骨干偏心畸形

闭合楔形胫骨截骨术后常导致胫骨干偏心位畸形。应用常规带延长杆假体时,术前必须进行模板测量。

常规带延长杆的假体有时必须将其内移或减号;或者在胫骨侧略外翻截骨,同时在股骨侧外翻2°或3°截骨,而不是选择常规的5°或6°截骨(图9-11)。另外一种办法是选用带偏心延长杆的胫骨假体,大多数的全膝关节系统都有提供(图9-12)。

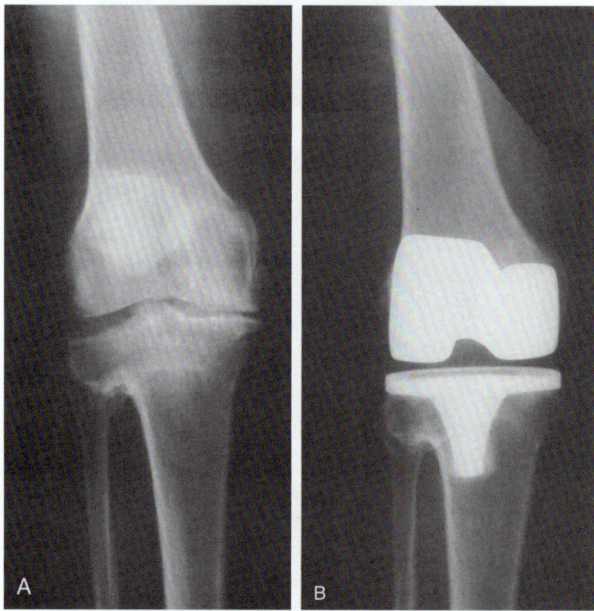

图9-11　A,胫骨截骨术后出现偏心位胫骨干;
B,胫骨假体置入轻度外翻位

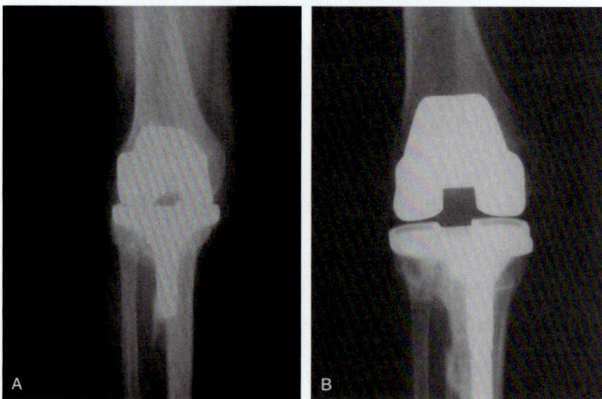

图9-12　A,该患者的胫骨干偏心畸形无法适用标准型胫骨延长杆;B,通过带偏心延长杆胫骨假体补救

胫骨截骨术失败后的膝关节单髁置换术

有时,术者必须确定单间室置换术是否是胫骨高位截骨术(high tibial osteotomy,HTO)失败后的理想补救方案。如果患者满足单髁膝关节置换术(unicondylar knee arthroplasty,UKA)的纳入标准(见第16章),这就是一个合理考虑。然而,如果截骨术失败且导致膝外翻和内侧单间室病变持续存在(图9-13),单间室置换就有问题。外翻成角显然不能通过关节置换纠正,事实上这样常导致病情加重。因此HTO术后行UKA只可能在HTO失败后再次出现内翻时可行。

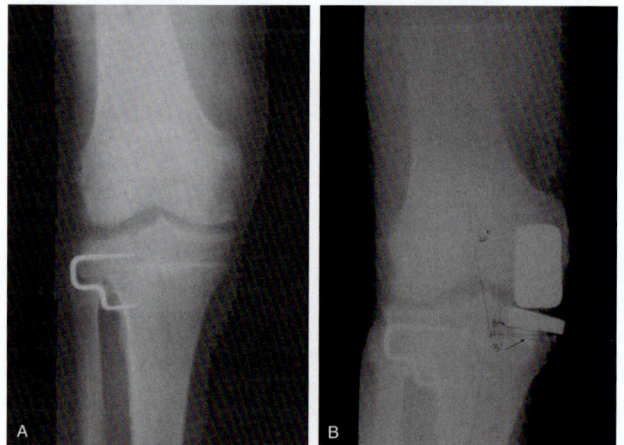

图9-13　A,截骨术失败合并外翻畸形;
B,单间室置换术治疗未能成功

总结

因为多种因素的存在,HTO失败后进行TKA成为一项技术难题。其中包括无法使用的既往切口,术野显露困难,以及内固定物残留。胫骨关节线常常存在异常前倾和外翻成角畸形。畸形愈合和骨不愈合都可能存在。外翻位畸形愈合导致外翻位关节线以及外侧平台缺损。低位髌骨常与截骨术有关,并可增加显露的风险和限制术后关节活动度。最后,闭合楔形截骨术后常出现胫骨干偏心畸形。术者必须根据术前模板测量的情况准备带偏心延长杆的胫骨假体。

第 10 章

类风湿关节炎患者的全膝关节置换

与原发性骨关节炎患者相比，类风湿关节炎患者进行全膝关节置换术有着明显的不同之处。过去多年，我对众多罹患类风湿并寻求膝关节置换手术的患者实施了治疗，既包括成年患者，也有青年患者。当我于 1975 年在罗伯特·布莱克·布列根医院（Robert Breck Brigham Hospital）开始执业时，近 85% 进行膝关节置换的患者都是类风湿患者。但自那以后，这类患者在我当时所在医院的比例逐步下降到 5%。当然，这其中有诸多原因，在 20 世纪 70 年代中期，TKA 患者中类风湿占了很大比例，主要是由于这一技术在当时比较新颖，很多医生直到多年后看到了其成功的技术方法才逐渐转变了保守的态度。自此之后，随着之前积累的患者接受了膝关节置换治疗，类风湿患者的比例开始逐年下降；另外，随着越来越多的住院医生和关节置换专科医生掌握了膝关节置换技术，他们在各自执业地点进行了该手术，转院至我所在医院的类风湿患者较之前有所减少；还有一个原因，就是类风湿的内科治疗取得了长足的进步。现今，越来越多的类风湿患者很少发展到严重关节损毁以致需要接受手术治疗。

同侧髋关节受累

较原发性骨关节炎相比，同侧膝髋受累在类风湿患者中更为常见。这应当在计划行膝关节置换手术时有所考虑，同时为了避免一些少见的意外情况，有些患者需要先行髋关节置换。我觉得主要有以下 6 个原因：第一，先行髋关节置换手术，有助于帮助甄别部分膝关节疼痛患者的症状是否来自于髋部的放射痛。此时，对于这些疼痛缓解的患者，膝关节置换手术就可以推迟了。对于特别需要明确是否存在髋关节放射至膝关节疼痛的患者，要行透

视下的髋关节布比卡因注射（图 10-1）。这类患者可以获得很明确的疼痛缓解，这种情况下，不论是患者还是医生，都会对先行髋关节置换这一医疗决策感到满意。

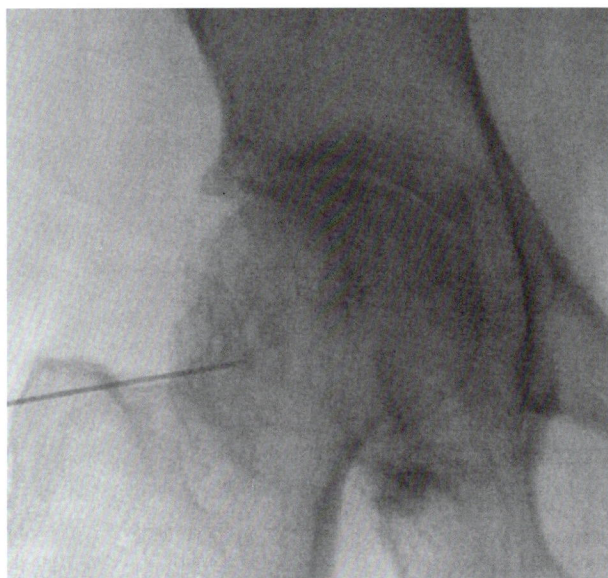

图 10-1 透视下髋关节腔注射布比卡因可有助于确定膝关节疼痛的来源

第二，在青少年类风湿关节炎患者中显得尤为重要，因为与膝关节手术相比，髋关节手术对这类患者相对容易，且痛苦更少，外科医生可借此增强患者治疗的信心。相反，如果先行膝关节置换，患者会经历手术疼痛和有难度的康复训练，同时功能的提升可能受限，这会打击患者的治疗信心。

第三，患者疼痛的膝关节并不影响髋关节训练，反之则不然，髋关节疼痛或僵硬必然阻碍膝关节的康复。固定式自行车训练在膝盖康复期间非常有意义，但这对髋关节置换术后康复治疗并不重

要。而进行自行车骑行训练时,如果存在髋关节的疼痛和僵硬是无法完成的。

第四,先行髋关节手术,可以减少跨越髋、膝关节的肌肉张力,特别是腘绳肌。具体来说,如果髋、膝关节都有屈曲挛缩畸形,先做膝关节置换改善屈曲挛缩,但后续的髋关节置换会让髋周软组织重新拉长,这会重新拉紧腘绳肌而造成膝关节屈曲挛缩。

第五,原因与术前膝关节屈曲挛缩有关。在髋关节置换术时,同侧挛缩的膝关节可以在麻醉状态下行手法松解,并以石膏维持到膝关节置换术前。如果使用硬膜外麻醉,石膏可维持数日,可应用连续石膏技术治疗(图8-2)(见第8章)。

第六,也是最后一个原因,先行髋关节手术可以避免在脱位和显露僵直的髋关节时旋扭和牵拉已获得软组织平衡的人工膝关节。

抗凝需要

根据我的经验,类风湿关节炎患者术后发生深静脉血栓形成(DVT)和肺栓塞的比例比骨关节炎患者低。部分原因归结于大多数类风湿关节炎患者需要长期使用抗炎药物,这类药物有轻度抗凝作用。当然,内在的原因也可能与他们的疾病过程有关。总之,确切的原因尚不清楚,但显而易见的是,这类患者术后的抗凝需求同原发性骨关节炎患者不同。

对于所有的TKA患者,我采用术前一晚即给予华法林口服;而对于类风湿患者,会调整华法林的剂量,使得他们住院期间的国际标准化比值(INR)为1.5~2。出院前,超声检查筛查DVT。如果未发现血栓,则嘱患者出院时口服325 mg阿司匹林,每日2次,同时恢复之前的口服抗炎药。对于同期双侧TKA的患者,其术后发生DVT风险较高,建议他们服用调整剂量后的华法林至少4周。但这点对类风湿患者除外,即使是行一期双侧膝关节手术者,由于术后采用抗炎药物因而抗凝策略有所不同。如果双侧下肢超声均未发现血栓,他们也会推荐使用每日2次325 mg的阿司匹林并配合抗炎药物。

屈曲挛缩

相比于骨关节炎,屈曲挛缩在类风湿患者中更为常见。类风湿关节炎屈曲挛缩大多是由于软组织炎症,而骨关节炎的屈曲挛缩通常与骨赘有关(见第8章)。我在诊治了大量严重挛缩的患者后,总结了如下的经验。

如果麻醉后膝关节屈曲挛缩小于15°,行正常的股骨远端截骨,并根据需要进行后关节囊剥离。如果屈曲挛缩在15°~45°,每增加15°挛缩,我将增加股骨远端截骨2 mm。增加后的总截骨量会控制在13 mm以内,避免侧副韧带止点的损伤。

如果膝关节屈曲挛缩在45°~60°,我会采用术前手法松解和石膏固定,且总是使用后交叉韧带(PCL)替代技术。对于屈曲挛缩超过60°,同样考虑术前手法松解和石膏固定(图8-2),并使用限制性假体,例如用Total Condylar Ⅲ(DePuy, Inc, Warsaw, IN)以解决屈曲间隙松弛,这可由股骨侧关节线显著上移导致。

对于炎性关节炎患者,我遵循"三分之一"原则。这一原则具体为,在麻醉状态下,术中只需要将屈曲挛缩畸形程度纠正至术前残留的1/3。剩余的1/3畸形常可通过理疗和对炎症疾病本身的控制,以及偶尔需要手法松解和石膏技术辅助得以解决。我见过最严重的患者是双侧膝关节存在110°屈曲挛缩,一侧关节强直,而另一侧已出现骨性融合,我采用了之前描述过的技术,包括使用Total Condylar Ⅲ假体。在手术结束时,屈曲挛缩纠正到40°。维持硬膜外麻醉3天以上,3次连续石膏技术固定,患者的膝关节屈曲挛缩被完全纠正。

关于膝关节屈曲挛缩有几点需要额外强调。如果患者存在双侧严重的膝关节屈曲挛缩,应考虑同期双侧手术治疗,以避免术后残留一侧屈曲畸形而导致术侧肢体挛缩复发。

在膝关节屈曲挛缩畸形矫正后,关闭关节囊时,应将内侧关节囊向外侧关节囊远端加强缝合,以避免术后早期伸膝迟滞(图7-5)。

在处理严重膝关节屈曲挛缩时,后倾截骨应该是0°。每增加1°后倾,都会在胫骨侧增加屈曲挛缩的角度,或者说,会降低手术矫正的效果。

最后,应采取相应的辅助措施预防术后膝关节屈曲挛缩。例如,术后在患者脚踝处安放一个软垫，但绝不可置于膝关节下方。使用膝关节固定器可防止患者夜间入睡时膝关节屈曲而复发挛缩。对于病情反复的患者，动态延伸夹板对纠正和维持伸膝均有帮助。

类风湿囊肿

尽管小的关节囊肿在骨关节炎中并不少见，但更常见于类风湿关节炎患者，有时较大的囊肿既出现在股骨侧，也可发生在胫骨侧。所有囊肿中的软组织都应全部刮除，并用松质骨进行填充。如果对于类风湿患者未能做到这一点，可能在骨水泥—囊肿界面出现分离，进而导致假体松动（图 10-2）。对松动界面处组织的检测显示，该部分的组织学特征与复发性类风湿病滑膜一致。

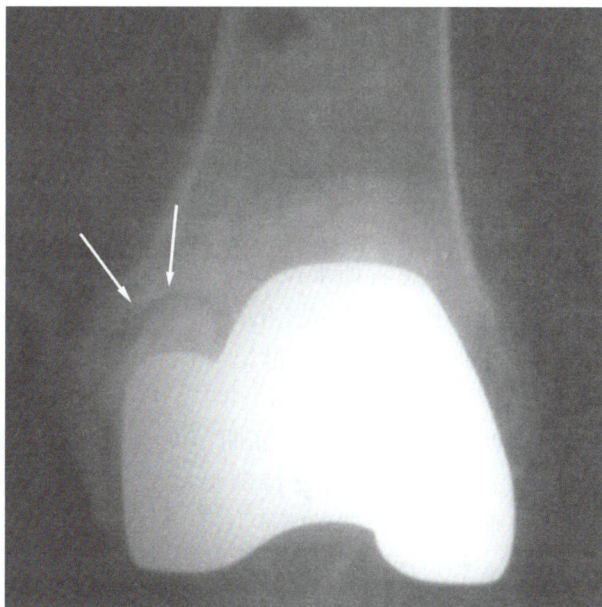

图 10-2　一个较大的类风湿囊肿箭头所示被骨水泥
填充后出现界面分离和假体松动

较大的中心缺损可以采用打压植骨技术（见第 11 章）。在这一技术中，颗粒状骨移植物被紧密地压实在延长杆周围。当移除试模延长杆后，移植物应能够提供完整的结构支撑（图 11-10）。根据胫骨远端骨质的情况，延长杆假体可以是压配固定，也可是骨水泥固定。如果选择骨水泥技术，那么髓腔在填充移植骨之前，先用骨水泥远端塞封堵。

髌骨表面置换

对是否在行 TKA 时置换髌骨表面仍然存在争议。我确信的是，类风湿关节炎与骨关节炎未置换髌骨的患者的长期疗效存在差异。1974 年，当我第一次可以同时置换髌股关节两侧的表面时，进行了髌骨置换的比例仅占 5%。而之后 5 年的随访表明，有 10% 的类风湿关节炎患者继发髌骨退变，且类风湿关节炎复发（图 10-3），并且还可能复发膝关节类风湿滑膜炎（图 10-4）。C. Sledge 的研究表明，残余类风湿患者的膝关节软骨是 TKA 后关节滑膜炎复发的风险因素。尽管有些类风湿关节炎患者在没有髌骨置换情况下获得了 30 年的假体生存期，但我仍然坚持这个规则，即无论术中所见如何，类风湿关节炎患者均应行髌骨表面置换治疗。

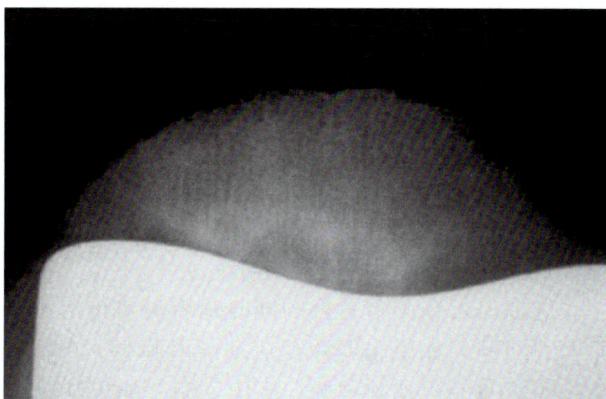

图 10-3　类风湿关节患者例未行髌骨表面置换，
出现软骨丢失和囊性退变

滑膜切除和复发性类风湿滑膜炎

如前所述，活动性类风湿可能在 TKA 后复发滑膜炎。未能置换髌骨、残留关节软骨是滑膜炎复发的风险因素。

即使进行了包括髌骨表面置换在内的全膝关节置换，我至少见过 4 例活动性类风湿关节炎患者在术后复发了滑膜炎。这些患者诊断较为困难，他们往往出现关节大量积液、血沉加快、穿刺取关节液可见细胞计数上升。在这种情况下，感染是最可能的诊断，但也必须考虑活动性类风湿关节炎。细胞计数在每个高倍视野范围可高达 20000 或 30000 个

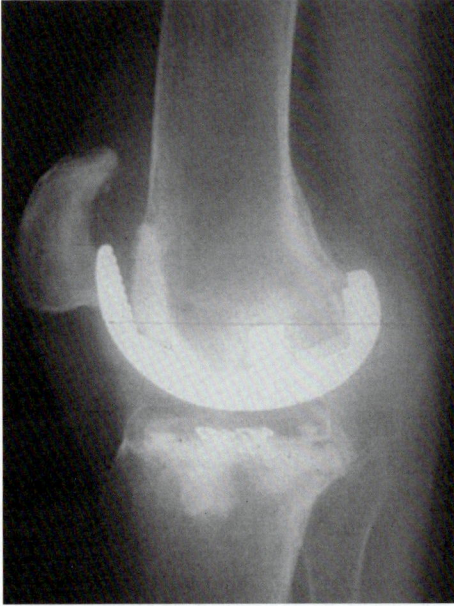

图10-4 未行髌骨表面置换术的活跃型类风湿关节炎复发和股骨假体松动

白细胞,其中以多形核细胞或淋巴细胞为主。多形核细胞的百分比不会出现典型感染的特点,且培养结果是阴性的。必要时可行经皮穿刺组织学检查,用以确认类风湿的诊断。通常,这适用于多关节受累的类风湿疾病,应开始适当的内科治疗。如果感染已被排除,可以实施关节内皮质类固醇注射。有时,可能需行开放性滑膜切除术。

这提出了在关节置换的同时是否需要行滑膜切除术的问题。如果患者存在活动性滑膜炎,在置换关节的同时应当切除滑膜(图10-5);如果疾病静止、滑膜无炎症,滑膜切除术可能就没有必要了。

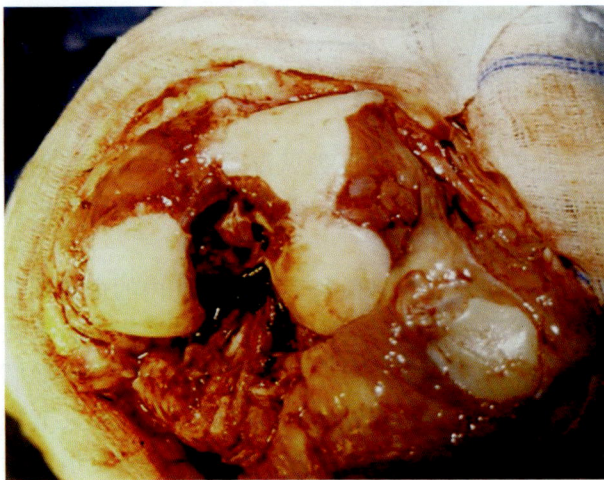

图10-5 活跃型类风湿滑膜炎

感染风险

围术期和后期转移性感染的风险,类风湿关节炎患者要明显高于骨关节炎患者。在我的职业生涯中,很幸运没有出现过类风湿关节炎患者关节置换术后早期感染,这种情况可接受的比率大概为0.5%(见第13章)。晚期转移性感染可能由免疫抑制、疾病进展或药物治疗引起,这类患者存在诸多慢性感染灶,并由此转移到关节置换部位。最常见的部位是足部和下肢,尺骨鹰嘴是另一个常见部位。

需要足够的屈曲角度

相较于骨关节炎患者,类风湿关节炎患者术后需要更大的膝关节屈曲角度以满足功能需求。所有人都需要60°~70°屈曲才能在平地上行走。90°屈曲才能满足步行大多数的楼梯的需求。如果希望不借助上肢的力量就能从普通的椅子上站起,患者需要达到105°以上的屈膝角度。

由于肩关节、肘关节、腕关节和手部常常被类风湿累及,这类患者如果没有足够的屈膝角度,将大大影响他们从椅子上站立的功能。患者足够的屈膝角度需求促使我们在20世纪70年代中期开始采用PCL保留技术。因为在那个年代,PCL替代型假体无法满足术后患者足够的屈曲角度。他们的上肢疾患也可能导致术后需要特殊类型的拐杖、助行器,即有垂直于助行器的平台扶手,可让患者借助前臂支撑。经过改造和带有平台扶手的拐杖通常可以满足绝大多数患者的需求(图10-6)。

骨质疏松

类风湿相关的骨质疏松会增加TKA手术的困难(图10-7)。我们首先注意到并报告了由于骨质疏松出现术后股骨前皮质骨切迹并继发应力性骨折的病例。我认为这类患者的术后应力性骨折的风险较高,特别是存在股骨前皮质骨切迹的情况下,此时股骨侧应当采用延长杆。当股骨假体在两个型号之间时,选择小号假体很容易导致股骨前皮质骨切迹的出现,术前模板测量有助于避免这一情况,这些内容在第3章和第14章进行了讨论。

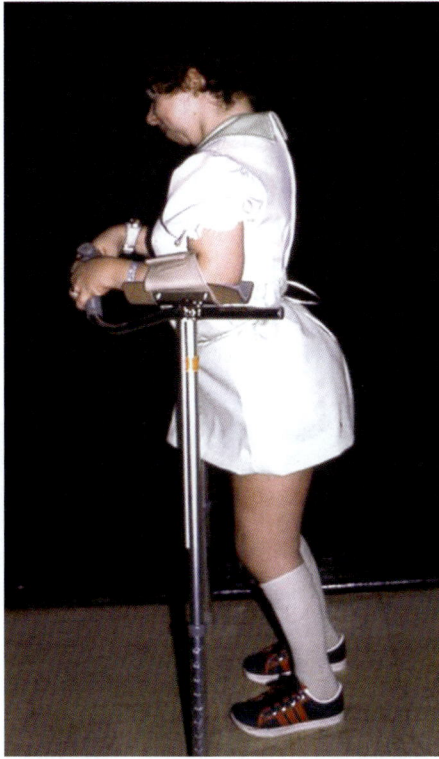

图 10 -6　一例出现多关节病损的青少年类风湿关节炎患者使用带平台扶手的拐杖

我经历过由于严重的骨质疏松，导致术前摆放体位时发生股骨髁上骨折的病例。在这些病例中，患者的髋关节同样僵硬，助手需要很大力气抬举下肢。同样，我也遇到过类风湿关节炎患者行髋关节置换术时发生股骨髁上骨折。这些患者强直的髋关节承受了太大的外展应力。

对术后屈伸功能差的患者进行手法推拿，也可以导致骨折的发生。这凸显了在手术结束、缝合关节囊后，进行重力下屈膝角度测试的重要性，从而避免术后康复训练时超过患者术后所能达到的极限。由于缺乏这样的测试，在我职业生涯的早期曾发生过类似的情况，在对骨质疏松患者进行术后90°屈膝推拿时发生了骨折，这很可能是由于超过了患者术后屈曲的极限，因为该患者术前的活动度只有60°。

伴有严重骨质疏松的类风湿患者另一个术中潜在的并发症是内侧副韧带股骨侧止点的撕脱，这往往由拉钩牵拉造成。撕脱通常造成内侧皮质骨与底层柔软的松质骨分离。这种情况尽管看起来令人担忧，但临床处理相对容易，因为软组织袖套仍保持完整。我会使用松质骨螺钉将骨块重新固定到股骨

内侧髁。

术中髌骨骨折也是骨质疏松的并发症，这可能出现于使用三孔固定的髌骨置换后导致固定孔在髌骨上的应力集中。同样，由于软组织袖套完整，髌骨较小的骨折可以通过髌骨假体及骨水泥的桥接来处理；如果骨折块较大且分离，就需要考虑钢丝环扎术。

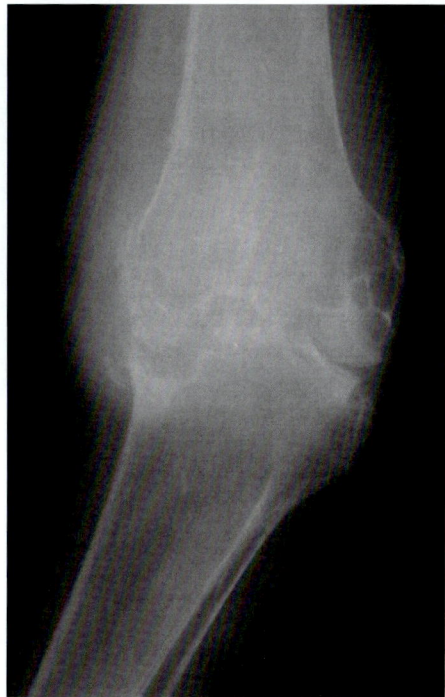

图 10 -7　严重骨质减少存在术中和术后骨折风险

最后，由于骨质疏松的存在，外科医生需要考虑生物型固定是否合适。到目前为止，不论是对胫骨，还是对髌骨部件，我都不是生物型固定方式的拥护者。但对于股骨侧的生物型固定，我为大量成年及青少年类风湿患者实施了手术，随访疗效同目前广泛报道的结果一致（图 10 -8）。术中可以通过试模的稳定性判断是否适合使用生物固定。由于骨质疏松，术者可以有意识地在滑车和后髁截骨时轻微斜切，以增强生物型假体安放时的初始稳定性。

麻醉建议

由于类风湿侵犯颈椎及颞下颌关节，这类患者的麻醉准备需要额外的考虑。麻醉医生需要在术前对患者的个体情况作出评估，这极为重要。通过术

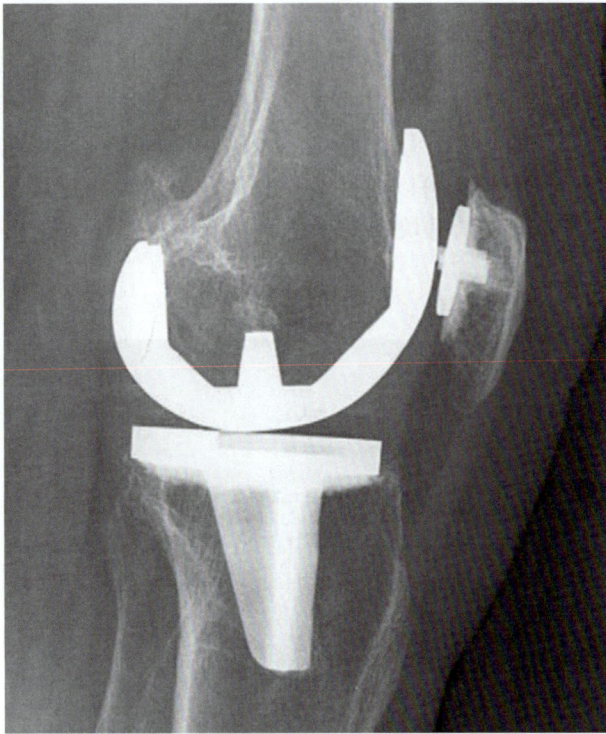

图 10 -8　1 例类风湿关节炎患者股骨侧假体生物型固定术后 19 年随访

前颈椎侧位最大屈伸位 X 线片可以评估患者是否存在第 1 颈椎至第 2 颈椎（C1 ~ C2）不稳定。

由于全麻对这类患者而言存在各种潜在风险，因此首选区域麻醉，腰麻或硬膜外麻醉都可以考虑。但另一方面，团队需要为可能的全麻及插管做好准备。麻醉医生应该熟练掌握小儿纤维喉镜操作和清醒状态下经鼻插管技术。

后交叉韧带保留与否

对于后交叉韧带（PCL）保留与否，目前的文献报道存在争议。一些文章建议采用 PCL 替代技术，但根据我的经验，保留 PCL 可以获得 10 年以上良好的临床疗效。有以下两种假说可解释这一结果。

保留 PCL 后，在一定程度上保留了术后关节韧带的紧张度。很多类风湿患者，在术后随着时间推移出现了韧带松弛，继发关节不稳、过伸及滑膜炎。在过去很长的时间，往往采用较小的、嵌入式髌骨假体，这会残留部分关节软骨，继而导致患者术后类风湿复发，并引发一系列症状。

对我经治的类风湿患者，随访 10 ~ 13 年，假体

10 年生存率为 100%，金属背衬的髌骨假体失败率为 2%。在对 81 例患者的回顾性研究中发现，10 ~ 13 年再次手术仅有 1 例术后 6 年时翻修金属背衬的髌骨组件，以及 1 例活跃型类风湿复发患者行滑膜切除术。有 1 例无症状患者出现了膝关节 5° 过伸畸形（图 10 - 9）。这个情况引发了对类风湿患者晚期韧带松弛的担忧，但 PCL 保留的膝关节仍可能存在。另一方面，也提示术者应该在手术时保守截骨，以获得假体植入后略高的韧带张力。

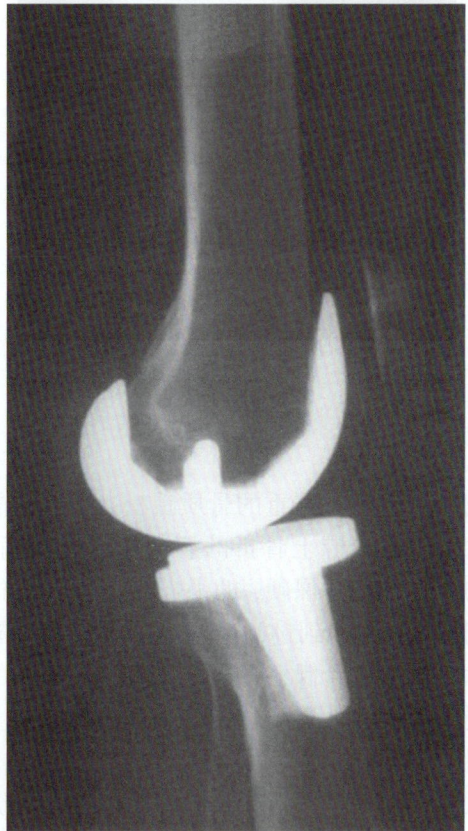

图 10 -9　1 例类风湿关节炎患者出现 5° 过伸畸形

总结

类风湿关节炎患者接受 TKA 手术，围术期管理存在着很多这类疾病特有的困难。这些困难包括同侧髋关节受累、双膝病损、特殊的抗凝需要、屈曲挛缩畸形、类风湿囊肿、常规髌骨表面置换、可能需行滑膜切除术等。类风湿关节炎患者更容易出现早期和晚期感染。采用的假体和技术应当能为患者提供日常屈伸活动，且无需患者上肢帮忙。这类患者经常合并严重的骨质疏松，可导致术中和术后

骨折。最后，他们继发的颈椎和颞下颌关节病变对麻醉带来了挑战，需要格外注意。

尽管存在诸多困难，但考虑到患者术前承受的残疾和病痛，患者和医生应该更为积极和笃定手术治疗类风湿关节炎，这也是非常有吸引力和令人激动的。

参考文献

1. Goldring SR, Wojno WC, Schiller AL, et al. In patients with rheumatoid arthritis the tissue reaction associated with loosened total knee replacements exhibits features of a rheumatoid synovium. J Orthop Rheum, 1988, 1: 9 – 21.

2. Steinberg J, Sledge CB, Noble J, et al. A tissue-culture model of cartilage breakdown in rheumatoid arthritis: quantitative aspects of proteoglycan release. Biochem J, 1979, 180: 403 – 412.

3. Aaron RK, Scott RD. Supracondylar fracture of the femur after total knee arthroplasty. Clin Orthop, 1987, 219: 136 – 139.

4. Boublik M, Tsahakis PJ, Scott RD. Cementless total knee arthroplasty in juvenile onset rheumatoid arthritis. Clin Orthop, 1993 286: 88 – 93.

5. Laskin RS. Total condylar knee replacement in patients who have rheumatoid arthritis: a ten-year follow-up study. J Bone Joint Surg Am, 1990, 72: 529 – 535.

6. Laskin RS, O'Flynn HM. Total knee replacement with posterior cruciate ligament retention in rheumatoid arthritis: problems and complications. Clin Orthop, 1997, 345: 24 – 28.

7. Schai PA, Scott RD, Thornhill TS. Total knee arthroplasty with posterior cruciate retention in patients with rheumatoid arthritis. Clin Orthop, 1999, 367: 96 – 106.

第 11 章

全膝关节置换术中的骨缺损处理

股骨侧缺损

用于重建股骨侧缺损的选择包括骨移植、单独使用骨水泥、骨水泥加螺钉、增强垫块和定制假体。

骨移植

骨移植适用于所有包容性缺陷。移植骨可以是碎骨颗粒、大骨块，或将两者结合。我在早期治疗类风湿关节炎时发现，类风湿关节炎患者邻近关节的囊肿如果用骨水泥填充，最终可能会在骨水泥和骨界面形成逐渐明显的分界，并且可能会发生假体松动（图 11-1）。翻修时组织学检查发现骨—骨水泥界面的变化，显示在这一界面复发了类风湿性反应，导致松动发生（见第 10 章）。这一发现使我坚信所有的类风湿疾病和骨关节炎疾病所致的关节周围囊肿，都应该刮除纤维组织，然后进行松质骨移植，这些松质骨通常可以从常规截下的骨片中获得。随访时摄取 X 线片均证实，经过上述处理后，移植骨与宿主骨整合良好。

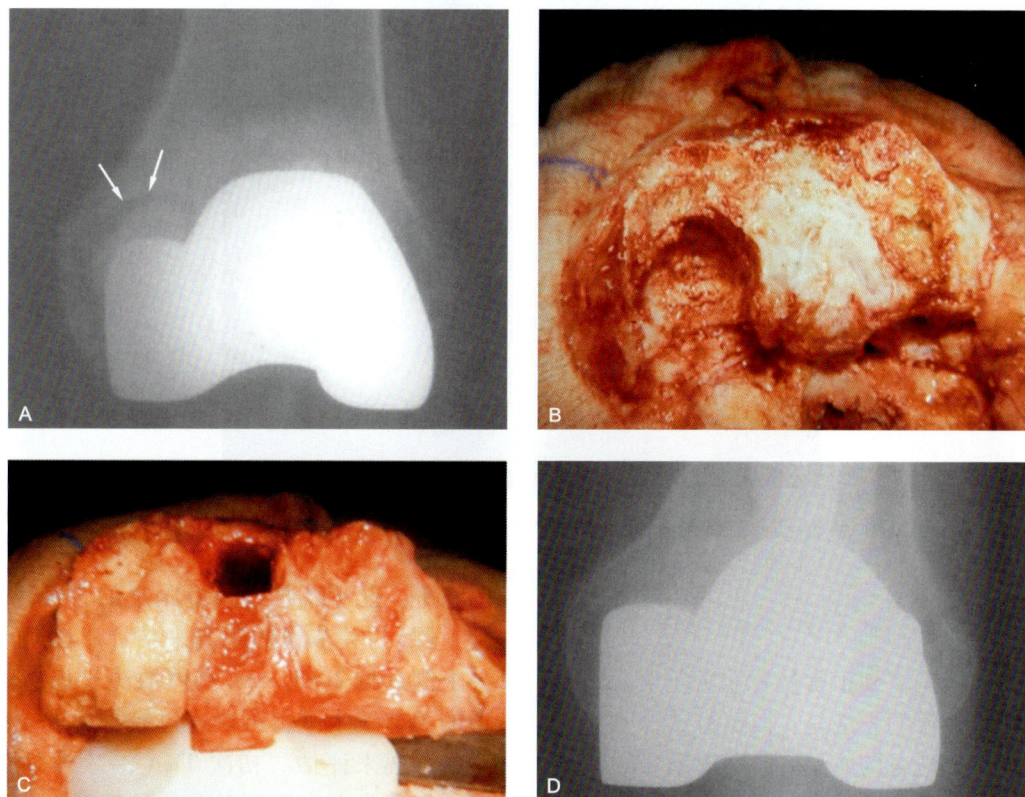

图 11-1 A，一个充满骨水泥的巨大类风湿囊肿（箭头所示），在骨—骨水泥界面处形成了进行性透亮带，且股骨假体已松动；B，内侧有一个包容性的大缺损；C，缺损处采用颗粒骨和大块同种异体骨组合进行填充；D，术后五年，移植骨已呈现骨整合

单独使用骨水泥

对于非包容性缺损，单独使用延长杆和骨水泥有时即可实现充分的假体固定（图11-2）。但是，使用这一技术时，必须注意避免影响关节线。最常见的错误是使用厚垫片恢复伸直稳定性，导致关节线抬高。关节线抬高导致低位髌骨，影响侧副韧带的运动学（图11-3）。

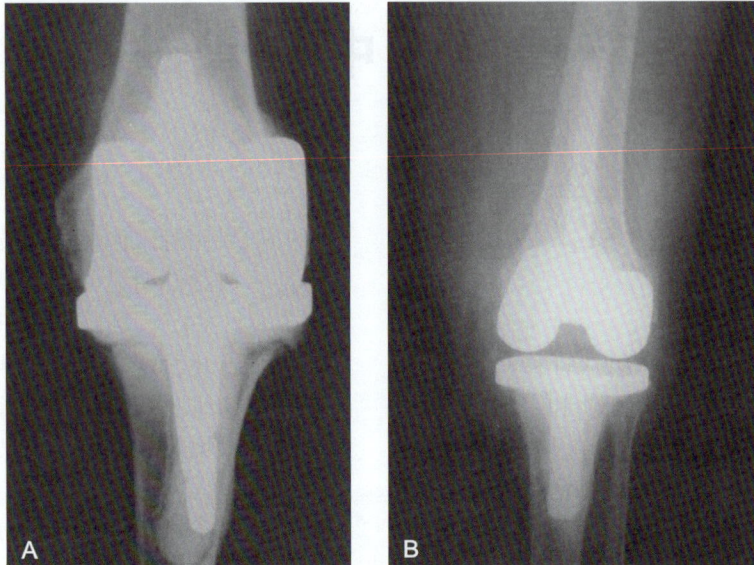

图11-2　A，全膝关节置换术后失败合并假体松动和骨缺损；B，单独使用带延长杆假体翻修

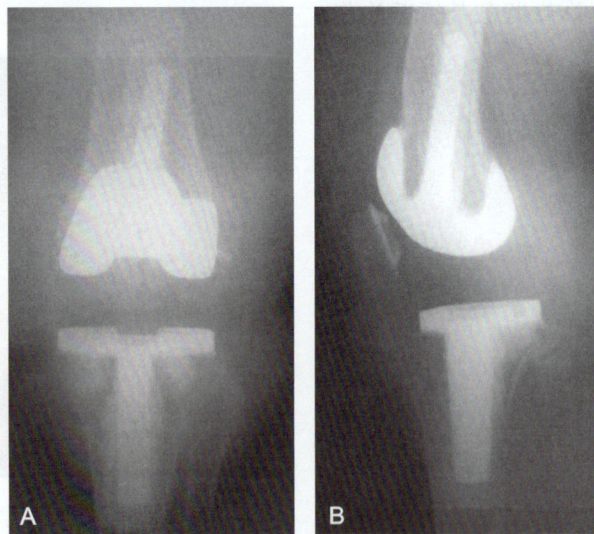

图11-3　A，翻修术未能恢复股骨关节线；B，关节线抬高导致低位髌骨

骨水泥加螺钉加强

将股骨关节线恢复到正常位置至关重要。一种简单的已经使用多年的方法是：将螺钉结合到骨水泥中。根据股骨远端骨的质量，选用皮质骨或松质骨螺钉。使螺钉突出一定的高度以支撑股骨试模，从而使其远端处于合适的位置和内翻—外翻角度（图11-4）。可以通过对侧膝关节估计正常关节线的水平，也可以通过测量固定的骨性标志物（例如外上髁）与关节线的距离来估计。该距离一般为距外上髁远端2～3 cm，具体取决于患者的体型。合适的关节线水平也可以通过髌骨远近端相对于关节线的距离来评估。初次TKA治疗外翻膝合并外侧髁缺损通常存在恢复关节线的问题。典型的严重的外翻膝关节常伴有外侧髁缺损（见第5章），许多外翻畸形是由于外侧髁发育不全所致。术者必须避免

截骨到外侧髁缺损的水平，因为会导致关节线的抬高。截骨应基于正常的内侧髁水平，这时可能需要进行外侧加强（图 5－8、图 5－9）。有效且简便的方法是将一个或两个皮质骨螺钉置入股骨髁远端的硬化骨中。正确放置的螺钉可支撑股骨试模达到适当的远端位置和外翻角度，并在涂抹骨水泥植入假体后发挥同样的功能（图 11－5）。我使用这种方法

已有 40 多年，从未有患者出现不良反应。经常有人会担心螺钉的金属材料与股骨假体的不同。如果螺钉是钛金属，则不必有这种担忧。铬钴合金或不锈钢螺钉也可以安全地与铬钴合金股骨假体一起使用，因为螺钉被骨水泥包裹，能防止不同金属材料近距离接触，避免产生潜在不良反应。

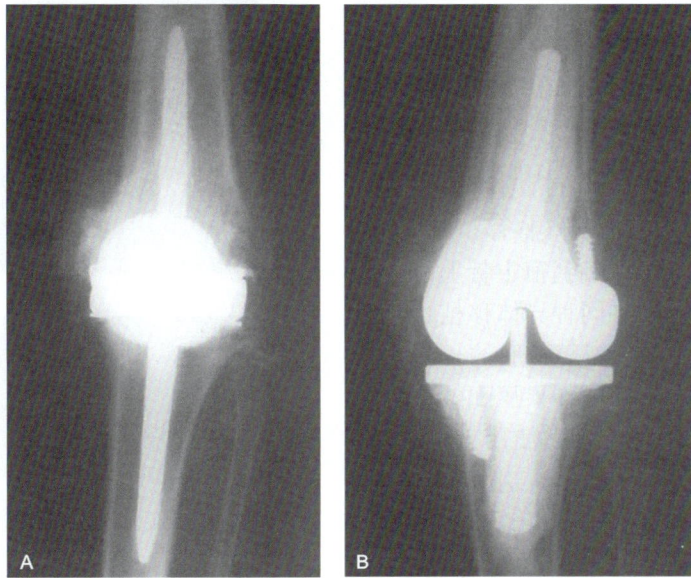

图 11－4　A，伴有骨缺损的松动铰链假体；B，使用螺钉作为支撑，恢复股骨关节线和假体力线

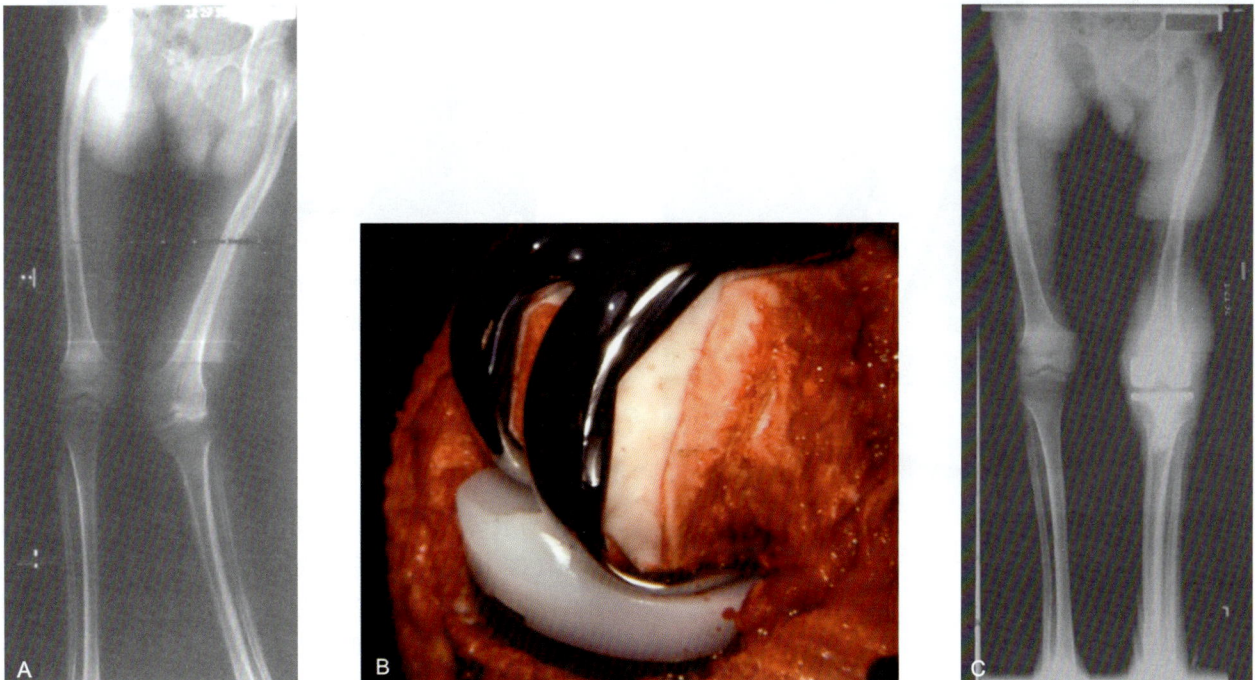

图 11－5　A，严重外翻畸形合并股骨外侧髁缺损；B，外侧髁缺损采用
骨水泥结合螺钉加强重建；C，术后股骨假体和下肢力线得以重建

增强垫块

Thomas Thornhill 和我在 20 世纪 80 年代后期引入了带有股骨楔形垫块的 Omnifit 全膝关节翻修系统。现在几乎所有的翻修系统都有组配式垫片(图 11 - 6)。规格不同的垫块,可以贴附到股骨远端或者后髁上。有的系统通过机械固定方式将垫块固定至股骨假体,而有的使用骨水泥固定,这两种方法都有效(图 11 - 7)。根据翻修系统的不同,可提供厚达 20 mm 的远端楔形垫块和 12 mm 的后髁楔形垫块。对于极端情况,需要大块同种异体股骨移植修复骨缺损。我通过髓内定位系统将同种异体移植物固定到宿主骨后,在原位进行截骨。或者,术者可以在器械台上根据股骨假体修整移植骨块,然后通过股骨假体延长杆将其连接到宿主骨上。该技术中最困难的部分是在股骨和同种异体移植物的连接处重建适当的股骨旋转,并恢复下肢的长度以及伸膝装置相匹配的关节线位置。如果压配式延长杆能够获得满意的初始稳定,则优先使用。否则,选择骨水泥固定的延长杆(图 11 - 8),这也适用于大多数较小的移植骨块。

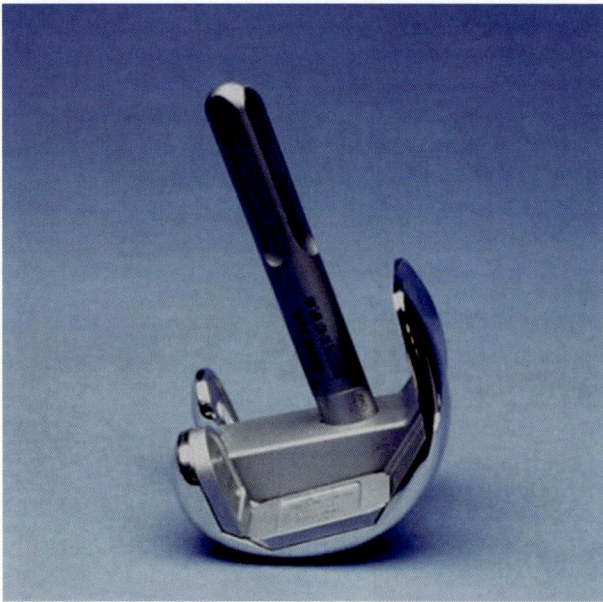

图 11 - 6　在翻修股骨假体上远端和后髁的组配式垫块

胫骨缺损

处理股骨侧缺损的方法,同样可用于胫骨侧缺损重建和假体固定。包括骨移植,单独使用骨水

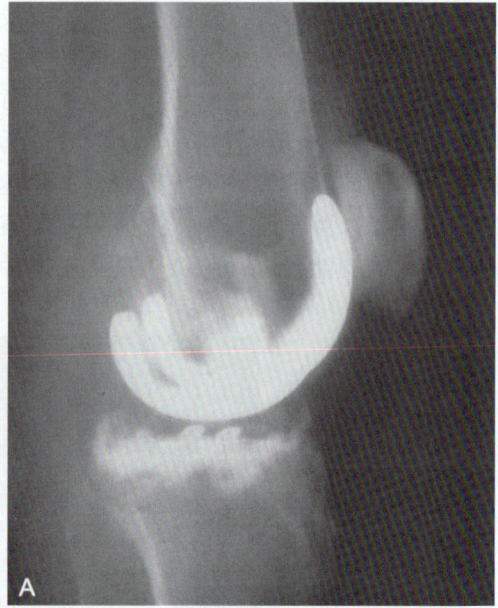

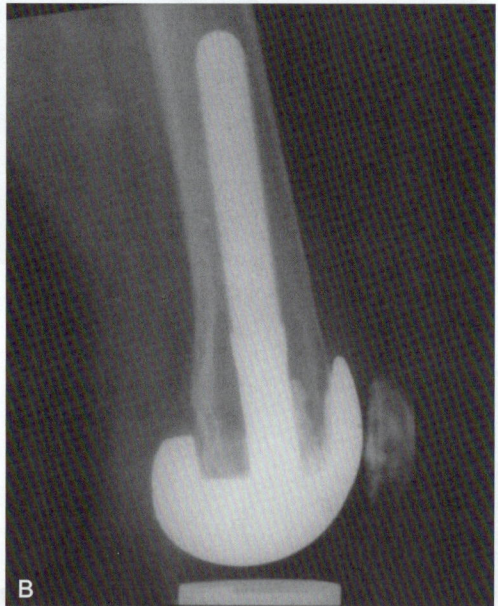

图 11 - 7　A,全膝关节置换后失败合并股骨髁缺损; B,翻修时使用股骨远端和后髁垫块增强

泥,骨水泥加螺钉,增强垫块和定制假体。

骨移植

与股骨端一样,骨移植适用于所有的包容性骨缺损(图 11 - 9)。任何软骨下骨囊肿都应进行彻底的纤维组织刮除,并用截骨获得的松质骨填充。较大的中心缺损可采用打压植骨技术(图 11 - 10)。在这些情况下,我采用手动扩髓的方式将胫骨髓腔扩到囊肿以下的水平,直到与胫骨皮质骨贴合。将具有适当直径的组配式假体试模插入到髓腔中至囊

肿平面下方。然后将颗粒状骨填充在延长杆周围直至囊肿完全填满。移植骨应充分打压，在移除试模时移植骨具有一定的结构完整性。然后选用长度合适的带延长杆的胫骨假体穿过移植物。根据胫骨的骨质和骨干皮质骨的厚度，可以选择压配或骨水泥固定。在骨质疏松的情况下，优先选择骨水泥固定

假体，以避免需要大直径的假体导致假体和骨质疏松骨之间的弹性模量不匹配而出现延长杆远端痛。如果选择骨水泥固定，则可以使用较小直径的假体。在假体试模周围打压植骨前，先将骨水泥限制器放置在远端。使用骨水泥枪可以将骨水泥输送到限制器的水平，然后逆行填满髓腔。

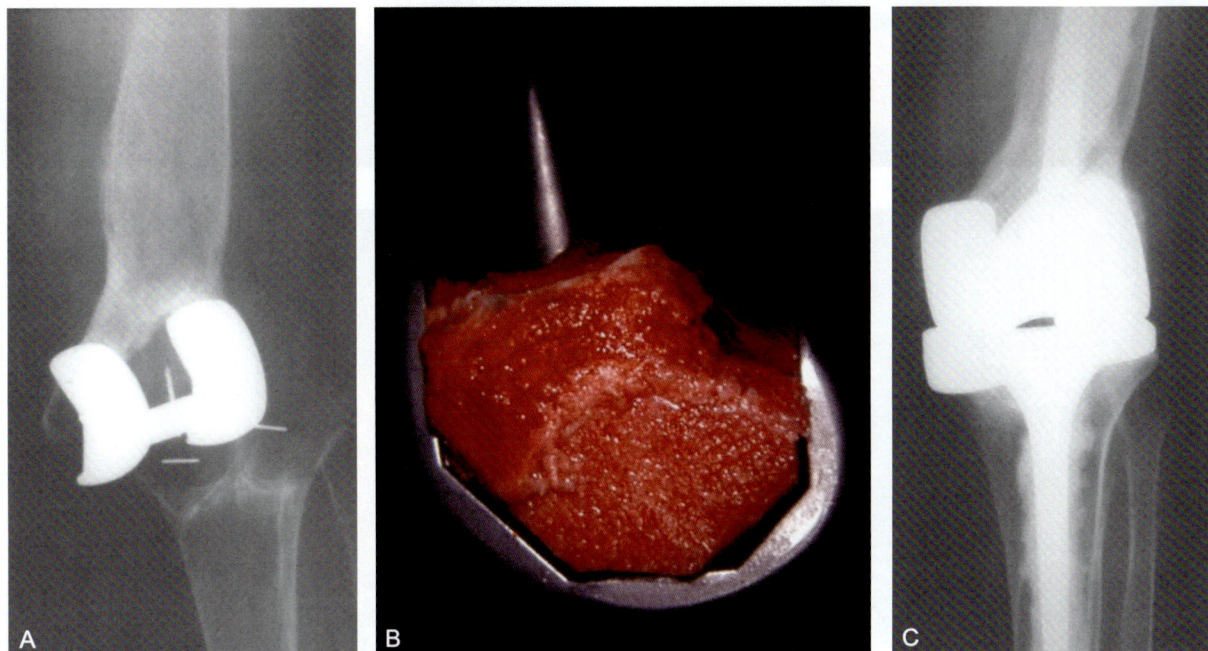

图 11-8　A，全膝关节置换术失败后合并股骨骨量显著丢失；B，使用同种异体股骨远端骨块移植恢复骨量；C，翻修术后 10 年，假体力线和固定良好

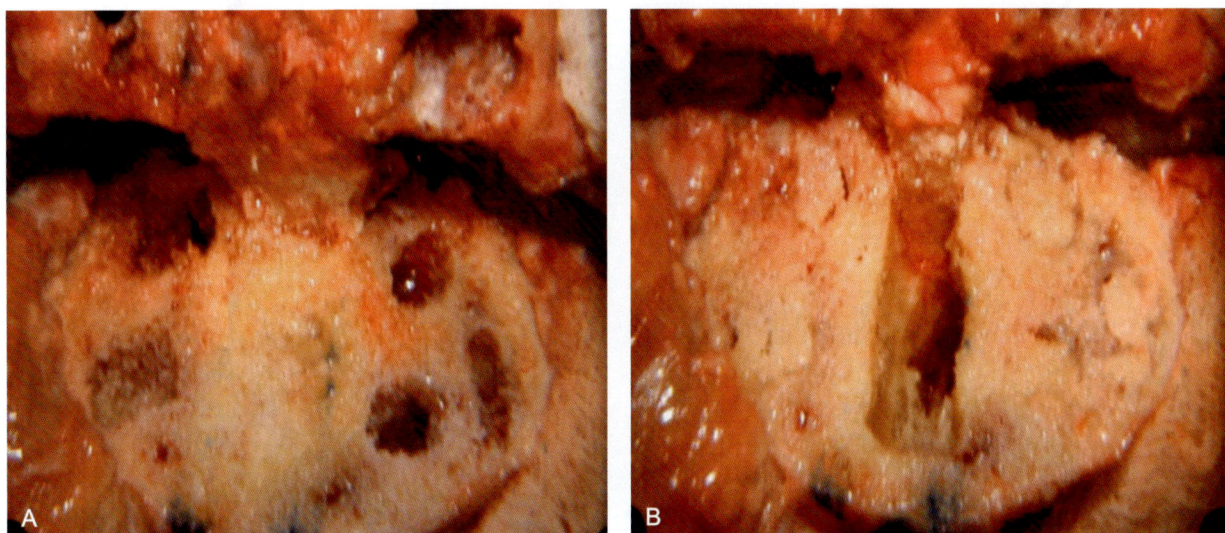

图 11-9　A，胫骨平台内、外侧多发囊肿；B，使用常规胫骨截骨获得的自体骨填充囊肿

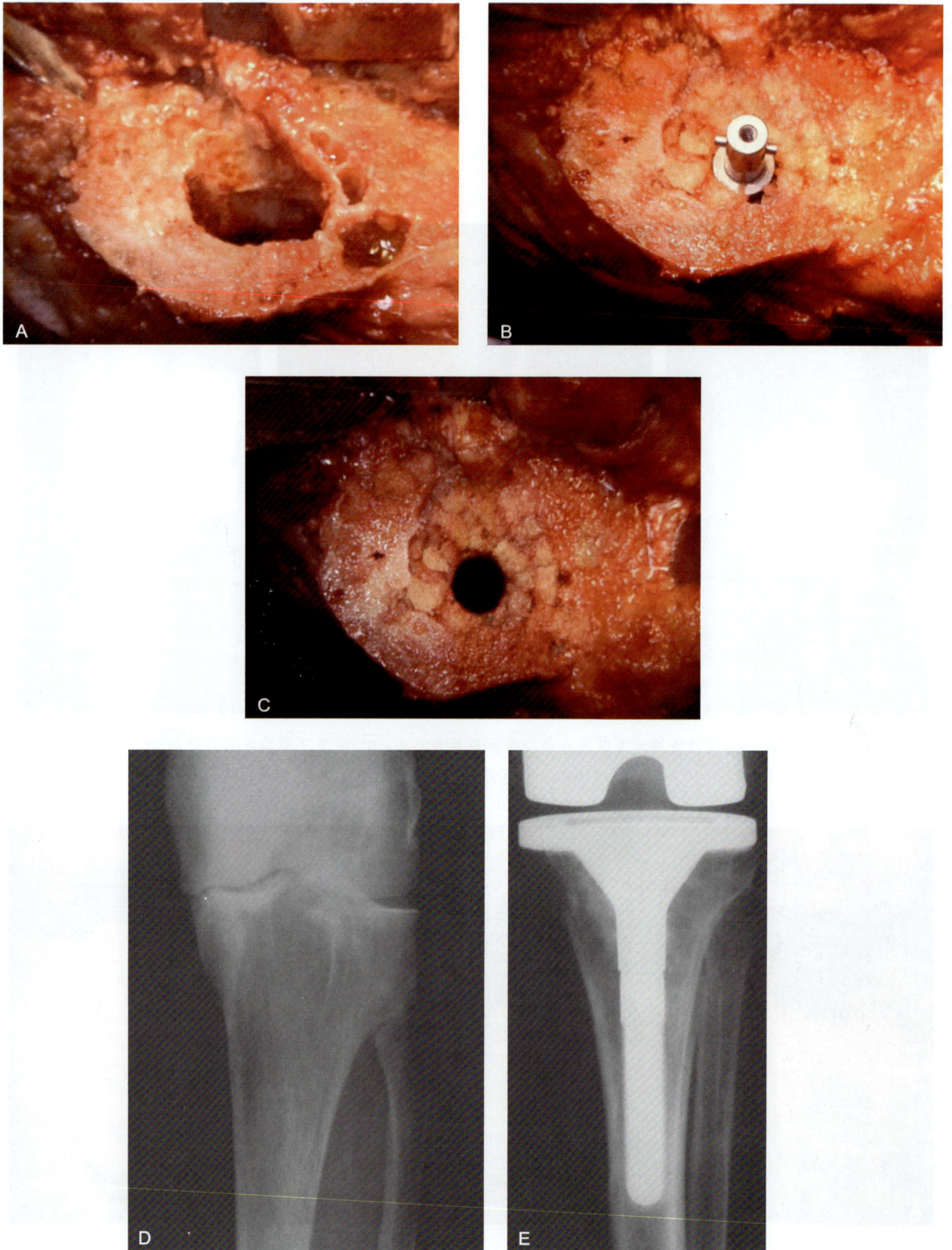

图 11-10　A,类风湿关节炎患者的中央型大囊肿和多个卫星囊肿;B,颗粒状移植骨紧密填充在压配型胫骨试模周围;C,移除试模后,移植骨可保持结构完整性;D,术前 X 线片显示巨大的中央型囊肿;E,术后 5 年 X 线片显示移植物维持

单独使用骨水泥

对某些患者单独使用骨水泥就足以在骨缺损部位提供假体稳定固定。这通常适用于初次膝内翻畸形合并胫骨平台斜型缺损(图 11 - 11)。对于这些患者,Lotke 及其同事首先报道了将胫骨假体向外侧平移,使缺损对假体稳定性的影响降至最低,并用骨水泥填充残余间隙[1]。术前计划是否需要增强垫块有助于术中重建。简单的方法是基于正常外侧平台重建胫骨关节线。例如,在内翻膝中,垂直于胫骨的长轴作一条平行于外侧关节线的水平线,并延伸至整个胫骨平台内侧。然后测量内侧胫骨缺损底部到重建关节线的距离(图 4 - 11)。如果该距离小于 10 mm,则不需要垫块。在胫骨外侧截骨10 mm,即可完全去除缺损。如果距离大于 15 mm,则需考虑使用垫块。在 10～15 mm,术者需慎重考虑稍增加胫骨截骨并用骨水泥填充剩余的缺损。

骨水泥加螺钉加强

骨水泥加螺钉加强的方法也可被考虑。该方法已被成功应用至少 40 年。根据胫骨的骨质,将皮质骨或松质骨螺钉拧入胫骨平台,用作支撑假体试模获得适当的内翻/外翻对线。在植入骨水泥的过程中,将骨水泥包裹螺钉,胫骨假体被支撑在合适的位置,直至骨水泥聚合硬化。再次说明,可以使用不同金属材料的螺钉和胫骨托,因为二者接合处可被骨水泥包裹(图 11 - 12)。

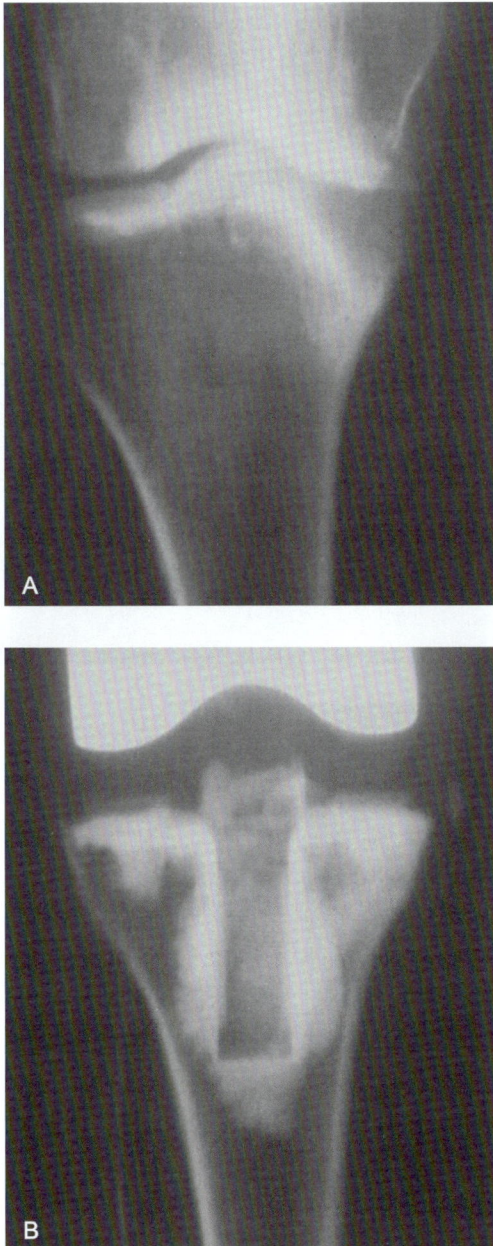

图 11 - 11　A,膝内翻合并内侧胫骨平台缺损;
B,胫骨假体向外平移,残余缺损用骨水泥填充

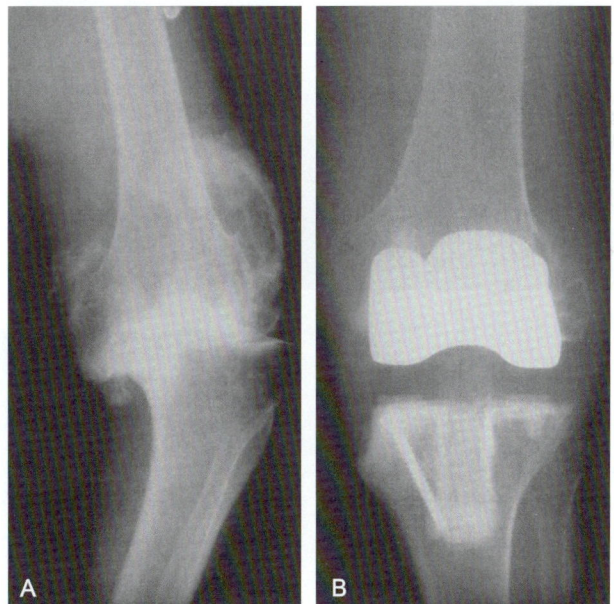

图 11 - 12　A,膝关节严重畸形合并内侧胫骨平台缺损的术前 X 线片;B,胫骨假体向外侧平移,用 1 枚螺钉支撑假体在合适的力线,并加强骨水泥

大块同种异体骨移植

对于胫骨非包容性外周缺损的年轻患者,使用大块自体骨移植或同种异体骨移植可能较为合适。这是为了恢复年轻患者的骨量,以便于未来的翻修。此类骨移植物的缺点是可能发生骨不连或移植物再吸收,继而重建失败。根据缺损的大小,有时可以通过股骨远端或后髁截骨,或胫骨平台截骨后,就能获得足够大的骨块。由于这项技术适用于年轻患者,而我倾向于初次保守截骨,因此我通常没有获得足够多的自体骨来治疗尺寸较大的缺损。取而代之,我使用同种异体股骨头或肱骨头移植,已在初次置换和翻修术中被证明是成功的(图11-13)。如果在缺损的底部存在硬化骨,我则用1/8英寸的钻头制作多个小孔,并在移植骨和宿主骨之间填塞少量的颗粒骨。根据宿主骨的密度,采用至少2颗螺钉(皮质骨或松质骨)将移植骨固定到宿主骨上。螺钉略微向内倾斜以避免穿透胫骨皮质骨,且至少超过移植骨与宿主骨交界处以外2 cm。此时,还须考虑是否使用更长的胫骨延长杆以增强假体固定,而减少穿过移植骨的应力,这方面尚无明确的标准。如果移植骨固定牢靠且支撑良好,常规的延长杆长度就可能足够。如果对稳定性有任何疑问,可使用加长至少3 cm的骨水泥延长杆。

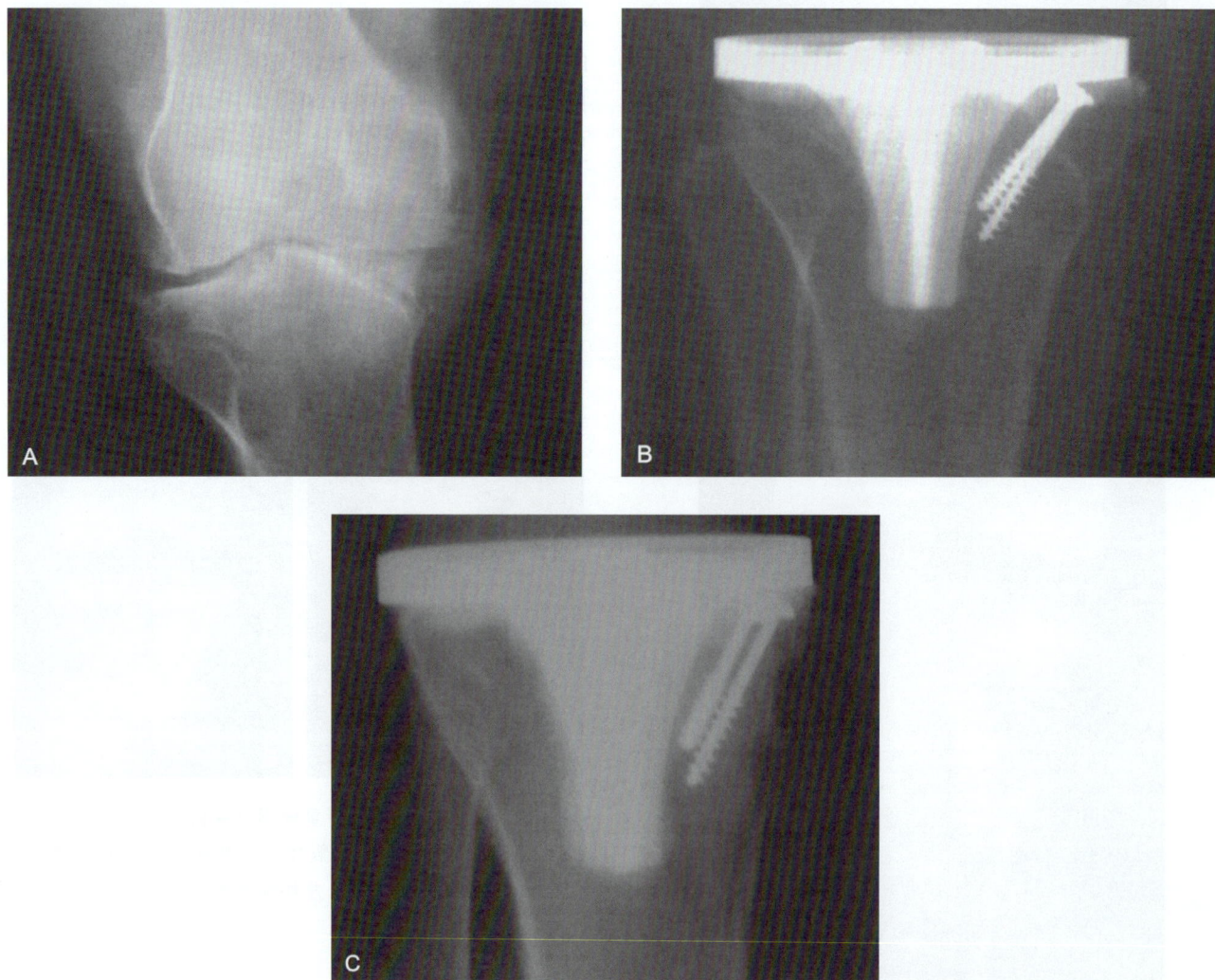

图11-13　A,51岁患者的内侧平台缺损;B,使用同种异体股骨头移植恢复骨量;
C,手术后10年,移植物已愈合,没有松动的迹象

组配式增厚楔形垫片

在 20 世纪 80 年代早期，P. Brooks 与 P. Walker 和我一起进行了基础研究，对骨缺损以骨水泥、骨水泥和螺钉、丙烯酸垫块、金属垫块或定制假体重建后，记录应力产生的胫骨托偏移量。Brooks 发现，使用组配式楔形垫块可以最大限度地减少偏移度，定制一体化假体与垫块相比没有明显优势。通过这项研究，Walker 在 Kinematic Ⅱ（Stryker How-medica, Mahwah, NJ）膝关节系统（图 11 - 14）中设计了组配式金属垫片，用骨水泥粘接到胫骨托的下表面。1984 年 9 月，我植入了第一个组配式楔形垫块，在 1 例严重膝内翻伴内侧平台缺损的

TKA 术中（图 11 - 15）。在随后的 20 年中，几乎所有假体系统都被植入各种形状和尺寸的组配式垫块。我们的初步结果表明，骨水泥固定的楔形垫块功能良好[3]。垫块也可以用螺栓连接到胫骨托上。自带角度的胫骨截骨模块有助于骨面准备。另一种有效的截骨方法是，将所选择的垫块组配到胫骨托试模上，并将试模插入胫骨，直至缺损的水平，然后将楔形垫块的下表面作为截骨的角度和水平。在过去 10 年，成角半楔形组配式垫块已被矩形垫块替代（图 11 - 16）。考虑到垫块界面存在应力传导，这一趋势是合理的，但可能需要多切除一些正常的骨质。

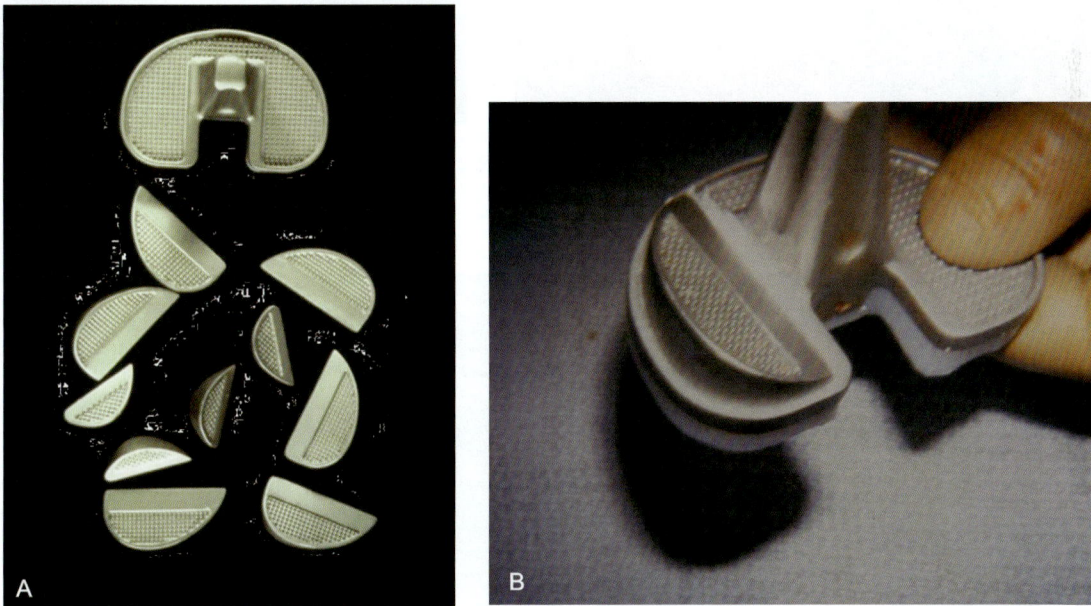

图 11 - 14　A, Kinematic Ⅱ胫骨假体设计的组配式楔形垫垫块；B, 垫块通过骨水泥固定在胫骨基托下表面

骨小梁金属锥形套管和干骺端袖套

最近有两项发明可用于恢复骨量并增强股骨侧和胫骨侧固定。第一种是使用预先制备好的金属骨小梁锥形套管或垫块，它们具有各种尺寸和形状。第二种是类似于干骺端形状的金属袖套植入物（图 11 - 16）。这些都被应用于大量骨质丢失的情况。它们作为可靠的金属替代物，能与宿主骨整合。但其缺点在于经常需要切除邻近的一些正常骨质以适配，这两种方法将在形式和用途上不断发展演变[4, 5]。

定制假体

有些不常见的胫骨解剖和骨缺损需要定制假体。其制备所需时间较长，使其应用相对复杂。在实际手术中，骨缺损可能随着时间或由于先前假体的取出而有所改变，可能使得定制假体在该情况下不适用。并且，一次性使用的成本相对较高。最常见的定制假体是带偏心的胫骨延长杆，这对有胫骨截骨术史或骨折病史的患者是有必要的（图 11 - 17）。目前，大多数全膝关节系统都可以提供组配式或一体式的偏心延长杆。

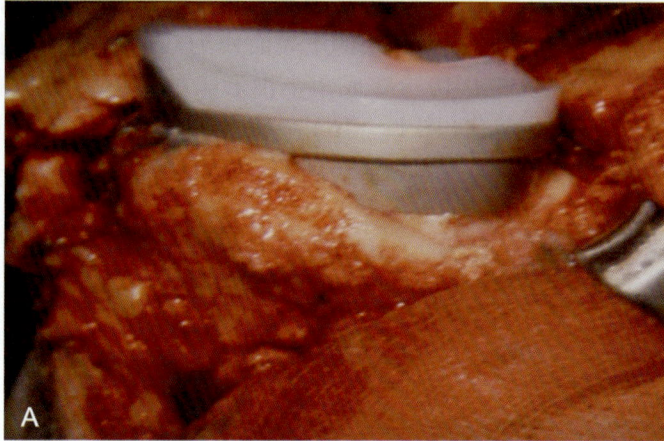

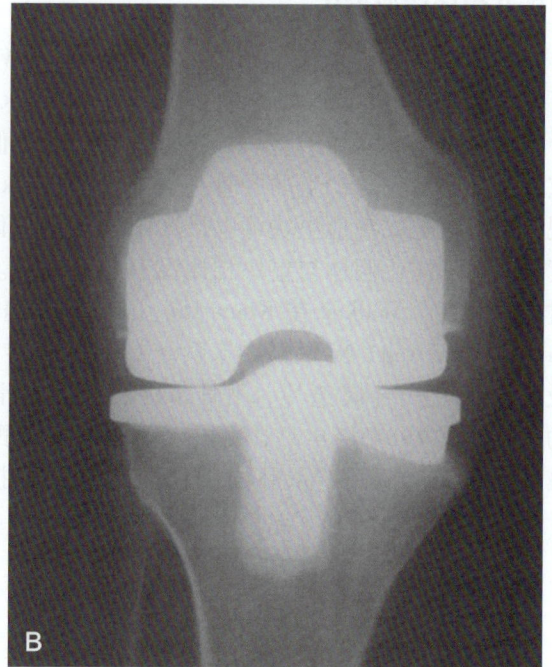

图 11 –15　A，1984 年 9 月首次植入；B，术后 X 线片显示力线恢复

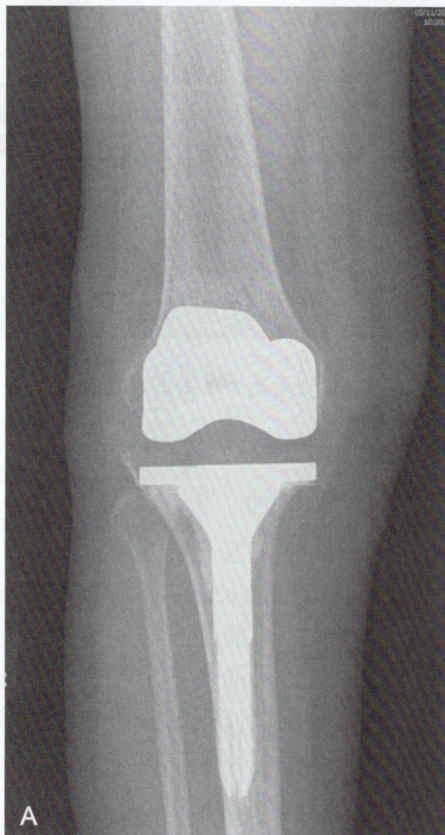

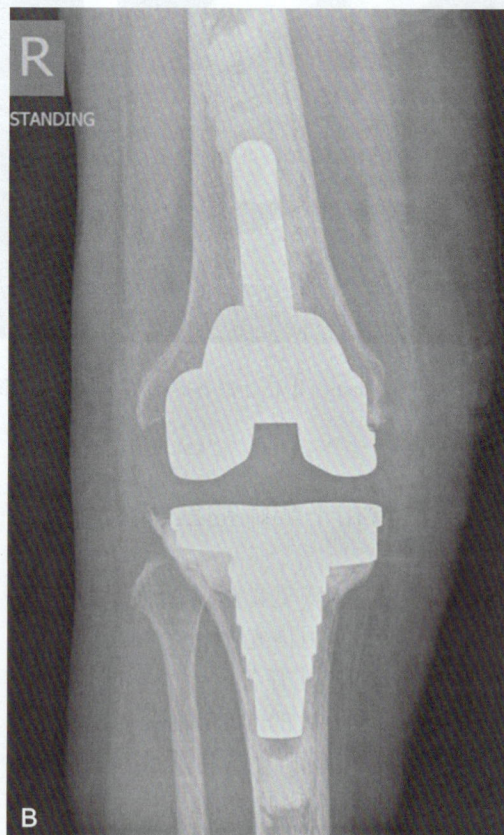

图 11 –16　A，带延长杆胫骨假体的明显下沉和内翻位移；B，内侧和外侧垫块结合干骺端袖套重建胫骨骨量和固定

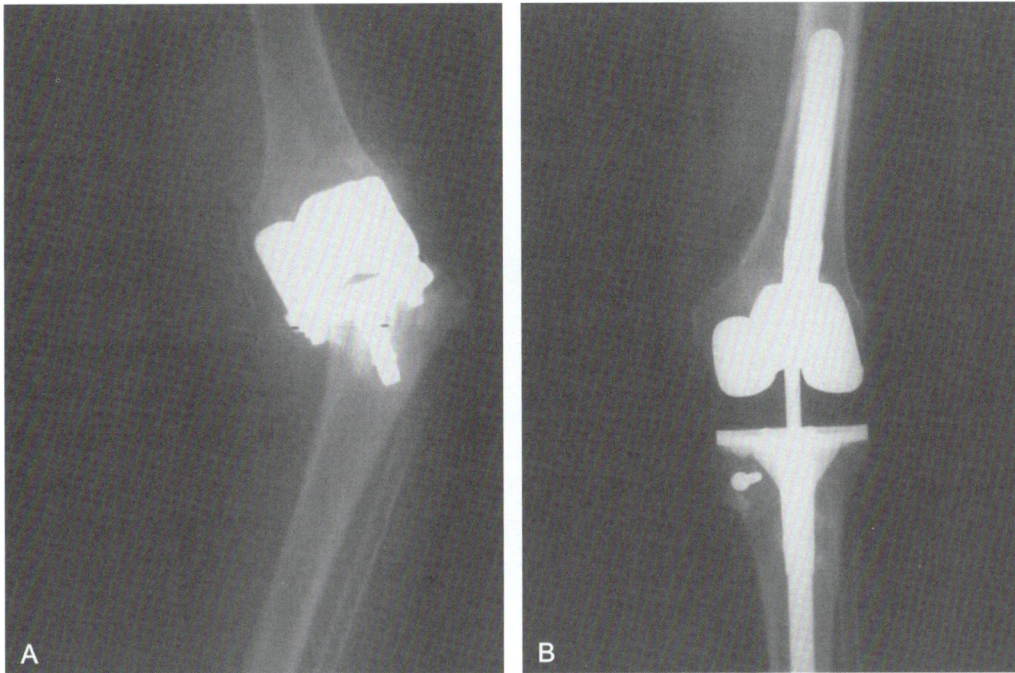

图 11－17　A，全膝关节置换术失败合并胫骨干偏心畸形；B，使用定制带偏心胫骨延长杆

总结

股骨和胫骨骨缺损有多种解决方案。包括骨移植，单独使用骨水泥，骨水泥加螺钉，垫块以及定制假体。对股骨和胫骨侧的所有包容性骨缺损，建议采用骨移植。可以使用打压植骨技术处理较大的中央型骨缺损。大块骨移植适合年轻患者，尽可能恢复骨量。在特殊情况下有时需要较大的股骨或胫骨同种异体骨移植。单独使用延长杆和骨水泥足以解决较小的骨缺损并实现稳定性。对于某些中央型和周围型的骨缺损，骨水泥加螺钉增强稳定性，既费用低廉又有效。组配式垫块、骨小梁金属垫块、延长杆(是否加干骺端袖套)和各种聚乙烯垫片可以解决骨缺损、假体固定和稳定性等问题。对特定的患者，可能需要组合多种技术。在这个组配式的时代，对定制假体的需求越来越少。

参考文献

1. Lotke PA, Wong RY, Ecker ML. The use of methylmethacrylate in primary total knee replacements with large tibial defects. Clin Orthop, 1991, 270: 288 – 294.

2. Brooks PJ, Walker PS, Scott RD. Tibial component fixation in deficient tibial bone stock. Clin Orthop, , 1984, 183: 302 – 308.

3. Brand MG, Daley RJ, Ewald FC, et al. Tibial tray augmentation with modular metal wedges for tibial bone stock deficiency. Clin Orthop, 1989, 248: 71 – 79.

4. Derome P, Sternheim A, Backstein D, et al. Treatment of large bone defects with trabecular metal cones in revision total knee arthroplasty: short term clinical and radiographic outcomes. J Arthroplasty, 2014, 29: 122 – 126.

5. Agarwal S, Azam A, Morgan-Jones R. Metal metaphyseal sleeves in revision total knee replacement. Bone Joint J Br, 2013, 95: 1640 – 1644.

第 12 章

双侧同期全膝关节置换

由于膝关节炎具有显著的双侧发生率，因此患者和外科医生通常都会考虑双侧同期行全膝关节置换术（TKA）。对于适当的被选患者，我是这一方案的坚定拥护者，并且在我的行医生涯里，在膝关节置换患者中双侧膝关节置换的概率为 10% ~ 20%。

决策

当考虑为患者进行双侧同期膝关节置换时，其双膝都必须存在明显的结构损伤。最好是患者无法区分哪个膝关节的损伤更严重。在不确定的情况下，要求患者假设损伤更严重的膝关节是正常的。然后问患者是否考虑对另一侧膝关节进行置换。如果这个问题的答案是"是的"，则认为该患者是双侧膝关节置换的潜在候选人。如果答案是"不"，则建议只对更严重的膝关节进行置换，并且另一侧膝关节的手术可以延迟较长的一段时间。

双侧同期 TKA 的较强适应证是双侧严重成角畸形（图 12 - 1）、双侧严重屈曲挛缩和麻醉困难（即解剖或医学上难以实施麻醉的患者）。例如一些类风湿关节炎或严重强直性脊柱炎的成年人或青少年患者。

双侧同期 TKA 的相对适应证包括需要多次额外的手术才能达到满意的功能、患者的经济或社会因素方面的考虑。

双侧同期 TKA 的禁忌证包括身体衰弱（特别是患有心脏疾病）、主观不愿意和疼痛阈值非常低的患者。高龄（≥80 岁）只是一种相对禁忌证[1]。

麻醉注意事项

在进行双侧同期 TKA 时，首选区域麻醉。传统上采用硬膜外麻醉和留置导管的形式。导管维持 24 ~ 48 小时，此后将其封堵或移除并以口服药物替代。或者，可以使用双侧股神经阻滞加全身麻醉。随着关节囊周围注射技术的出现，在麻醉技术方面将继续发展。

抗凝

在手术前一晚应用华法林，开始抗凝治疗预防深静脉血栓形成（DVT）。剂量为 4 ~ 10 mg，取决于患者的身高、体重、年龄和健康状况。住院期间，通过改变华法林剂量将国际标准化比值（INR）调整到 1.8 ~ 2.2。INR 通常需要 2 ~ 3 天才能调整到合适范围，硬膜外导管可留置 48 小时，并在患者接受大剂量抗凝治疗之前安全移除。这一目标有时无法实现，导管必须封堵后维持在原位，直到 INR 降至安全范围。不同麻醉医生的安全范围有所不同。

INR 调整正常后患者出院，继续使用华法林 4 周。每周 2 次上门抽血或门诊抽血监测 INR 值。停用华法林后，患者转为每日口服 81 mg 阿司匹林，至少 6 周。

其他可能降低 DVT 的辅助措施包括使用硬膜外麻醉，术后立即应用脉冲弹力袜，以及患者早期活动（当天），如站立和短距离行走。

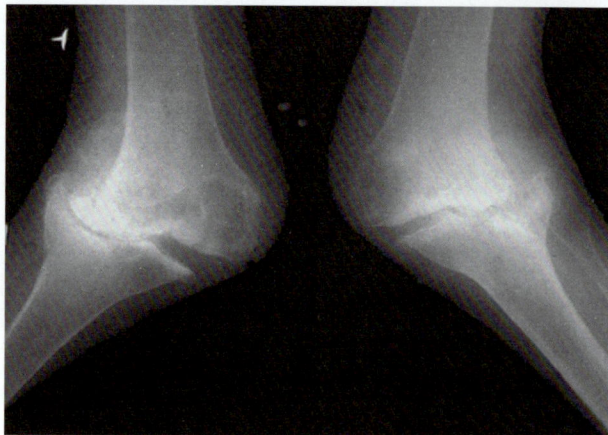

图 12-1　双侧严重畸的形患者是双侧同期
全膝关节置换术的候选者

负重

无论股骨假体是骨水泥型还是生物型固定，双侧同期 TKA 患者的负重都是相同的。先使用助行器步行活动。大多数患者在术后行走超过 30 英尺（1 英尺 = 0.3048 米）时发展为使用双拐和四点步态。我还允许患者使用拐杖在室内进行短距离的完全负重步行。

手术后第 4 周，患者开始在室外使用单拐或手杖，在室内和家中不需要支撑。如果他们感觉已经准备好了，也可允许他们在手术后第 4 周开始开车。完全恢复通常需要 3~6 个月，具体取决于个人情况。

手术技术

我，在最近的几百例双侧同期 TKA 手术中，制定了一套常规的手术方案。双下肢同时准备和铺单。在止血带充气前至少 10 min 静脉注射初始剂量的抗生素（通常为 1 g 头孢类抗生素）。手术从症状更重的一侧开始，如果没有一侧膝关节明显比另一侧更差，手术从右侧开始。从症状更重的一侧开始的原因是，以防由于麻醉原因必须在完成一侧手术后取消另一侧的手术。

一侧植入假体后，将止血带放气并静脉注射第二剂抗生素（通常为 500 mg 头孢类抗生素）。缝合关节囊并测量抗重力屈曲角度，一组成员完成第一侧的皮下和皮肤缝合，另一组对另一侧止血带充气

并开始手术显露。当第二个止血带放气时，给予第三剂抗生素（通常为 500 mg 头孢菌素，对行 1 次双膝同期 TKA 患者的抗生素总剂量为 2 g）。

如果将在第一侧膝关节皮肤缝合最后阶段使用的器械留在台上并用于第二侧膝关节手术，膝关节伤口可能会发生交叉污染。出于这个原因，我会隔离第一侧皮肤缝合器械，并在使用后将它们递下台，而且当参与第一侧手术的团队成员开始参与到第二侧手术时，更换手术手套。

切口长度

患者会注意双侧膝关节的皮肤切口长度是否有不同。因此，我会尽量测量它们并保持它们的长度相同。但是，如果患者在床边指出这一差异，我也准备了一个迅速的回答，会告知患者，术者对切口较长的这一侧所需的工作量多一些。

对患者的预防性建议

因为很少有接受双侧同期 TKA 治疗的患者对双侧膝关节在术后不久的感觉是相同的，所以我会提醒他们通常一侧膝关节会比另一侧更好，且恢复更快；并告诉他们把这个膝关节想象成他们"更好"的膝关节，而不是把另一个膝关节称为"更糟糕"的膝关节。

患者满意度

在我的临床工作中，几乎所有患者在完全康复后都为自己选择了同期双膝置换感到高兴。许多人自愿成为这项技术的患者倡导者，并愿意与考虑接受双侧 TKA 的患者进行术前交谈。我保留了一份这样的患者名单，以便于希望与有过这种经历的人交谈的术前候选者联系他们。

对进行双侧同期手术有任何犹豫的患者，应该分次手术。在这种情况下，建议两侧膝关节手术的间隔期至少为 3 个月，并鼓励患者进一步延迟另一侧的手术。在许多情况下，另一侧得到缓解，在第一侧手术后变得更能接受。

双侧翻修

不建议进行双侧膝关节翻修术，除非一侧只是相对较小的手术，如垫片更换。

关节翻修术通常涉及股骨侧和胫骨侧的髓内器械和扩髓操作。即使在简单的双侧初次膝关节置换术中，也应避免使用髓内胫骨定位装置，以尽可能降低在同一麻醉期发生与手术器械相关的脂肪栓塞。

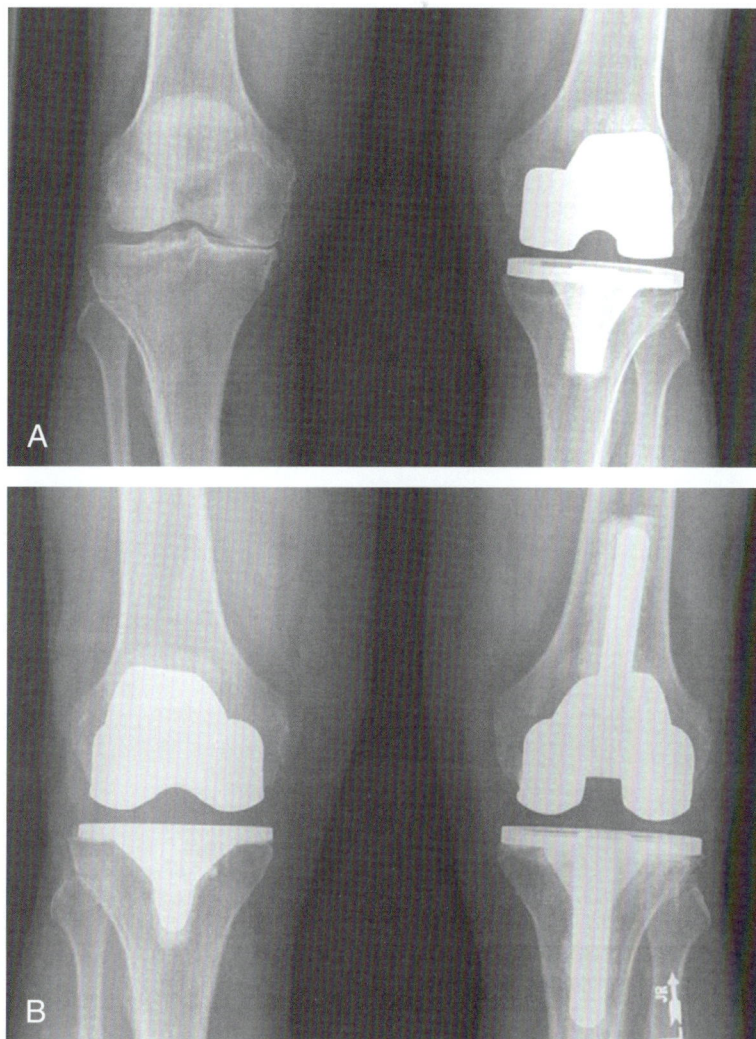

图 12-2　A，患者需要同期进行初次置换和翻修手术；B，首先进行初次置换，并在翻修侧行截下的自体骨移植

总结

我是双侧同期初次 TKA 的倡导者，其经治的患者有 10% ~ 20% 接受了这种手术。回顾分析 500 多例这类患者，我发现只要患者选择和手术技术应用合适，并发症的发生率均较低且满意度较高。

参考文献

1.　Cahill C，Schwarzkopf R，Sinha S，et al. Simultaneous bilateral knee arthroplasty in octogenarians：can it be safe and effective？J Arthroplasty，2014，29：998 - 1000. doi：10. 1016/j. arth. 2013. 10. 026. ［Epub ahead of print］.

第 13 章

全膝关节置换术与感染

全膝关节置换术后感染是灾难性的并发症。最幸运的是，迄今为止，我职业生涯中所完成的超过5000例初次全膝关节置换术均未出现早期的深部感染。但我们发现初次全膝关节置换术后平均10年随访结果显示0.6%的患者出现了迟发"转移性"感染[1]。以下是我从治疗迟发感染中获得的经验，其中包括我经治的患者，也包括因膝关节感染转诊过来的患者。

围术期期预防措施

显然，预防感染要优于治疗感染。术前、术中和术后都可采取预防措施将感染的可能降至最低。

对于存在潜在的活跃感染部位且可播散至膝关节的所有患者，都应对其进行术前筛查。最常见的为口咽部及泌尿系统感染。任何存在鼻窦炎、咽炎等慢性感染的患者在术前应接受耳鼻喉科医生治疗。有慢性口腔感染的患者应该在关节置换之前完成相关治疗。

对有反复泌尿系统感染史的女性患者，均应在术前进行尿常规检测及尿培养。

任何活跃的尿路感染都应得到治疗，慢性问题应由泌尿科医生排查。对于术前尿培养结果为阳性的患者，如果沉淀物中白细胞较少且患者完全没有症状，则无需取消手术。对清洁尿液或导尿样本进行复查有助于明确是否需要抗生素治疗。当培养结果为阳性且菌群数大于10万，但沉淀物为良性且患者无症状时，嘱患者术前口服抗生素，并在关节置换手术前在手术室通过导尿管采集尿样。

术前杀菌剂擦洗皮肤

要求所有的患者都在术前2天开始使用氯己定（洗必泰）进行皮肤消毒，每天2次。理论上，这样做能够减少细菌在皮肤上定植和污染的机会。

手术消毒与铺单

对于TKA，我通常消毒整个下肢，包括足部。虽然，被铺单包裹的足部不在术区范围内，但我依然倾向于对该部位消毒，以防止包裹足部的铺单在术中出现破损。将无菌弹力腿套从消毒过的足部向上一直包裹到止血带的高度。弹力腿套为两层，将外层剪开后使用标记笔对切口进行标识，然后剪开内层并向内、外侧翻折数厘米。标记皮肤切口后，使用聚维酮碘膜将整个术野封闭。应注意在铺单过程中不要触碰患者皮肤，完成铺单后更换外层手套（见第3章）。

层流与紫外线光照

我以前经常被专科培训医生与住院医生提问，层流和紫外线光照哪种方法更好。这两种方法均具有其优势，并且可有效抑制感染。紫外线光照的成本较低，要求所有手术室人员都遮盖住眼睛和皮肤，这样可能会降低细菌从手术室人员身上脱落的潜在风险。术中使用紫外线光照可以对操作区域进行消毒，这使得我对同期双侧膝关节置换更为放心。当在层流条件下做双侧膝关节同期置换术时，会在对第一侧膝关节关闭皮肤时，将使用过的器械隔离并撤下手术台，同时更换外层手套（见第12章）。

静脉应用抗生素

静脉应用抗生素早已被证明可降低骨科手术围术期伤口的感染率。我们常规使用第二代头孢菌素，在止血带充气至少 10 min 前静脉给药 1 g，止血带放气时再给药 1 g，使伤口血肿内的抗生素含量达到最高。之后继续使用 3 次抗生素，每次间隔 8 小时。对于青霉素过敏的患者，我仍然使用头孢菌素，除非出现了某种过敏症状。在麻醉医生的监测下谨慎给予试验剂量，如试验剂量可耐受，则使用标准剂量。尽管存在青霉素与头孢菌素之间交叉过敏的发生率高达 15% 的说法，但在过去 20 年里，我使用该方案治疗了数百例患者，还未遇到这种交叉过敏反应。因此，对确定能够耐受试验剂量的青霉素过敏患者，使用头孢菌素应该是合适的。

正确的皮肤切口

应对膝关节既往的手术切口予以重视。膝关节不能耐受多个平行的切口，尤其不能将平行切口置于原有外侧切口的内侧(见第 14 章)。如果皮肤出现破溃，很容易发生感染。标准的切口长度大约为 15 cm，起自髌骨上方 5 cm，沿股骨干中央走形，通过髌骨内侧 1/3，最后远端止于胫骨结节内侧面。通常如果存在几处先前的手术切口，在能够完成置换手术的前提下尽量选择最外侧的切口，或选择最近顺利愈合的切口(见第 14 章)。相比之下，内侧的皮瓣较外侧皮瓣安全。对于存在疑问的患者，可在止血带充气前切开皮肤，如果切口边缘血运较差，可中止手术并请整形外科医生会诊。我曾成功应用组织扩张器处理过几例因创伤后、皮肤移植或陈旧性窦道愈合所致的皮肤极度菲薄、黏连的情况。

切口处理

切开皮肤与关节囊后，我一直沿关节囊用缝线临时固定切口保护巾，防止皮下组织受术中碎屑以及手术室光照后干燥的影响。保护巾用生理盐水浸湿，在手术结束前将其去除。通过该方法处理的皮下组织的健康状况与未使用湿巾保护而出现褐色、干燥的情况明显不同(图 13 - 1)。

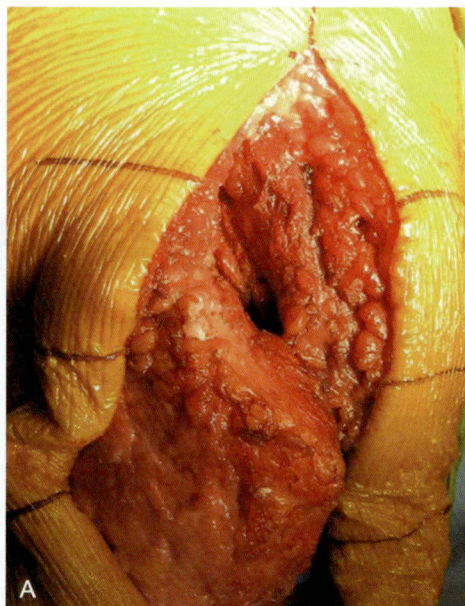

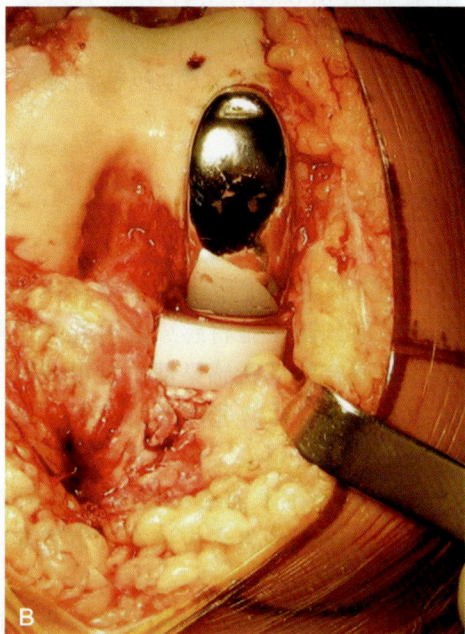

图 13 - 1 A，未使用湿巾保护的皮下组织在术中干燥；B，湿巾可使组织更健康和更能抵抗感染

感染通常是因皮肤及皮下组织血供不良继发切口坏死所致。因此，进行外侧支持带松解时，应尽量保留膝上外侧动脉(图 13 - 2)。感染也可能由较大的血肿导致切口破裂引起，为将此可能性降至最低，可在关闭切口时松开止血带，检查有无明显的出血点。

康复期间，如果关节囊失去其完整性，可能导致切口问题。因此，可选择高强度的单纤维缝线间断缝合关节囊，常用 1 号聚二噁烷酮(PDS)缝线。

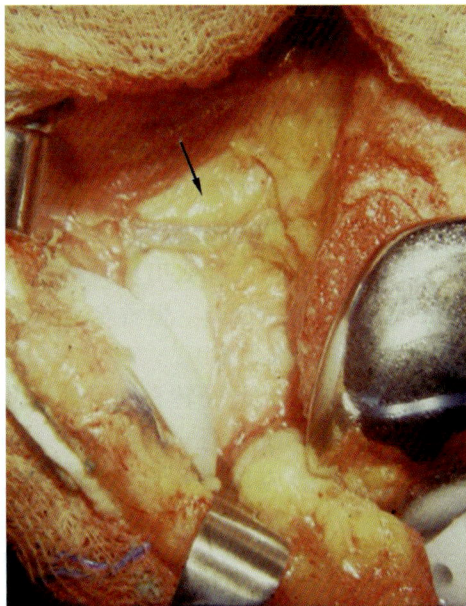

图 13-2　应尽量保留膝上外侧动脉(箭头所示)，
以确保髌骨及其上方皮瓣的血供

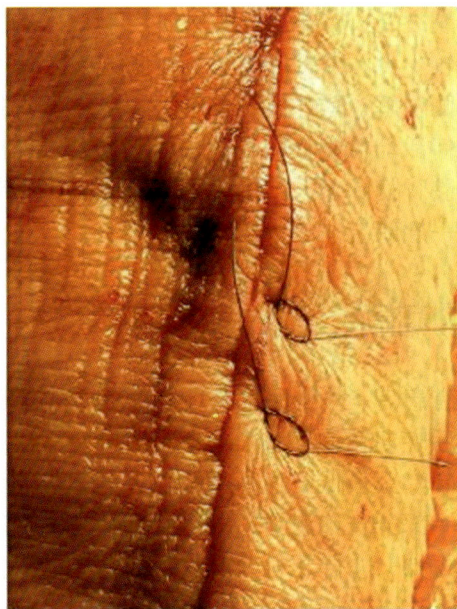

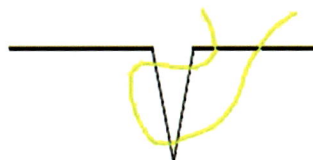

图 13-3　改良 Donati 间断缝合法保护外侧皮瓣血供

对于 TKA 术后留置引流管尚存在争议。支持不必放置引流的研究仅仅纳入了几百例病例。我认为，如果对 1000 例未放置引流管的患者进行回顾，至少会发现 1 例切口裂开、坏死、继发感染，甚至出现骨筋膜室综合征的情况，从而给患者及社会增加成本，且远超过 1000 个引流装置的价格。引流主要在术后的前几个小时发挥作用，所以通常在术后第二天早上停止引流。如果因为某些原因导致引流量增加，则将膝关节屈曲 30 min 并夹闭引流。如果引流量仍较多，考虑拔除引流管，仔细观察伤口 24 小时，必要时可将患者送入手术室控制出血。但根据我的经验，这几乎不需要。

皮肤缝合是 TKA 手术最重要的步骤之一。应仔细将皮缘准确对合。选用改良的 Donati 缝合法(图 13-3)，即位于外侧皮下的垂直褥式缝合(外侧更易于发生皮肤坏死)。皮下间断缝合优于连续缝合的原因在于，膝关节从伸直到屈曲位，切口长度可延长达 40%，活动过程中对皮下缝合产生反复张力，而间断缝合在处理浅表切口分离或感染时可去除局部几处缝线。

任何围术期的切口问题都应积极处理以防出现继发感染(见第 14 章)。如果术后 48 小时后持续存在切口渗出，应选择对该区域进行消毒准备并使用二苯乙醇酮覆盖，无菌胶条封闭伤口。如果问题未能解决，将患者送入手术室处理。对膝关节分别进行关节液穿刺、细胞计数与培养。获取培养标本后开始应用抗生素(预防目的而非治疗)。去除局部几针，冲洗切口，完成小清创，然后使用间断垂直褥式缝合再次关闭切口。继续预防性应用抗生素数日，直至伤口完全愈合。如果关节穿刺结果阳性，且细胞计数较高或培养阳性，则需要进行彻底清创与膝关节灌洗。

皮肤坏死

如果出现皮肤坏死，治疗的目标在于将问题局限于表层。为使缝合后的关节囊封闭，应停止一切屈膝练习并使用膝关节固定器进行保护。对坏死的面积以及渗出的程度进行评估。至少有 5 种治疗方法可供选择。第一种，也是最常见的方法，即使焦痂坏死下方的皮肤转为肉芽增生，这种方法在切口保持干燥并且坏死区域只有数毫米宽的情况下可行。第二种方法是在皮肤柔软的条件下切除坏死区域后一期缝合。第三种方法在切除坏死部位后选择中厚皮片移植，通常在深部组织愈合良好后较晚进行。第四种方法是，如果坏死面积较大，切口破溃且关节囊裂开，需要进行腓肠肌皮瓣转移。第五种方法比较少见，当患者接受了内侧关节囊切开和广泛的外侧松解，髌骨将失去血供。锝元素骨扫描髌骨无任何活动可确诊髌骨失去血运，在这种情况下可考虑髌骨切除术，以获得足够的皮肤与关节囊组织完成一期闭合。

术后预防措施

只有患者、外科医生及牙医均充分了解膝关节置换术后晚期转移性感染的潜在风险后，才有望将其发生率降至最低。这种感染的可能性应作为术前教育的一部分告知患者，在办理出院前出院须知中应明确告知，进行牙科及其他医疗操作(如膀胱镜及结肠镜检查)前后须预防性应用抗生素。可采用美国心脏协会的指南建议，牙科操作前1小时使用阿莫西林2 g。对于其他手术操作，相关医生选择适当抗生素。对关节置换术后2年是否在牙科操作前继续常规应用抗生素存在争议。如果没有不耐受或过敏的情况，建议继续使用。

感染的分类

至少有3种方法可对TKA术后感染进行分类。第一种将其分为早期与晚期感染；第二种根据其原因分为手术种植性与晚期血源性感染；第三种将其分为急性与慢性感染。

将感染分为早期与晚期有助于判断医生的手术感染率是否令人满意，并对感染率较高的情况查找原因。我将术后3个月内出现的感染视为早期感染，而晚期感染首次出现症状应至少在手术后1年。显然，有一些感染介于早期与晚期之间。有些晚期感染可能由早期低度感染发展而来，病史中存在术后持续性的疼痛与肿胀。早期感染率应控制在1%以下，而手术量较大的医疗中心报道的感染率为0.3%～0.5%。如前所述，我完成的5000多例初次TKA手术未出现1例早期深部感染。一方面因为运气不错，但也与前文讨论的各种预防措施有关[1]。

第二种分类方法可以区分感染是来源于手术种植还是晚期远处转移。如果感染来自于手术种植，术者必须追查其来源以防止此类并发症的再发。如果感染来源于远处转移，必须对转移来源定位，以

确保解决膝关节感染后该问题不再发生。转移感染的出现说明对患者及接诊医生的宣教不足，应意识到其潜在可能性，且应在牙科、膀胱镜等操作前采取必要预防措施。

急性与慢性感染的分类对于治疗方式的选择最为重要，其他因素包括切口状况(闭合或存在渗出)、骨—骨水泥界面(正常或出现分离)、病原菌(对多种抗生素敏感或耐药)、患者全身状态(患者能否经受大手术或多次手术)。

当晚期感染来源于远处转移时，处理TKA感染应寻找其他部位的感染灶，同时查红细胞沉降率与C-反应蛋白。应该进行膝关节穿刺，标本送检细胞计数、分类、需氧菌及厌氧菌的培养，可疑情况下行真菌培养。细胞计数与分类十分重要，如果细菌在实验室中难以成功培养，细胞计数升高但培养阴性的情况仍可诊断为感染。例如，穿刺液细胞计数80000/mm^3，有核细胞占比98%，即使培养阴性仍可诊断为感染。另一方面，如果培养结果阳性，但高倍镜视野细胞计数小于100且有核细胞较少，则可能由于标本污染而非感染。当然，这些结果也与临床表现以及红细胞沉降率、C-反应蛋白结果相关。如果常规检查无法明确感染，经皮滑膜活检进行组织学检查及培养可有助于诊断。

X线片有助于衡量骨—骨水泥界面是否存在分层。若出现界面分离应将假体取出，如果界面完好说明可以保留假体，但这同时取决于下文讨论的其他因素。可进行锝元素骨扫描检查(图13-4)。如果对术后1年功能良好的膝关节考虑保留假体，但骨扫描显示膝关节局限性的核素摄取显著增多，则极有可能出现骨质感染，应将假体取出。

治疗方法的选择

对TKA感染至少存在7种治疗方法，这些方案均包括静脉应用抗生素4～6周。第一种方法是封闭式治疗，即反复关节穿刺或关节镜下灌洗。第二种方法包括开放清创，滑膜切除、保留假体并更换组配式的垫片。第三种方法包括清创、滑膜切除并一期更换假体。第四种方法包括清创、滑膜切除，取出假体后延期更换假体。第五种方法为清创、滑膜切除以及永久性的关节切除成形术。第六种方法为清创、滑膜切除术及膝关节融合术。第七

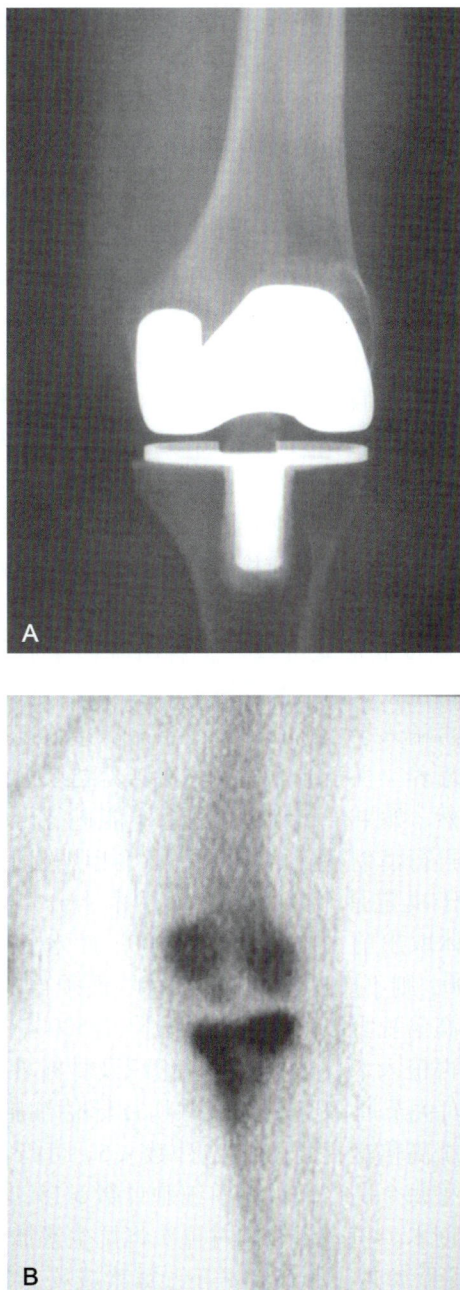

图 13-4　A，晚期转移性感染患者的 X 线片未见松动迹象；B，该患者的骨扫描结果显示局部核素摄取增加，不应该保留假体

种方法是在严重感染难以控制的情况下截肢，以保全生命。

封闭式治疗

封闭式治疗的指征不常见，但它适用于某些情况。这些情况包括感染急性发作（24～48 小时），切口完整，致病菌对抗生素敏感、骨—骨水泥界面完整以及因为合并症手术风险较高等。如果患者能

够耐受局麻下的关节镜灌洗治疗，该办法也可作为一种适当的辅助治疗。

开放清创、滑膜切除及更换垫片

除麻醉风险外，该方法的指征与封闭式治疗类似，包括切口完整、致病菌对抗生素敏感、骨—骨水泥界面完整、骨扫描未见局灶性的核素摄取增多等。该治疗方案对金黄色葡萄球菌感染的治疗成功率较低。

一期更换假体

一期更换假体的适应证为急性感染以及切口完整、骨—骨水泥界面分离的急性或慢性感染。我倾向于选择致病菌对抗生素敏感的患者，如对青霉素高度敏感的链球菌感染，对此类病例有 4 例成功经验。一个额外适应证为患者不能耐受多次手术的风险。近年来，一期更换假体的指征变广，应用也逐渐增多。通常应在取出和再植入假体的操作间重新消毒铺单，并更换无菌器械。

二期假体置换

二期假体置换是治疗 TKA 感染最常见且被广泛接受的治疗方法。应用于急性或慢性感染、切口完整或存在渗出，骨—骨水泥界面分离（或骨扫描阳性）等情况。如果足够幸运，致病菌对标准抗生素治疗敏感。

二期置换方案

二期置换的治疗方案随着时代发展而演变，以下所述是我在过去 30 年中成功治疗所使用的基本方案。

对可疑感染的膝关节进行关节穿刺并完成细胞计数、分类以及需氧菌、厌氧菌培养。如前所述，细胞计数结果极为重要，连续多次细胞计数的结果也可以帮助追踪治疗的进展。

细胞计数及培养完成后，开始静脉应用根据感染科医生会诊结果选择的抗生素，通常选择广谱抗生素或最可能有效的抗生素，例如考虑感染由尿路感染转移而来。如果患者全身状态尚可，推迟 24～48 小时后进行关节切开及清创术，可初步治疗关节周围组织，并有助于术者在清创过程中确定组织是否健康。等待 48 小时可获得最终细菌培养与药敏结果，对治疗也有帮助，如果先前选择的抗生素

不合适，可更换为最有效的抗生素。

手术选择标准髌旁内侧入路切开关节囊，为便于翻转髌骨可行股四头肌肌腱斜切术或松解。彻底清创并切除滑膜，将假体全部取出，同时尽可能将残留的骨水泥全部取出。使用至少 2 L 液体对关节进行脉冲冲洗。置入载抗生素的骨水泥占位器，以达到填充无效腔、保持股骨与胫骨分离，以及方便后续的假体再植入手术等目的。依据股骨与胫骨之间的间隙大小，需使用 2~4 袋骨水泥。最常加入的抗生素为妥布霉素（每袋最多加入 3.6 g）及万古霉素（每袋最多加入 3 g），实际剂量由术者决定并与患者的并发症相关。松开止血带植入占位器，以防止骨与骨水泥之间界面出现固定，便于假体再植入时取出。占位器下方应制作一个柄状凸起置入胫骨干骺端，防止占位器向外周移位脱离骨组织与软组织发生撞击。最重要的是防止占位器向前方挤出而损伤股四头肌肌腱。将骨水泥占位器置入股骨与胫骨之间的间隙，并通过胫骨侧占位器的柄固定于胫骨髓腔后，牵引膝关节，保持在大约外翻5°、屈曲 10~15°的位置。此时，助手对占位器进行塑形，使其不超过骨的边缘，并去除多余的骨水泥。同时，在占位器前方塑形一个滑车与髌骨腹侧面形成关节，以保持髌骨活动度（图 13-5）。

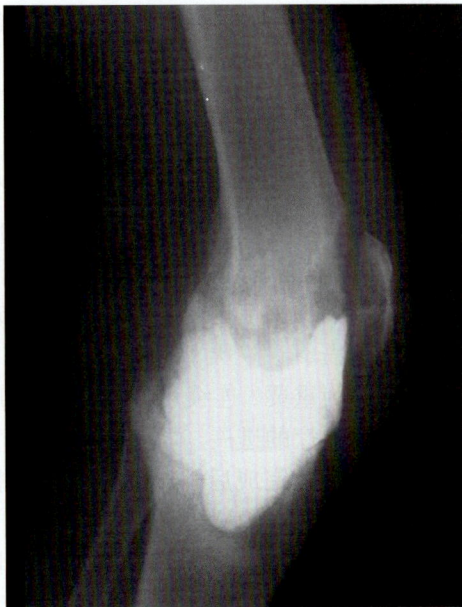

图 13-5 载抗生素的骨水泥占位器具有滑车和胫骨柄结构

骨水泥聚合后，在外侧放置 2 根引流管。膝关节切口分两层闭合，均使用单丝缝线。我选择 1 号

PDS 线缝合关节囊，3-0 尼龙缝线垂直褥式缝合皮肤及皮下组织。为确保皮肤边缘对齐，垂直褥式缝合之间可使用简单缝合，伤口表面使用免缝无菌胶带加固。术后将膝关节置于标准的膝关节制动装置之上，以便随时观察伤口。或者可用骨折固定支具制动下肢。选择合适的抗生素静脉用药 6 周，如果一切顺利，4 周后可行假体再植入术，之后继续静脉应用抗生素 2 周。

一些医生主张使用载抗生素丙烯酸假体或金属—全聚乙烯假体作为占位替代，将其松弛植入不固定，希望获得更好的疼痛缓解、稳定性及活动度。我对此技术尚无经验。

术后 24 小时拔除引流管。术后 48 小时或伤口渗出明显的情况下提前检查伤口。患者在可耐受的情况下拄双拐或助行器部分负重行走。术后 10~14 天拆除皮肤尼龙缝线。患者出院回家后继续静脉应用抗生素，直到术后约 4 周再入院行假体再植入术。再植入手术前 3~4 天行关节穿刺复查细胞计数及培养。由于应用抗生素，培养结果大多为阴性。显然，如果培养结果阳性，不能进行再植入手术而须再行清创术。培养结果最可能阴性时，细胞计数对于决定是否进行再植入手术十分重要。例如，假体取出前细胞计数为 80000，而术后 3.5 周为 60000，则不应进行再植入手术，而须再次清创。如果在高倍视野以下白细胞计数降至 5000，可以进行假体再植入术。术中获取软组织及骨标本再进行培养，对关节周围组织送冷冻切片评估细胞计数。如果每个高倍镜视野白细胞计数 <5，可行再植入术。如果每个高倍镜视野白细胞计数 >15，必须再次行清创术。植入新假体时再次将抗生素加入骨水泥（每袋骨水泥中加入 1 g 万古霉素或妥布霉素），继续静脉应用抗生素 2 周，抗生素治疗总时长为 6 周。感染科医生会建议对一些患者使用一段时间的抗生素。有时一些存在慢性感染病灶的患者需要终身使用抗生素，例如对口咽部感染患者每日 2 次使用青霉素 V 钾 250 mg。

切除成形术

切除成形术常作为前文所述的二期置换方案中的过渡环节。极少情况下需要永久性关节切除成形术。例如，我经治的一位转诊而来就诊的老年患者存在慢性窦道，致病菌为 3 种革兰阴性菌。术中未使用骨水泥占位器，关节切除成形术后石膏固定 6

周。这位老年患者已出院回家并对疗效满意，膝关节稳定、力线较好，助行器辅助下行走时无疼痛。

膝关节融合术

膝关节融合术常作为延期置换失败的补救措施，尤其在伸膝装置缺失的情况下。膝关节融合术的技术不断发展，从外固定发展到钢板或髓内钉固定。我们必须意识到，虽然它是延迟置换失败时推荐使用的补救措施，但并不能保证感染被根除，因为成功融合后可能持续存在慢性骨髓炎。因此，我并不主张将髓内钉埋入骨性融合后无法接近的位置。

截肢术

我经治了 1 例为挽救生命进行截肢的患者。该患者为糖尿病合并慢性肾功能不全进行透析者，由于动静脉瘘感染引发败血症后播散至人工膝关节。同侧足部出现坏疽，之后进行膝上截肢术。应告诫

患者，在非常罕见的情况下可能需要截肢。

总结

TKA 术后感染是灾难性的并发症，预防其发生最重要。初次置换早期感染发生率应低于 0.5%，随访 10 年的晚期转移性感染的发生率为 1%。很多出现晚期感染的患者存在免疫系统缺陷。转移性感染的来源包括肺炎、泌尿系统感染、足部溃疡感染、口腔感染以及憩室炎。至少有 7 种治疗方案可用于 TKA 术后感染的治疗，所有方案均包括静脉注射抗生素 6 周。

参考文献

1. Cook JL, Scott RD, Long W. Late hematogenous infections after total knee arthroplasty: a single surgeon's experience after 3031 consecutive total knee arthroplasties. J Knee Surg, 2007, 20: 27–33.

第 14 章

全膝关节置换术中问题的预防与处理

在常规和非常规全膝关节置换术（TKA）中可能会遇到许多问题或意外情况。本章将讨论其中的几个问题并提供可能的解决方案。

选择正确的切口

TKA 术后伤口坏死可引起小麻烦，也可因为继发感染和 TKA 失败导致灾难性的后果。坏死最有可能发生在之前有过切口的膝关节。因此，外科医生必须重视膝关节周围的陈旧性切口，并选择合适的切口进行关节置换术。与髋关节不同的是，膝关节不允许平行切口或交叉切口（图 14–1）。对于没有手术史的膝关节，理想的膝关节切口是垂直和相对较直的（见第 3 章）。我倾向于长约 15 cm 的切口，始于股骨中轴，经过髌骨中内 1/3，止于胫骨结节内侧。在 20 世纪 70 年代早期，常规的皮肤切口为在髌骨旁内侧入路，围绕髌骨内侧缘制造一个外侧皮瓣。出现部分患者皮瓣的尖端坏死，因此我们把手术切口变为竖直。膝关节周围皮肤的血供在内侧皮瓣似乎比外侧皮瓣耐受度高很多。最容易发生坏死的膝关节皮肤切口是先前有一个长的外侧切口，然后再出现一个平行的、更居中的切口（图 14–2）。

当必须进行平行切口时，术者应该尽可能地使两切口间距增宽，或者考虑使用外侧切口并抬高内侧皮瓣以便于内侧关节囊切开。如果膝关节力线外翻，这可能是外侧关节囊切开并内翻髌骨的良好指征。

一般而言，如果存在既往的切口，术者应该使用最外侧的切口或者最近愈合良好的切口。在不确定的情况下，可以考虑假切口或延迟切口技术。假切口技术是由我的合作伙伴 F. Ewald 提出的。在此

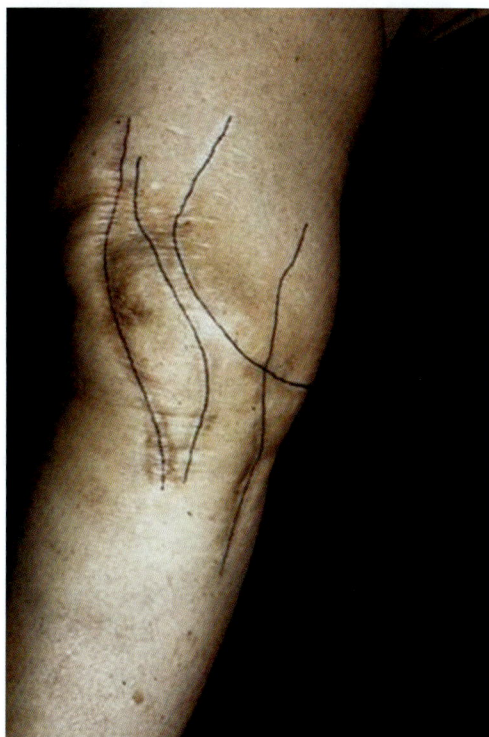

图 14–1 膝关节通常不能耐受多个平行或交叉切口

技术中，切开皮肤并掀开皮瓣，为关节切开做准备。如果使用止血带，要对其放气或不充气。仔细检查内外侧皮缘是否有活动出血。如果血流不确定，则要终止手术并请整形外科医生会诊。

延迟切口技术由 J. Insall 提出。该技术首先切开皮肤、提起皮瓣后进行关节切开，然后，无论临床表现如何都关闭切口。如果没有发生皮肤坏死，在术后 4~6 周经相同的切口进行膝关节置换术。这种技术不仅可以测试皮瓣存活能力，而且还促进了愈合过程中侧支循环的增加。

存在皮肤和皮下组织黏连时推荐使用组织扩张器。我已经多次使用这项技术，效果很好。

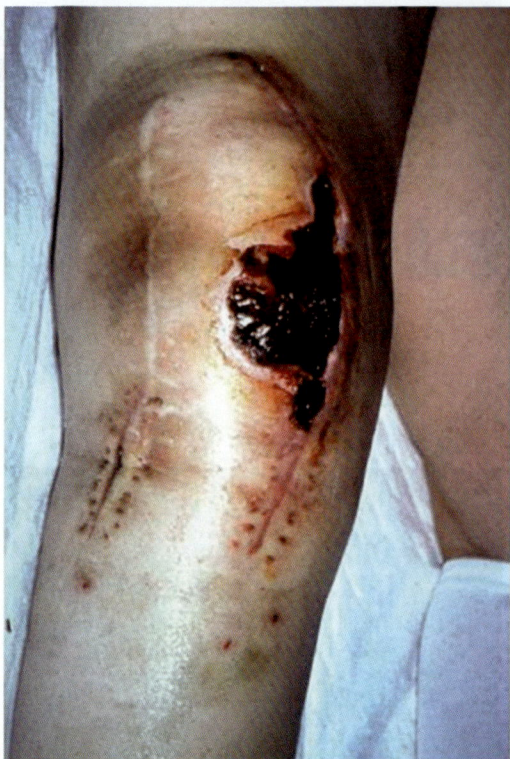

图14-2 内侧切口与陈旧的外侧切口平行后发生皮肤坏死

图14-3的A到F显示了最常见的膝关节先前手术切口，并附在各种情况下我最可能使用的方法的示意图。

处理皮肤坏死

当发生皮肤坏死时，极为重要的一点就是尽可能长时间地保持皮肤封闭并让关节囊闭合。为了达到这一点，可让患者停止所有的活动度练习，并且用一个易拆卸的夹板固定膝关节，这样可以每天检查伤口。当伤口保持完全干燥10 d后，开始让患者做锻炼活动度并评估坏死的大小，因为这时候坏死区域可以完全展现出来了。如果坏死区周围的引流在术后数天内没有减慢和停止，立即联系整形外科会诊。

治疗TKA周围皮肤坏死有几种选择。如果坏死区域很小且干燥，可以不处理，等其结痂下方肉芽组织增生。如果坏死面积相对较小且皮肤柔韧，则可以切除并一期缝合。

一旦关节囊闭合，该坏死区域也可以切除，并使用中厚皮片移植。如果坏死区域广泛并且膝关节囊未闭合或外露，可能需要腓肠肌肌瓣覆盖，之后再进行中厚皮片移植。

我曾两次遇到需采用髌骨切除术解决严重的皮肤坏死问题的情况。两例均为严重的术前畸形患者，进行了广泛的外侧松解后牺牲了膝外侧血管。这两个患者的骨扫描成像均显示髌骨没有核素吸收，说明它无血供。髌骨厚度永远超过2 cm，因此去除髌骨可以充分地松弛关节囊和皮肤，从而能够一期缝合这两层组织。

伤口渗出

TKA术后伤口持续渗出是不能被接受的。应在术后第2天更换伤口敷料。如果存在伤口渗出，应仔细检查手术切口缝合处是否存在间隙。如果间隙确实存在，用聚乙碘酮（碘伏）和乙醇清洁皮肤，在间隙的边缘涂抹二苯乙醇酮，然后使用无菌免缝胶带（Steri-Strips）胶条重新闭合伤口。这种操作可能需在之后1~2天再次进行。暂停屈曲练习直到伤口持续24小时不再渗出。如果渗出持续存在，应该积极治疗，患者需要回到手术室进行小伤口清创、冲洗和一期缝合。

为了确保渗出无切口深层问题，通常在较远处进行膝关节穿刺。穿刺液进行细胞计数、分类、需氧和厌氧菌培养。然后预防性口服抗生素；我通常使用500 mg二代头孢菌素，每日4次。我一直用尼龙线间断缝合膝关节伤口（见第3章）。在术中，对膝关节区域进行常规消毒、铺单。在渗出区域拆除2~3根缝线，进行皮下培养。对伤口进行彻底清创，使用3-0尼龙线进行垂直褥式一期缝合伤口。如果有必要，可在皮肤边缘切除1 mm或2 mm陈旧组织。在1%利多卡因局部麻醉下完成这些操作。屈膝练习需要延迟到伤口明显闭合后。

使用负压引流

对TKA术后是否应该放置引流管仍存在争议。我一般主张在术后24小时使用低负压吸引以减少切口肿胀。已发表的认为术后没必要放置引流管的研究只纳入了几百个案例。因为我坚信在1000例或更多的病例中，因为不放置引流管出现1例伤口并发症的治疗成本将比对所有的1000例患者使用引流管的实际成本高。

在术后最初几小时，引流量一般很多。我有

min，引流量通常会减少。如果这种方式不可行或者患者感觉非常疼痛，则夹闭引流管 30 min。如果这样效果还不明显，夹闭后再松开，反复几次。对于极少数的患者，我会拔出引流管并且采用适度的加压包扎。当然，持续性的出血可能与迟发性出血或由于预防性抗凝有关，对这些可能性都需要进行检查。

处理较大的血肿

TKA 术后出现较大血肿会导致剧烈疼痛，阻碍术后康复，并且如果治疗不恰当，会导致严重的后果。成功治愈的关键在于保持伤口完整，没有渗出或神经血管病变。若使用华法林预防深静脉血栓而导致凝血功能障碍，应当检测凝血指标。常见的情况是高龄患者对这个药非常敏感。我在临床很少使用低分子量肝素抗凝，因为其伤口出血发生率比较高。

若血肿非常大，膝关节需要立即制动并且冰敷至少 24 小时。需要每天检查伤口。若伤口完整，并且没有神经血管并发症或骨筋膜室综合征，术后几天可以缓慢进行屈膝训练。少数患者可能需要后期进行手法松解，但这也要比早期过分激进的功能锻炼要好，因为激进的功能锻炼可能导致手术切口愈合问题。

很少需要排空血肿，其指征包括顽固性疼痛、伤口不完整、神经血管功能缺失和骨筋膜室综合征。我还未穿刺过血肿，虽然对一个极度疼痛的膝关节施行减压是一个比较合理、保守的初步治疗方案。当需要对血肿采取积极治疗时，需要在手术室里把血肿彻底清除、对伤口彻底清洗，尽可能试控制出血点，然后采取一期缝合。尽管我没有这样做过，但是满足指征时，会推荐采取这种方式。这可能是因为常规术后放置引流管已经最大程度减小了该并发症的发生。

处理髌腱撕脱

髌腱撕脱的关键在于预防。我很幸运没有这种并发症的经验，但是如果有必要，也会准备好治疗措施。预防措施包括能预想到该问题，然后在显露时采取以下两个重要措施：第一是早期使用反向 V 形股四头肌肌腱松解或将股四头肌斜切[4-5]；第二

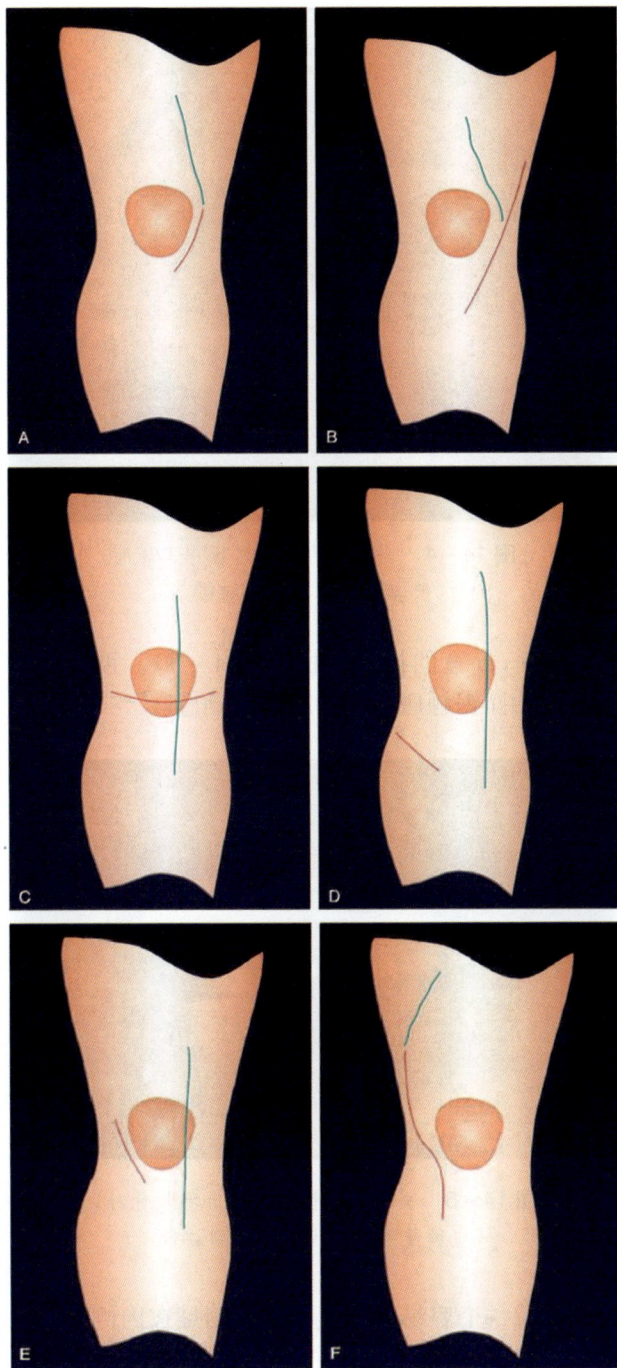

图 14-3　A，较短的内斜形切口可延伸为一个较长的髌旁内侧切口；B，在先前的内侧长斜行切口，仅使用远端的一半；C，陈旧的横行切口通常可忽略；D，先前的短斜行 Coventry 切口通常可忽略；E，短斜行外侧关节切开术后，切口应向内移，以扩大皮肤间距；F，可使用先前的外侧髌旁长切口

一个简单的应对方法，并且似乎很有效。我们一般都会发现在止血带放气后，屈膝时的出血量要比伸膝时少。如果引流量很多，简单的屈膝 30

是在胫骨结节置入 1 枚 1/18 英寸的光滑钢针以防髌腱撕裂进一步扩大(图 9 - 2)。

如果髌腱有可能撕裂,可采取以下几种治疗方案。在切口最初显露的时候,术者应该注意保持胫骨侧内侧关节囊袖的完整性。这个关节囊袖应该良好地附着在胫骨上。髌腱与完整的内侧关节囊的边对边缝合修复可以重构远端伸膝装置的完整性。并且在胫骨结节髌腱附着处铆钉缝合可加强该修复效果。如果这样仍不满意,第三步就是取半腱肌腱,保留胫骨上的附着点,将其向上移至髌骨下极肌腱内侧缘,然后下拉至胫骨结节外侧。修复术后使用支具保护最少 4 周。初始的完整性可通过抗重力屈膝的方式进行测试,在对修复处没有造成过度应力的情况下记录屈曲活动度。术后需保持膝关节屈曲 4 周,屈曲角度比之前记录的低 10°。虽然可以进行股四头肌训练,但是此间期患者不应做直腿运动或屈曲位用力伸膝运动。

晚期髌腱断裂的修复主要包括自体半腱肌或异体移植重建。我曾使用髌骨/髌腱/胫骨结节技术成功修复过髌腱断裂,但是他更倾向使用异体跟腱移植,将一小块跟骨固定于胫骨结节内侧,跟腱缝合于髌腱和髌骨与股四头肌肌腱的上方。同种异体移植重建需要尽可能贴附匹配,并且在伸直位制动至少 6 周。

避免内侧副韧带损伤

内侧副韧带最容易出现损伤的过程有显露近端内侧关节囊,切除内侧半月板后半部分,股骨远端和股骨后髁截骨,以及胫骨近端截骨。

完成胫骨近端套袖后,须将手术刀垂直于胫骨面。否则,刀片与胫骨成角会割伤内侧副韧带(MCL)深层纤维。

第二个容易发生损伤的时刻是内侧半月板全切术(图 14 - 4)。如果在内侧半月板全切时,夹住其内侧 1/3 部分向外侧牵拉以完成全切,与之相连的 MCL 会被牵拉。如果外科医生无法仔细区分内侧半月板边缘与内侧副韧带接合处,可制作一个垂直的半月板切边并保留。

第三个容易发生损伤情况是在准备股骨时,尤其是在股骨后髁截骨。当外科医生不能很好感受移动摆锯的偏移或当摆锯碰到硬化骨质时向内侧切割,容易损伤 MCL。可在股骨后髁截骨处放置一把

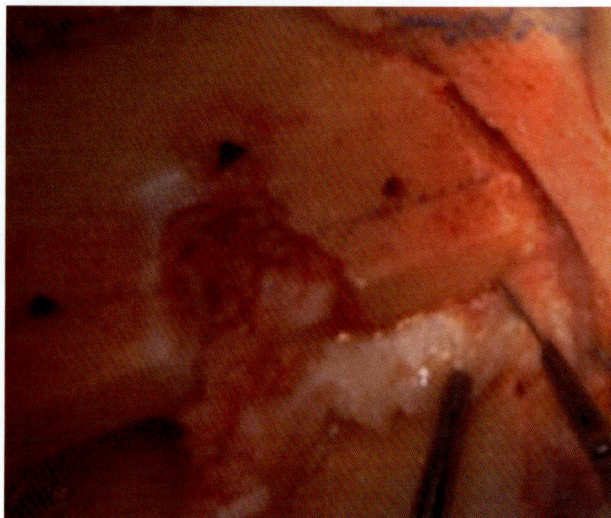

图 14 - 4 当切除内侧半月板中 1/3 时很容易损伤内侧副韧带

至少 1.5 cm 宽的拉钩保护(图 14 - 5)。助手需要及时反馈摆锯触碰到拉钩时的震动感。

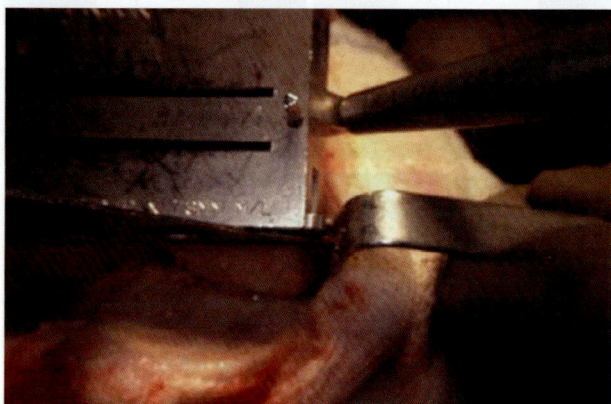

图 14 - 5 当使用摆锯对股骨后髁截骨时,应该使用拉钩保护内侧副韧带

最后一个容易发生损伤的时刻是在内侧胫骨近端截骨。内翻膝的内侧平台骨质都会发生硬化,当摆锯接触到硬化骨时,就会发生偏移。就像在股骨后髁截骨保护副韧带一样,在截骨平面使用拉钩保护韧带(图 14 - 6)。

处理内侧副韧带损伤

理想情况应是在截骨前发现损伤。如果是这样,截骨就要更加谨慎,并使用厚垫片检测哪部分韧带还比较完整。外翻截骨角度需要减小至解剖外翻角 3°或更小,以减小对剩余的 MCL 或者修复的

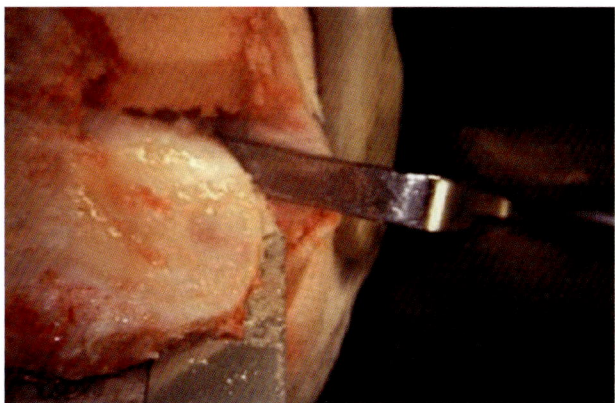

图 14-6　内侧胫骨平台截骨时应当保护内侧副韧带

韧带的应力。通过 Krackow 推荐的技术对断端进行初次修复[6]。如果有可能，通过保留后交叉韧带可以维持内侧张力。韧带修复时应在置入比最终胫骨垫片假体薄 2 mm 的试模垫片下完成。修复术后，需要使用支具固定保护 6 周。允许进行关节活动度训练和股四头肌肌力训练。对于非常高龄的患者（超过 80 岁），我会选择 Total Condylar Ⅲ（Depuy, Inc. Warsaw，IN）进行内部支撑保护修复组织。

避免和处理腘肌腱撞击

当肌腱半脱位跨过残留的外侧骨赘或突出的金属股骨后髁时，可出现腘肌腱撞击（图 14-7）。

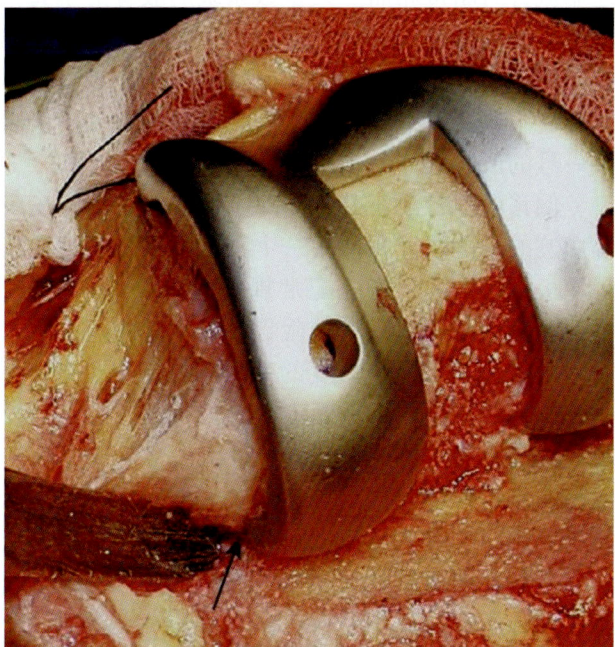

图 14-7　腘肌腱撞击突出的金属股骨后髁

腘肌肌腱半脱位通常出现在膝关节屈曲 40°～90°时，并且很难在术中被发现，除非关闭关节囊后进行测试。这是因为外翻股四头肌肌腱后会在屈膝时外旋胫骨，从而避免了撞击。在膝关节被动屈曲时，撞击可表现为可听到和可见的弹响，而且其来源可能不会立即显现。屈曲时触诊腘肌的股骨止点并感受到半脱位即可诊断。该问题可通过松解其股骨侧附着部治愈。如果直到术后才发现腘肌肌腱撞击，可通过关节镜下松解肌腱治疗。

可通过两种措施避免腘肌腱综合征。第一，使用直骨刀去除股骨截骨后残留的所有骨赘或外侧未被假体覆盖的骨质（见第 3 章）。

第二，避免股骨假体在内外侧方向的尺寸过大。这更易于出现在女性患者，因为与男性相比，女性的股骨前后向尺寸要大于内外侧方向的尺寸（图 14-8、图 14-9）[8]。有时，前后向尺寸可能正好合适，但假体尺寸在内外侧太宽，因此必须使用小一号的股骨假体（后文讨论）。

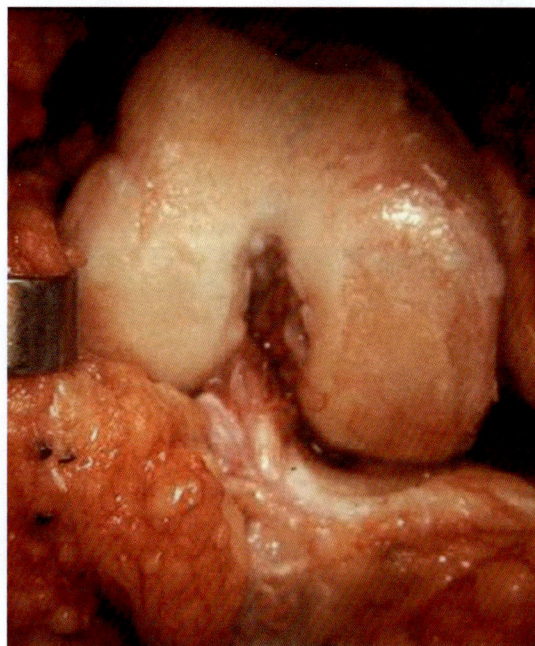

图 14-8　女性股骨髁往往表现为窄而高

当腘肌腱的尺寸较大并且部分脱位至外侧间室的后方时，有时我会切除腘肌腱。通常，对腘肌腱进行部分垂直切，而不是全切，肌腱切除术足以使肌腱松解去除折纹，从而消除任何撞击的可能（图 14-10）。

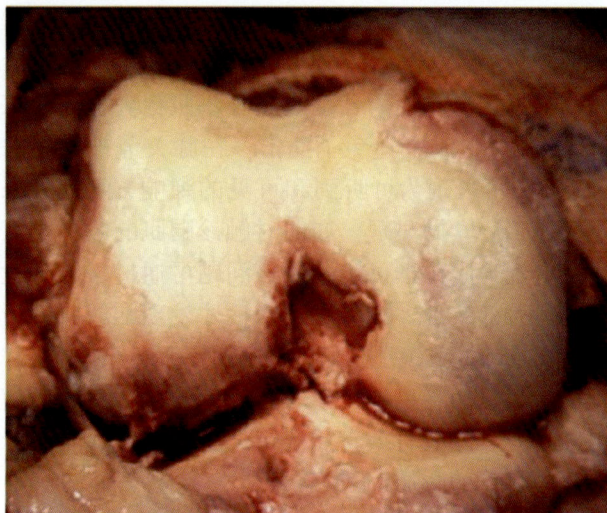

图 14-9　男性股骨髁一般比较宽

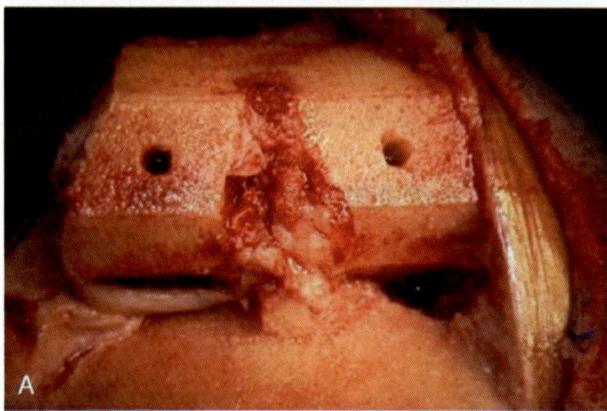

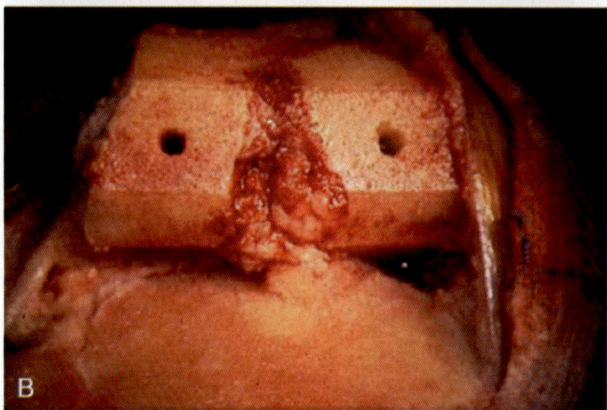

图 14-10　A，该腘肌腱很厚并且突出，可在外侧关节间隙发生撞击；B，一个腘肌腱纵向切除可以解除任何可能的撞击

股骨假体尺寸两号之间的选择

股骨有各种各样的尺寸和形状，并且在男女解剖上还存在固有的差异。根据我的经验，亚洲人的

股骨在内外侧方向的尺寸相比于前后向更大。因此在选择股骨假体尺寸时，应选择更小的假体避免膝关节前方"填塞"。滑车翼突出于前皮质会减小股四头肌偏移。悬挂的金属髌也可减少股四头肌的偏移和导致关节囊不适。

外科医生在两号之间选择假体尺寸时基本会有两种选择。

第一种是前参考，外科医生通过测量前方皮质骨，后髁截骨量将大于解剖。一种有效确定两号中间尺寸的方法是在进行前参考时，使用测量器确定大一号的前后截骨导板的固定钉孔，然后选择小一号的截骨导板进行截骨。对于大多数膝关节系统，通过这种方法可实现假体在前后向的半号转换。大多数膝关节系统在股骨前后向尺寸上相差 4～5 mm。因此假体半号转换将在股骨前方多截约 2 mm，股骨后髁多截约 2 mm。

前参考尺寸测量的主要后果是会增加后髁截骨。这会导致屈曲间隙增大，需要更厚的聚乙烯垫片恢复屈曲稳定。如果存在较厚的聚乙烯垫片，则需要加截股骨远端来实现完全伸直。最后的结果是使关节线在屈曲和伸直位抬高约 2 mm。这会存在轻微的运动学改变，因为关节线抬高会导致一定的中度屈曲不稳。然而，2 mm 的差异一般在临床上不显著。

第二种处理股骨假体两号之间的方法是在股骨远端截骨时略带屈曲。大多数系统的股骨滑车翼相对于后髁中立位自带 3° 偏移。通过对股骨远端截骨增加 3° 屈曲，股骨假体滑车翼会偏移 6°。这样就可在不改变关节线以及后髁截骨量的条件下使用小一号的股骨假体。

偏移的股骨滑车截骨消除了出现股骨前方皮质骨切迹的可能性。我使用一个特殊的股骨髁远端截骨导板，该导板可以适配常规截骨模块的固定针，并帮助完成带屈曲角度的截骨（图 14-11）。

股骨远端带屈曲角度的截骨未见不良后果，除非股骨和胫骨假体关节面不允许过伸，以及导致撞击或金属—全聚乙烯接触丢失。大多数后交叉韧带保留的系统可以允许足够的关节过伸（图 14-12）。我所使用的一种假体可过伸至少 30°。然而，后交叉韧带替代型假体的关节面之间不能有太多过伸。有些设计不允许过伸，而有些设计则允许最高 10°或 12° 过伸。外科医生应该了解所使用假体的这一数值。例如，如果某款假体系统只允许 5° 的过伸，

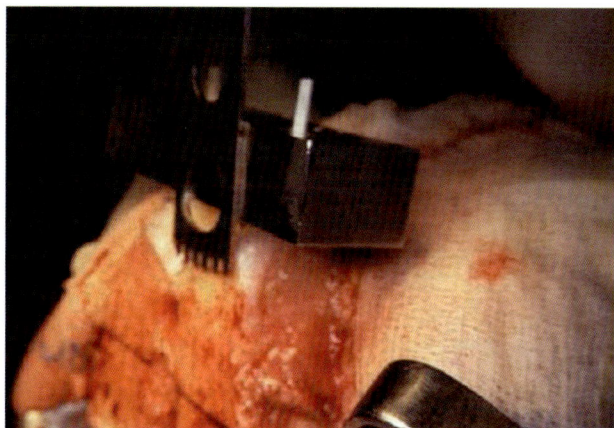

图 14 - 11　股骨远端二次截骨导板，
可以进行带屈曲角度截骨

那么 3°的股骨假体屈曲就不能与 5°后倾的胫骨平台相组合。结果是会导致有害的后方撞击和加重立柱与背面磨损（见第 1 章）。

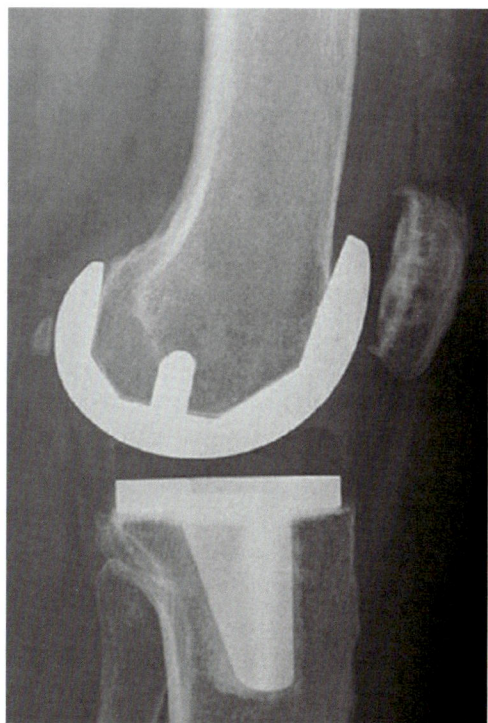

图 14 - 12　对股骨远端截骨带屈曲角度时，假体关节面必须能允许过伸而不出现不良后果

总结

TKA 术中以及术后早期可能会发生许多并发症，本章介绍了最常见的一些并发症。

参考文献

1. Keblish PA. The lateral approach for total knee arthroplasty. J Knee Surg, 2003, 16：62 - 68.

2. Manifold SG, Cushner FD, Craig-Scott S, et al. Long-termresults of total knee arthroplasty after the use of soft tissue expanders. Clin Orthop, 2000, 380：133 - 139.

3. Wetzner SM, Bezreh JS, Scott RD, et al. Bone scanning in the assessment of patellar viability following knee replacement. Clin Orthop, 1985, 199：215 - 219.

4. Garvin KL, Scuderi G, Insall JN. Evolution of the quadriceps snip. Clin Orthop, 1995, 321：131 - 137.

5. Scott RD, Siliski JM. The use of a modifed V - Y quadricepsplasty during total knee replacement to gain exposure and improve flexion in the ankylosed knee. Orthopedics, 1986, 8：45 - 48.

6. Krackow KA, Thomas SC, Jones LC. Ligament-tendon fxation: analysis of a new stitch and comparison with standard techniques. Orthopedics, 1988, 11：909 - 917.

7. Barnes CL, Scott RD. Popliteus tendon dysfunction following total knee arthroplasty. J Arthroplasty, 1995, 10：543 - 545.

8. Chin KR, Dalury DF, Zurakowski D, et al. Intraoperative measurements of male and female distal femurs during primary total knee arthroplasty. J Knee Surg, 2002, 15：213 - 217.

第 15 章

全膝关节置换术后再手术

全膝关节置换术后再手术的具体发病率和原因随着时间不断地变化。在早期使用铰链和髁限制性膝关节的患者中，再手术大多是由于假体松动、膝关节不稳定和感染。25 年前，髌股关节并发症可占到再手术原因的 50%[1]。随着假体设计的改进和手术技术的提高，再手术正变得越来越少。现在聚乙烯垫磨损是再手术的首要原因，而假体松动、不稳定以及髌股关节并发症的问题已非常少见。

在本章中，主要对 4500 例保留后交叉韧带的初次全膝关节置换术患者平均随访 15 年的再手术率和原因进行了讨论。在 4500 例膝关节置换中，有 244 例需要再手术，部分原因显示是假体来源的。根据个人经历，我总结了如今在关节置换术中最容易出现的并发症。

股骨假体松动

无论股骨假体是骨水泥型还是非骨水泥型，单纯的股骨假体松动都非常罕见。在需要再手术的 244 个膝关节中，股骨固定方法的失败约占 2%。股骨松动的发生率在 15 年的随访中大约每年为 0.01%。非骨水泥股骨侧假体的成功取决于关节置换术时初次固定的稳定性。一项可靠的标准是通过测试股骨端拔出难度来量化固定强度。无论是骨水泥型还是非骨水泥型股骨假体，当存在严重骨溶解的情况下均容易发生晚期松动。

胫骨假体松动

单纯的骨水泥型胫骨假体松动很少见，大约占 244 例中的 2%。其发生率也极低，15 年随访，大约每年为 0.01%。然而，在严重骨溶解的情况下，胫骨松动更为普遍。

非骨水泥型胫骨假体比骨水泥型假体更容易松动，其发生率取决于假体设计和植入的准确性。假体使用螺钉固定或使用具有高骨长入潜力的金属假体更有可能获得长期的成功。

在本系列研究中，非骨水泥型胫骨假体仅用于 40 例患者，均未用辅助螺钉固定，约占总数的 1%。在这 40 例膝关节中，平均随访 25 年，有 4 例胫骨假体发生松动，发生率为 10%。

非骨水泥型胫骨固定的提倡者更倾向于使用辅助螺钉固定。然而，由于胫骨底座长时间使用后经常会出现下沉，长期来看这种技术存在潜在的螺钉移位问题。这样就导致固定好的螺钉开始穿透聚乙烯的下表面，胫骨托盘上的螺钉孔将导致磨损碎片随后进入骨骼，发生骨溶解。这两种并发症的例子在文献中都有提及[2]。新型骨小梁金属非骨水泥型胫骨假体不需要螺钉固定，可有望用于长期非骨水泥型固定[3]。

髌骨并发症

金属背衬髌骨假体

在 20 世纪 70 年代末和 80 年代初，当胫骨假体采用金属背衬时，相同原理同样被用于髌骨假体。金属背衬用于增加聚乙烯的支撑并减少固定界面上的聚焦力。它也可以应用于多孔表面以利骨长入，允许非骨水泥型假体的固定。在 20 世纪 80 年代中期，金属背衬髌骨失败的原因被认为是早期设计假体会导致聚乙烯磨损[4]。通过回顾性研究，人们意识到金属背衬的应用使聚乙烯厚度减小从而加速磨损，特别是当髌骨活动轨迹不对称时（通常是外侧倾斜）。在这一系列研究中，87个植入的金属背衬髌骨中有9个是由于磨损而失效。1986年以后不再使用此类髌骨假体。现在，除可活动设计类型的髌骨假体外，大多数外科医生都避免使用金属背衬的髌骨假体，因此也再无相关高失败率报道[5]。

全聚乙烯髌骨假体

自20世纪80年代中期以来，有3个小柱全聚乙烯的髌骨假体已成为通用的技术。在本系列的4241个全聚乙烯髌骨中，没有人因为磨损或髌骨不稳定而需要再手术。其中外伤性骨折4例，3例采取保守治疗，1例行髌骨切除术。

有少数患者合并髌骨撕脱骨折，通常涉及髌骨上极几毫米（图15-1）。这些一般都是在常规随访时偶然发现的。这些症状偶尔可持续约6周，此期间，建议患者避免髌股关节承受过大应力，比如爬楼梯或从没有手臂支撑的坐姿站起来。

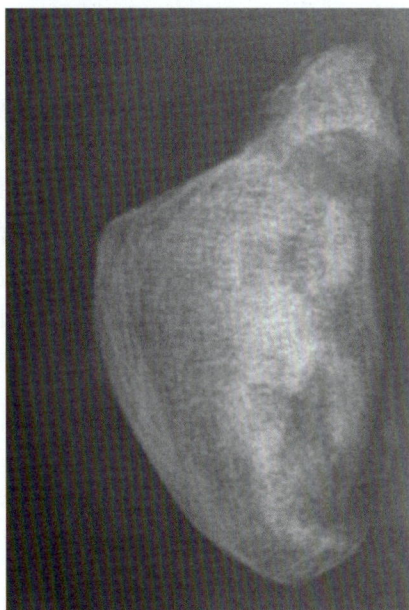

图15-1 髌骨上极无症状的撕脱性骨折

有6例发生髌骨并发症的患者需行再手术。3例将早期假体设计的3个固定柱撕脱，通过加强固定柱和髌骨假体之间的连接可以消除这种并发症。该并发症的原因还包括由于股四头肌收缩机制不平衡而产生的异常剪切力。关节的吻合度倾向于使髌骨保持在滑车槽中，而软组织不平衡会造成髌骨外移。另外3例再手术是骨水泥固定的3个固定柱全

聚乙烯髌骨。其中一例患者行髌骨外侧支持带松解术，并且二次手术时髌骨检查显示有骨坏死的迹象，这可能就是松动的原因。

不置换髌骨

在4500个连续的初次全膝关节置换中，178个髌骨没有行髌骨置换。这些没有行髌骨置换的患者均有其具体指征[6-7]。在平均15年的随访中，有7例患者在初次关节置换术后1~15年需行髌骨再置换。6例患者中只有4例再手术后疼痛完全缓解，说明髌骨不是持续不适的原因，但也可能由于髌骨未做置换而招致二次手术。

由于使用骨水泥固定的三支柱全聚乙烯髌骨成形术的并发症是非常罕见，现在许多外科医生认为除了对年轻、活跃、患有骨关节炎的男性患者不行髌骨成形，其他只要符合特殊的标准，经过仔细与患者讨论不成形的利弊后，均常规置换髌骨。这种观点存在区域性和个人主观性，因而髌骨不做置换是很常见的。

聚乙烯衬垫磨损

聚乙烯磨损已成为全膝关节置换术后再手术的最常见原因。磨损可为单独的影像学表现，或表现为能产生症状的磨损性滑膜炎，最终骨质溶解可能会影响假体固定。聚乙烯磨损并发症占244例再手术的50%以上。其中约2/3与溶解相关，1/3与滑膜炎相关，在常规随访中5%~10%与无症状放射学磨损相关，这是非常严重的，需行内衬更换。在两个病例中，都通过使用定制衬垫来纠正残余内翻畸形，从而改善力线[8]，其中一个衬垫的角度是3°，另一个是5°（图15-2）。

在平均15年随访中，因磨损相关问题需要进行再次手术的大约每年0.19%[9]。所有与磨损有关的问题都出现在组配式金属背衬胫骨侧假体中。大多数80岁以上老人使用全聚乙烯非组配式胫骨假体，在345个此类膝关节置换中没有出现磨损相关问题，这可以表明此类假体在高龄患者中很耐用[9]。

在20世纪80年代的膝关节置换中，骨质溶解极为罕见。它的发病率在20世纪90年代初开始缓慢上升，在20世纪90年代中后期骨溶解的发病率达到顶峰。出现这种现象的原因是多方面的，那个

时代的植入物消毒采用的是伽马射线照射（当时的最新技术）。此外，关节吻合度增加（conforming articulations）开始被用来减少顶部磨损。这些吻合度增加的关节会将应力从顶部转移到内衬界面，可能导致背衬磨损增加，并产生细碎屑颗粒，从而刺激裂解过程。通过增加吻合度来解决顶部磨损的复杂问题，由于在内衬上施加力而引起背面磨损可以通过旋转平台假体、使用非模块化金属背衬或全聚乙烯假体来解决。现代假体系统具有更好的锁定机制，并且还可以通过使用抛光内衬最大程度地减少由微动引起的背面磨损。全聚乙烯还在继续进行加工修改，以消除氧化并改善磨损特性。

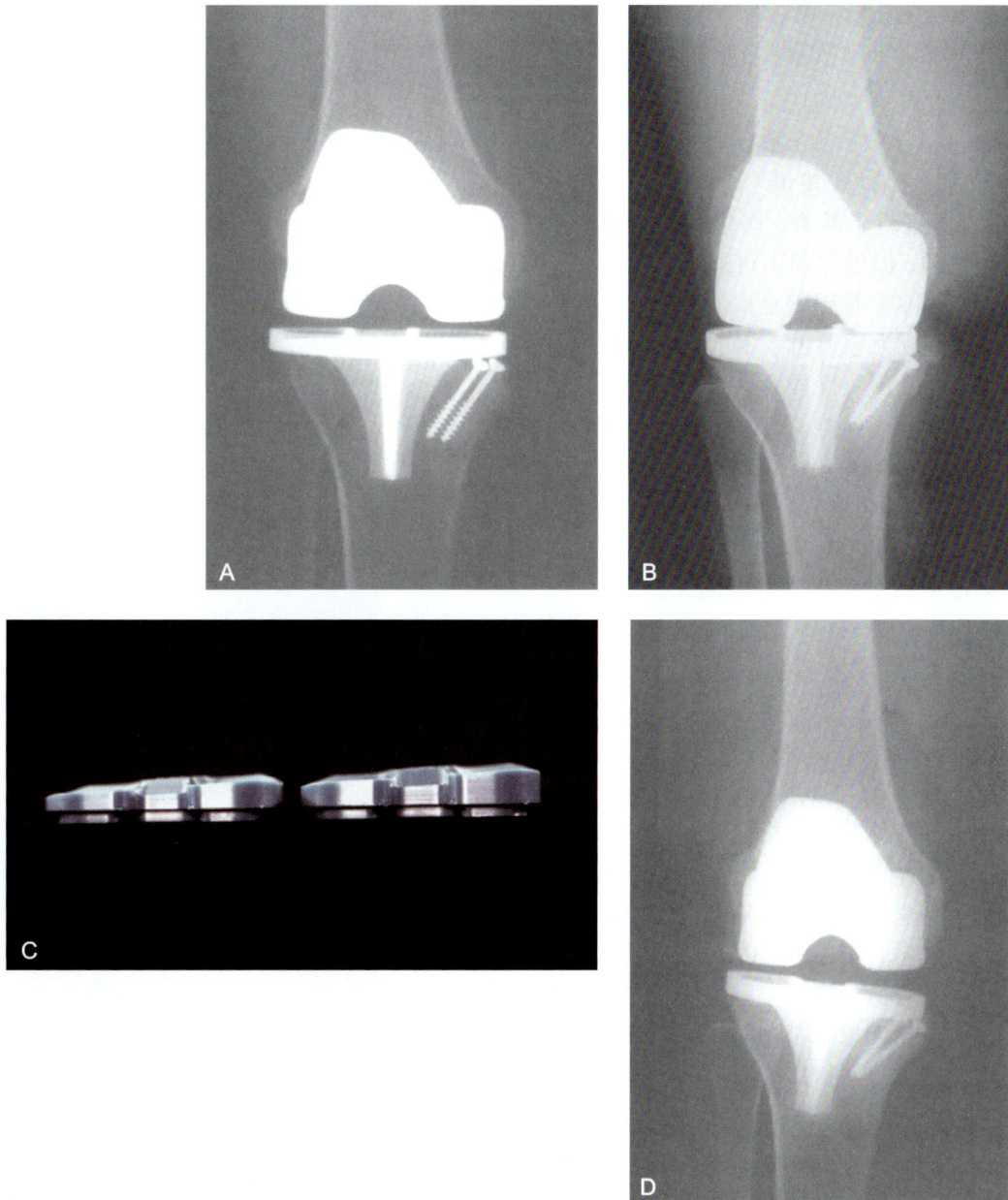

图 15-2　A，术后通过大块同种异体骨矫正胫骨内侧非骨水泥型假体的内翻畸形和内侧胫骨平台骨缺损；B，初次手术后 8 年全聚乙烯无症状磨损，胫骨假体部分下沉，出现内翻畸形；C，5°矫正衬垫；D，通过更换定制衬垫，实现力线校正

假体感染

由于使用改良的无菌技术、更有效的手术、更短的手术时间，以及围术期抗生素的应用，早期的围术期感染在现在应该是很少见的。大多数外科医生的早期手术感染率为 0～0.3%。感染最可能发生在经历多次手术、患有糖尿病、病态肥胖或伤口愈合有问题的患者身上。

从远处转移的晚期感染可发生在患者的整个生命过程中，是导致再手术排在第二位的原因，共发生 28 例（0.6%）。导致菌血症的常见部位是口腔、胃肠道和泌尿系统，以及皮肤（通常是蜂窝组织炎）。尽管对患者进行了教育，医生对这种可能性也进行了相关处理，但仍然是不可避免的。感染目前约占再手术的 10%，且随着全聚乙烯衬垫磨损问题的解决，有可能成为导致再手术的主要原因。因此，必须对患者进行预防性教育，此类患者接受牙科手术必须进行抗生素治疗。部分外科医生建议在关节置换术后进行 2 年的牙科预防，而另一些医生则建议进行终生的牙科预防。

在平均 15 年的随访中，全膝关节置换术后晚期转移性感染每年的发生率约为 0.04%。

创伤性和非创伤性迟发性假体松动

由于松动原因的再手术约占 244 例再手术的5%，在平均 15 年的随访中，每年发生率为0.02%。由于迟发性膝关节不稳，11 例膝关节需要进行再手术干预。其中 3 例与创伤相关，8 例隐匿多年。这 3 例创伤患者都与跌倒有关，其中 2 例患者接受了髌骨切除术，并有持续的股四头肌无力和打软腿。第 3 例患者由于脊髓空洞症而出现肌无力和不平衡症状。这 3 例患者都用较厚的衬垫进行处理。对于脊髓空洞症患者，其神经退行性病变不断进展，患者反复跌倒，直到其必须使用轮椅。较厚的衬垫使髌骨切除的 2 例患者膝关节恢复了稳定，其中 1 例进行了股骨侧假体翻修，并更换为后方稳定型假体。

在 8 例非创伤性病例中，3 例术前内翻的膝关节逐步再次发展为内翻畸形，并伴有外侧松弛。这3 例膝关节在机械力线上都有轻微的矫正不足，并且极有可能残留外侧松弛，并最终发展为内翻畸形

复发。此类情况可通过用更厚的衬垫和膝关节内侧松解来改善韧带平衡（图 15－3）。

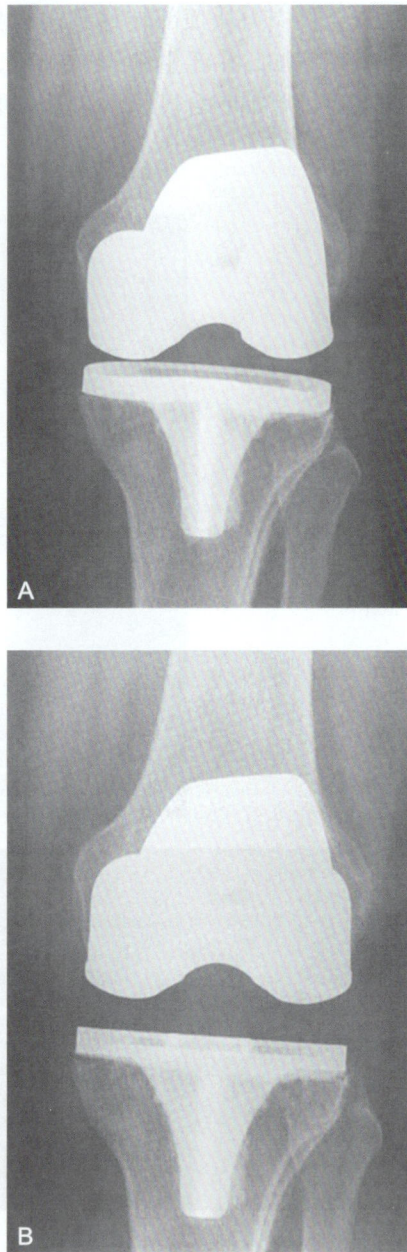

图 15－3 A 复发性内翻伴继发性外侧松弛；B，通过较厚的衬垫和内侧松解实现稳定以平衡外侧松弛

再次手术的其他原因

在本组研究中，全膝关节置换术后再手术的其他原因约 5%。表 15－1 中列出了这些原因及其发病率。下一节中将讨论其中的常见原因。

表 15 - 1　4500 例膝关节置换术后
244 例再手术的原因(平均随访 15 年)

例数	原因
82	衬垫磨损并发骨质溶解(大部分于 1995 年植入)
37	衬垫磨损并发滑膜炎
8	无症状的衬垫磨损
28	晚期转移性感染
13	僵硬(5 例应用关节镜治疗)
9	金属背衬髌骨磨损(10% 出现于随访的第 28 年)
8	多孔股骨假体断裂(自 1996 年以来没有出现过)
8	无创伤性松动
7	髌骨未置换所致疼痛(4% 出现于随访的第 20 年)
6	复发性类风湿滑膜炎(其中 244 例类风湿关节炎)
5	复发性关节积血
5	骨水泥型股骨假体松动(0.16%)
4	非骨水泥型胫骨假体松动(10% 出现于随访的第 25 年)
3	创伤性松动
3	非骨水泥型股骨假体松动(0.23%)
3	髌骨松动(伴有无血管性坏死?)
3	腱鞘囊肿
3	髌骨耳断裂
3	骨水泥型胫骨假体松动(0.1%)
2	髌骨弹响
1	交联胫骨假体松动(1% 出现于随访的第 25 年)
1	创伤性胫骨骨折
1	成形髌骨骨折
1	内衬脱位(0.1%)

反复性关节积血

反复性关节积血是一种少见的并发症,在 2000 例膝关节中有 5 例须行开放滑膜切除手术。还有部分患者发生了急性迟发性出血[10],但不需要手术处理。

复发性类风湿滑膜炎

复发性类风湿滑膜炎也是一种不寻常的并发症。在 244 例类风湿关节炎的全膝关节置换术的患者中,共发生 6 例。6 例中必须排除感染,因为他们的表现与转移性感染类似。类风湿关节炎的药物治疗有时可以帮助缓解滑膜炎,偶尔注射类固醇药物也是可行的。很少需要行开放手术切除滑膜,6 例患者经滑膜切除术而治愈。

难治性关节僵硬

难治性关节僵硬进行再手术治疗是为了改善患者术后的关节活动度,这些患者闭合手法按摩矫正已过有效时间或手法治疗已证实无效。在之前提到的 4500 个膝关节中,有 13 例患者出现了这种情况。其中 5 例进行了关节镜松解手术,5 例中 4 例患者在手术后可以进行充分的屈曲或伸展,因此认为手术是成功的。开放手术治疗包括瘢痕清创术、更换衬垫或再手术更换为后方稳定型股骨假体,但开放手术治疗的结果往往令人不满意。

腱鞘囊肿

其中 2 例患者需要再手术切除由胫腓关节引起的腱鞘囊肿[11]。2 个囊肿似乎均不与膝关节相通。其中一个囊肿间歇性地引起腓神经压迫症状。在囊肿内注射亚甲蓝,以发现其来源于胫腓关节,该关节应用咬骨钳切除,随访 4 年及 8 年均未发现囊肿复发。第 3 例患者为腘窝囊肿,侵及了半膜肌滑囊,做了囊肿切除术。

小结

我们连续对 4500 例全膝关节置换术患者进行了平均 15 年的随访(范围:1～29 年),244 例进行了再次手术,发病率为 5.4%,年发病率约为 0.4%。衬垫磨损引起的并发症是最常见的原因,有 127 例因内衬磨损进行了再次手术,占再手术总数的 52%。另一个常见的原因是晚期转移性感染,共有 28 例膝关节因此进行了再次手术。再手术的原因有很多,表 15 - 1 已按照发生频率的降序将各种原因罗列了出来。

通过回顾所有再次手术的原因可以看到,骨水泥型和非骨水泥型股骨假体、骨水泥型胫骨假体和骨水泥固定的三固定柱全聚乙烯髌骨假体具有良好的使用寿命。需要注意的假体包括金属背衬髌骨、非骨水泥型胫骨和全聚乙烯衬垫。目前大多数临床中已不再使用金属背衬髌骨。大多数外科医生使用骨水泥型胫骨假体,但对非骨水泥金属骨小梁胫骨越来越感兴趣。全聚乙烯内衬磨损是最值得关注的重要因素。目前正在通过几种方法来解决这一问题,其中包括胫骨端使用活动型关节面,可以提高关节面的吻合度,而不会对衬垫和胫骨托之间的界面施加限制。一些外科医生更多地使用非组配式金属背衬或全聚乙烯胫骨假体来消除背面磨损的可能性。许多较新的设计,如抛光胫骨托用于解决背面磨损问题。目前,所有制造商都在改进全聚乙烯材料的质量和制造工艺,并采用组配式的锁定机制来最大限度地提高其的性能。

总之,全膝关节置换术具有较高的初始成功率。在术后最初的15年,每年大约有0.4%的患者需要进行再手术。

参考文献

1. Brick GW, Scott RD. The patellofemoral component of total knee arthroplasty. Clin Orthop, 1988, 231: 163 – 178.

2. Berger RA, Lyon JH, Jacobs JJ, et al. Problems with cementless total knee arthroplasty at 11 years followup. Clin Orthop, 2001, 392: 196 – 207.

3. Niemeläinen M, Skyttä ET, Remes V, et al. Total knee arthroplasty with an uncemented trabecular metal tibial component: a registry-based analysis. J Arthroplasty, 2014, 29: 57 – 60.

4. Bayley JC, Scott RD, Ewald FC, et al. Failure of the metalbacked patellar component after total knee replacement. J Bone Joint Surg Am, 1988, 70: 668 – 674.

5. Buechel FF, Rosa RA, Pappas MJ. A metal-backed rotatingbearing patella prosthesis to lower contact stress: an 11-yearclinical study. Clin Orthop, 1989, 248: 34 – 49.

6. Levitsky KA, Harris W, McManus J, et al. Total knee arthroplasty without patellar resurfacing. Clin Orthop, 1993, 286: 116 – 121.

7. Kim BS, Reitman RD, Schai PA, et al. Selective patellar nonresurfacing in total knee arthroplasty. Clin Orthop, 1999, 367: 81 – 88.

8. Sah AP, Scott RD, Springer BD, et al. Custom-made angledinserts for tibial coronal malalignment in total knee arthroplasty. J Arthroplasty, 2009, 24: 288 – 296.

9. Van der Ven A, Scott RD, Barnes CL. All-polyethylene tibial components in octogenarians: survivorship, performance andcost. Am J Orthop, 2014 43: 21 – 24.

10. Kindsfater K, Scott RD. Recurrent hemarthrosis after total knee arthroplasty. J Arthroplasty, 1995, 10(Suppl): S52 – S55.

11. Gibbon AJ, Wardell SR, Scott RD. Synovial cyst of the proximaltibiofibular joint with peroneal nerve compression after total knee arthroplasty. J Arthroplasty, 1999, 14: 766 – 768.

第 16 章

膝关节单髁置换术

理论上，对于选定的骨性关节炎患者，单髁膝关节置换术(UKA)是截骨术和全膝关节置换术(TKA)一个颇有吸引力的替代选择。相比截骨术，UKA 的优势包括初始成功率更高，早期并发症更少，使用寿命更长，下肢力线更美观，改行 TKA 更容易，以及可能在同一天完成双侧手术。截骨术后晚期转为 TKA 受诸多因素影响，较为复杂(见第 9 章)。

UKA 相对 TKA 的优势在于保留前后交叉韧带，维持正常的膝关节运动学和更高水平的运动能力。对侧间室和髌股关节间室的骨质得以保留，改行 TKA 更为容易。我所在中心最初的研究报道并未证实 UKA 术后转为 TKA 一定是简单的手术[1]。然而之后另一篇报告则显示，如果 UKA 以较为保守的方式完成，改行 TKA 会较为简单，且效果与初次 TKA 相同[2]。与截骨术、TKA 和 UKA 翻修相关的潜在问题见表 16-1。UKA 翻修唯一的潜在问题是胫骨内侧平台缺损，可通过骨移植或楔形金属垫块重建治疗(见第 11 章)。

自 20 世纪 70 年代早期 UKA 出现以来，这种手术就一直存在争议。最初关于 UKA 治疗内侧间室骨关节炎的结果较差[3-4]。数年后，R. Santore 和我发现了一些单髁假体疗效更好的研究[5]。他们研究了 100 例进行了 UKA 的患者，随访 2~6 年。在这较短的随访期内，有 3 例再次手术，翻修率大约是每年 1%。该组患者的平均屈曲角度是 114°，显著优于当时任何一种双间室关节置换术。该组患者随访 5~9 年(平均 7 年)时，共 7 例翻修，翻修率继续维持在每年 1%[6]。当时全髁关节假体在相同随访期内的翻修率也为每年 1%[7]。掌握了这些信息后，我们对单髁置换的热情开始增长。我们认为，需要膝关节置换的患者如果符合 UKA 的纳入标准，进行 UKA 是合理的。直到 20 世纪 80 年代早期，我经治的大约 10% 的骨性关节炎患者接受了膝关节单髁关节置换术。

UKA 失败的原因包括患者的选择、假体的设计，以及手术技术。从中吸取的教训是，外侧间室骨关节炎患者合并内侧副韧带(MCL)松弛不能通过单髁置换获得关节稳定(图 16-1)。并且还开始认识到肥胖患者会因为易于出现胫骨侧或股骨侧的假体松动而失败。我们曾见到松动的股骨侧假体陷入软骨下骨内的病例(图 16-2)。平地步行时经过膝关节的应力约是体重的 3 倍。理想状态下，这种应力能够通过关节面均匀地分布到内、外侧间室。如果患者体重增加和假体覆盖面积减少，那么每平方英寸承受的重量就会增加。因此，尺寸相对较小的早期 UKA 假体在肥胖患者中更易松动。

表 16-1 截骨术、全膝关节置换术和单髁膝关节置换术后翻修可能遇到的问题

问题	胫骨截骨术	全膝关节置换术	单髁膝关节置换术
无法使用的既往切口	+	-	-
既往植入物显露困难	+	-	-
关节线角度异常	+/-	+/-	
畸形愈合	+/-		

续表 16-1

问题	胫骨截骨术	全膝关节置换术	单髁膝关节置换术
不愈合	+/-	-	-
低位髌骨	+/-	+/-	-
偏心位胫骨干	+/-	-	-
股骨缺损	-	+	-
髌骨缺损	-	+	-
胫骨外侧平台缺损	+/-	+	-
胫骨内侧平台缺损	+/-	+	+/-

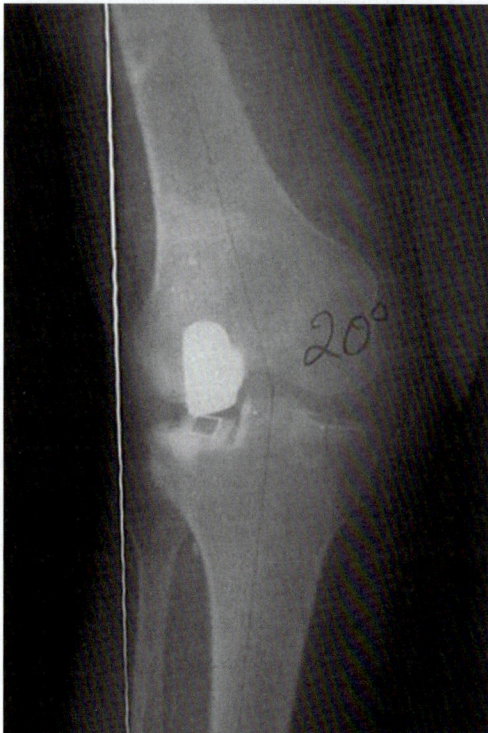

图 16-1 合并严重膝外翻和内侧副韧带松弛的患者，单髁膝关节置换未能恢复关节稳定性

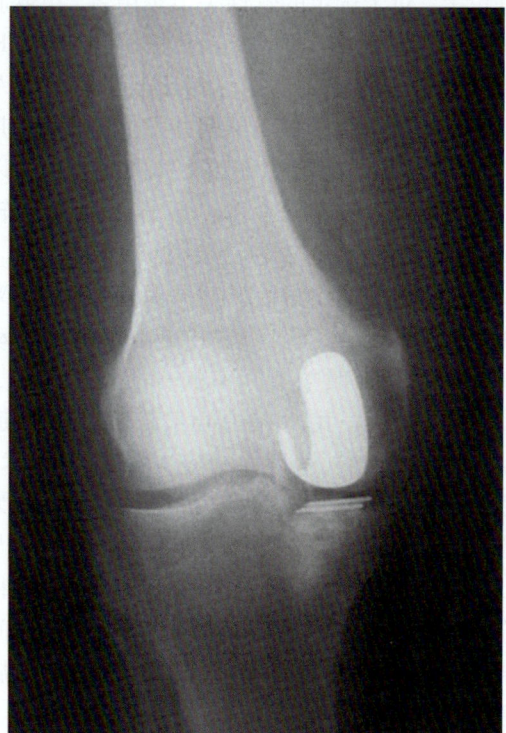

图 16-2 1 例肥胖患者出现股骨假体沉降

针对这个问题，P. Walker 和我重新设计单髁假体，并于 1981 年完成了 Brigham 单间室膝关节假体(图 16-3)。股骨侧假体增宽了 5 mm，可以更好地覆盖软骨下骨并防止沉降。胫骨侧是非组配式金属托假体，总厚度最小为 6 mm(图 16-4)。假体关节面呈平面对平面设计，以减少全聚乙烯表面应力和增加接触面积。这是我们之后 8~9 年中唯一使用的假体。其设计和外科技术方面的特点使得吸取了更多的关于 UKA 的重要教训[8]。

由于平面—平面的关节面设计，因此它对手术技术的精准度要求极高。如果负重状态下假体关节面存在不平行的情况，就会出现边界应力，加速全聚乙烯垫片磨损(图 16-5)。假体之间的内外翻和旋转匹配的评估必须在伸直位而不是屈曲位进行。经典的髌旁内侧入路须外翻髌骨，膝关节屈曲时股四头肌的外翻力量使胫骨外旋。而正常情况下，屈膝时胫骨倾向于内旋。如果在屈曲位评估假体匹配，当患者股四头肌复位和膝关节伸直负重后，假体匹配可能有误。

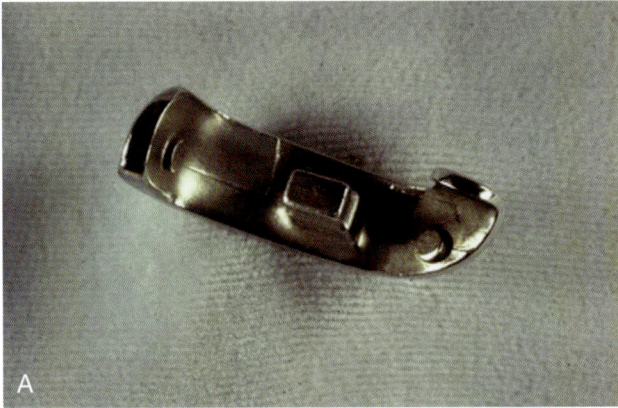

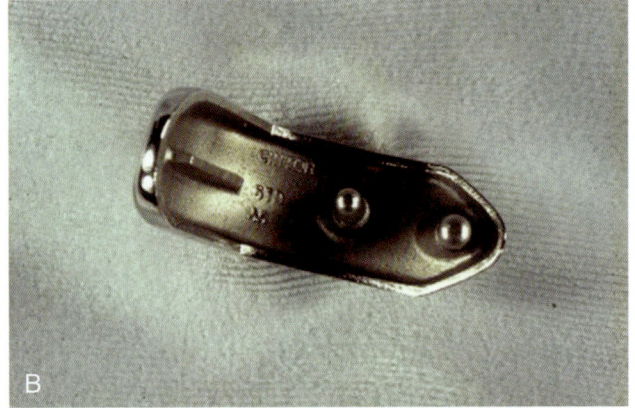

图 16-3 A，单髁股骨假体的滑动部位相对狭窄，使其易于发生沉降；
B，Brigham 膝关节宽度增加 5 mm，可更好地覆盖软骨下骨并防止下沉

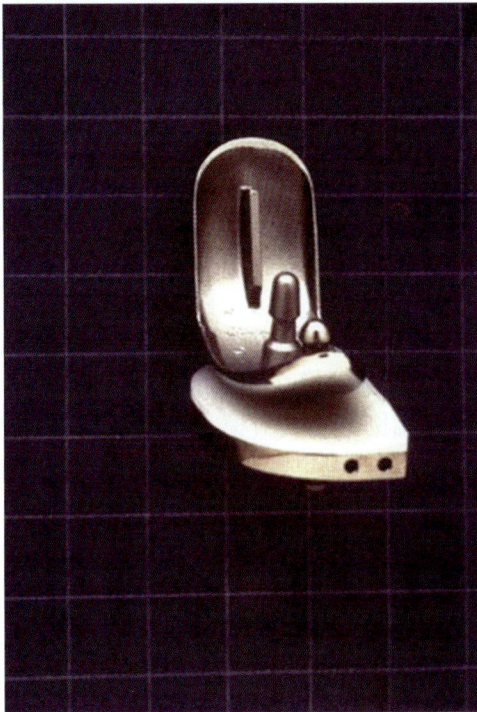

图 16-4 Brigham 膝关节的 6 mm 金属托胫骨假体，
在其某些关节面区域的全聚乙烯厚度仅为 2 mm

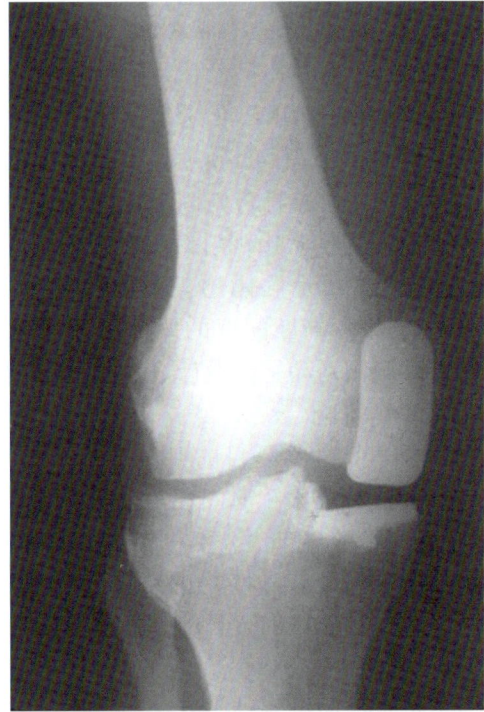

图 16-5 外科技术欠佳可能导致
平面—平面关节的边缘应力发生

这一时期最常见的失败原因是磨损、松动，以及对侧间室退行性变。平面—平面的关节面设计造成边界应力导致磨损。Brigham 非组配金属托胫骨假体这一独特设计显示了具有足够的全聚乙烯垫片厚度的重要性。"6 mm"厚的 Brigham 胫骨假体由 2 mm 厚的钛金属托和 4 mm 厚的全聚乙烯垫片构成。全聚乙烯与金属托的组合方式经过设计，厚度为 4 mm 的聚乙烯垫片在关节面的中间，占其总面积的 60%，但前缘、后缘的厚度为 2 mm，各占

20%。虽然这些 6 mm 的假体大多数在植入后至少 6~7 年都可使用[9]，但其中相当一部分在术后接近 10 年时就已经开始磨损了（图 16-6）。关节假体复制了术前骨关节炎膝关节的活动方式，并发症就会出现。正如 White 及其同事所述，最常见的并发症是前内侧磨损[10]。这种磨损方式会导致股骨假体移动至只有 2 mm 全聚乙烯厚度的胫骨假体区域，且常位于 2 mm 与 4 mm 全聚乙烯厚度交界的直角金属接合点[11]。

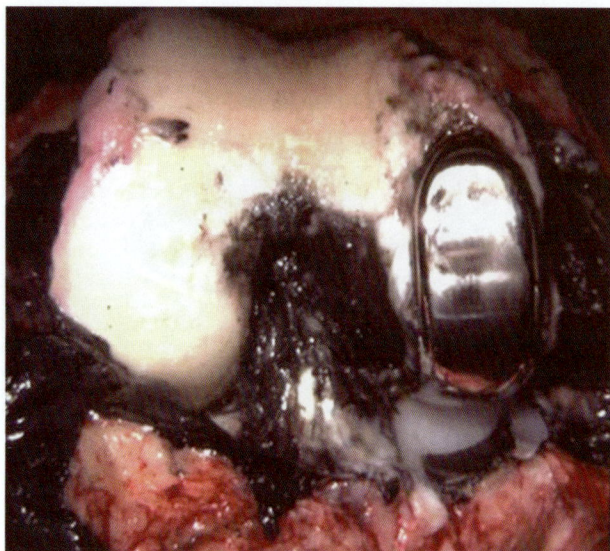

图 16 - 6   6 mm 的 Brigham 单髁假体被磨穿

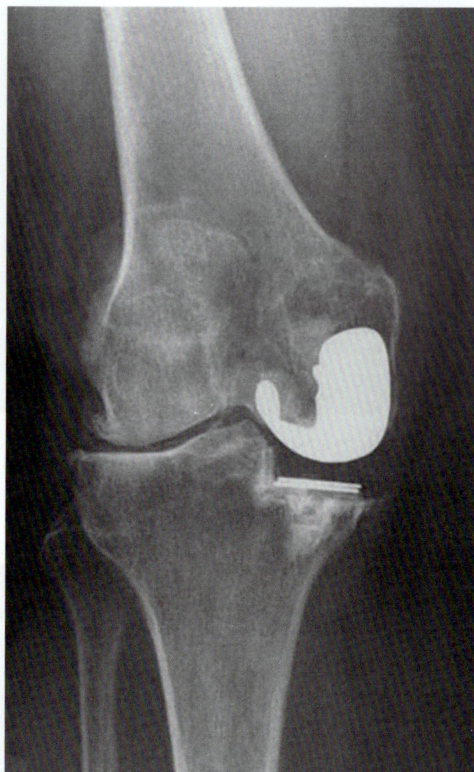

图 16 - 7   初次手术后 24 年继发外侧间室退行性变

所有的固定平台 UKA 设计都会受到这种磨损方式。通过增加关节面的匹配程度并不能解决这一问题，因为增加的限制性将向固定界面传递太多应力。股骨侧和胫骨侧都出现过假体失败，并且关节面匹配度越高，胫骨假体透亮线的发生率也增高[12]。如果要采用高匹配度的假体来解决上表面磨损，就必须使用活动平台设计以消除其限制性对固定界面的负面影响[13]。

对侧间室退行性变是目前 UKA 失败的第二个原因。这一并发症的发生时间通常较晚，在术后 10 年之后，除非 UKA 出现了过度矫正（图 16 - 7）。内侧膝关节单髁置换后的理想力线可能处于外翻 2°~5°。膝关节内侧单间室骨关节炎继发的下肢内翻畸形最好的解决方法是去除股骨侧和胫骨侧的骨赘，使其不再干扰内侧副韧带和内侧关节囊（图 16 - 8）。清除骨赘后，畸形常可获得足够的被动纠正（见第 17 章）。

经典选择标准

1989 年，Kozinn 和我报道了 UKA 的理想患者纳入标准。该标准包括老年患者、非炎症性骨关节炎，内翻畸形不超过 10°或外翻畸形不超过 5°、前交叉韧带（ACL）完整且无内外侧软组织松弛、膝关节屈曲挛缩小于 15°、体重不超过 80~90 kg，以及髌股关节病变不超过Ⅱ度或Ⅲ度[14]。

数年后，Stern 等人在研究了他们的骨关节炎患者后发现，约 6% 的患者满足上述纳入标准[15]。无独有偶，单髁置换在膝关节置换的市场占比约为 6%。这一比例一直相对稳定，直到 21 世纪初微创手术出现。人们对单髁膝关节置换手术的热情开始迅速高涨，甚至可能高到了某些观点认为可以不考虑适应证的程度。

20 世纪 70 年代中期我们对单髁假体进行了第二个 10 年的生存率随访后，我的观点发生了一些改变[6]。虽然在术后第一个 10 年中，再手术率稳定在大约每年 1%，但是在第二个 10 年，翻修率明显增快，高于双间室置换术的同期翻修率。这使我开始质疑对预期寿命 15~20 年的患者实施 UKA 的合理性。统计学上，这类患者接受 TKA 比 UKA 在余生中无需进一步手术有更大可能性。基于这个原理，对适合 UKA 的患者分为两类。第一类是中年患者，特别是女性；第二类是 80 岁以上的老年人。对中年患者第一次关节置换术选择 UKA 可获得 10 年或更长的使用时间，后期无法避免要转为 TKA 也很简单。他们的获益包括较高的初始成功率，相对于胫骨高位截骨（HTO）具有较少的早期并发症和更好的外观，相对于 TKA 可保留前后交叉韧带，以及与 HTO 和 TKA 相比，UKA 翻修更简易。

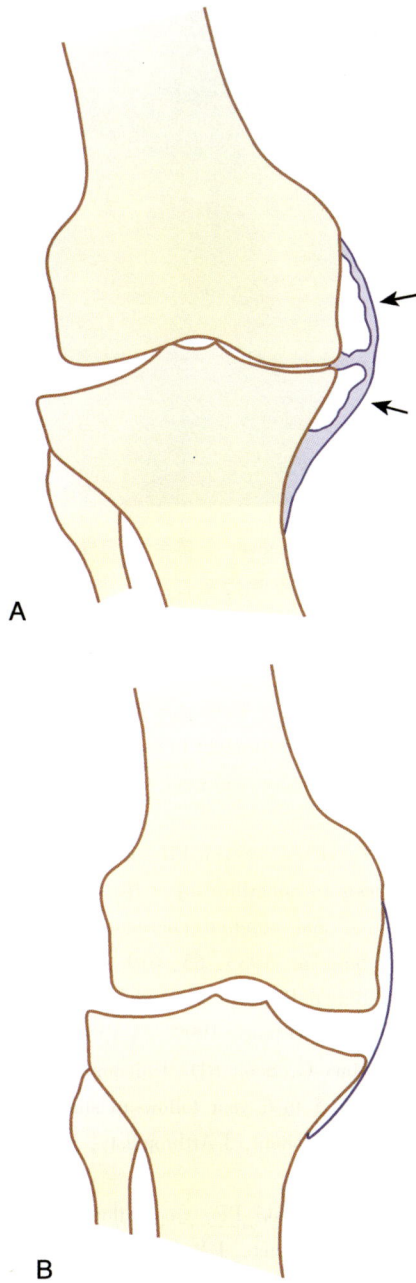

图 16-8　A，周围骨赘（箭头）撑开内侧副韧带和内侧关节囊；B，去除周围骨赘后畸形得以被动矫正

对于 80 岁以上的患者而言，UKA 的优势包括术后康复更快、失血量更少、病死率更低，以及对医疗系统造成的费用负担更低。考虑到 80 岁以上患者的预期寿命和活动强度，可能在其有生之年不太需要翻修 UKA[16]。

我们已报道了对 60 岁以下患者行 UKA 的一项小规模临床研究[12]。这项随访 2~6 年的研究只纳入了 28 例。术后优良率达到 90%，但其中有 2 例肥胖、活跃的男性患者因为股骨假体松动进行了翻修。这组患者当时使用的是高匹配度的假体，我们现在知道这种假体会大大增加假体—骨固定界面的应力。假体设计方面的问题削弱了这一组临床研究患者的重要性。

微创膝关节单髁置换术

2000 年初，微创 UKA（minimally invasive UKA，MIU）掀起了一阵 UKA 手术量增长的热潮[17]。这项技术的优势包括住院时间更短，术后康复更快，以及更早的回归工作和娱乐活动。这使 UKA 的适应症被再次扩大到各个年龄群，从中年到老年。其缺点是在微创 UKA 技术方面要求高，在手术显露不足的情况下，更常出现假体植入技术错误，从而导致更高的早期和晚期失败率。直观而言，这些错误在没有经验的术者手中发生的频率更高。我倾向于适度微创的 UKA 技术，如第 17 章所述。

金属单间室半关节成形术

金属半关节成形术已有 50 余年的历史，有 McKeever 或 McIntosh 假体可选择（图 16-9）。我已有 30 年选择性使用 McKeever 技术的经验[18-20]。这种方法目前再次出现，被称为 UniSpacer 技术（Zimmer，Warsaw，Ind）[21]。我经治的患者约有 1% 适用于金属半关节成形术。该手术指征通常是考虑截骨的患者，而对侧间室已存在早期病变，或者活动度太差以至于截骨手术无法使其改善。此外，如果患者因为太年轻、肥胖，或太活跃而不适合金属—聚乙烯膝关节置换，也可考虑金属半关节成形术[20]。金属半关节成形术的优点在它是一种保守的手术技术，易于转为其他任何类型的关节置换术。此外，它具有一定的活动耐受性能。对我经治的 24 例低于 60 岁的患者进行了 12 年以上的随访，有半数的膝关节功能在平均术后 17 年随访时仍然良好。膝关节协会的膝关节评分和功能评分都在 90 分以上[22]。其中一例患者双膝行 McKeever 手术后 10 年后还能每周打 2 次冰球（图 16-10）。另一例患者术后 10 年一直在滑雪场救援队工作，期间每天都需要滑雪，10 年后很轻易地转为了金属—全聚乙烯 UKA 手术，翻修术后 10 年，仍然是个活跃的滑雪者。

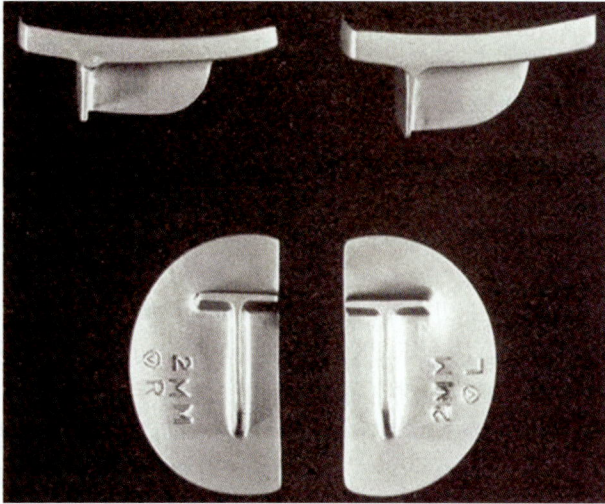

图 16-9 McKeever 金属半关节置换假体

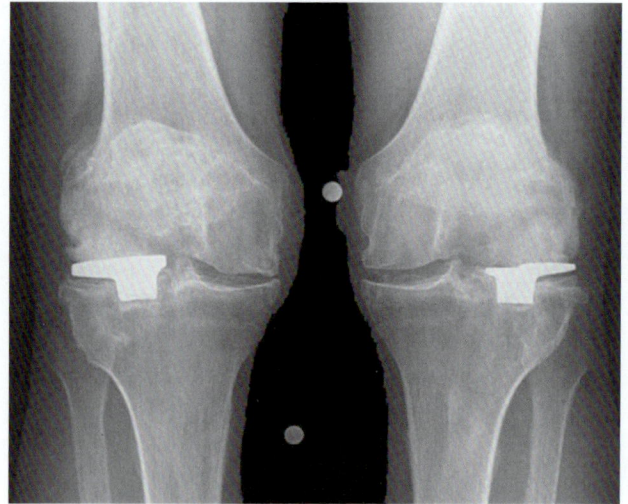

图 16-10 双膝 McKeever 金属半关节成形术后10年，该患者仍能打冰球

总结

对于选择合适的骨关节炎患者，UKA 是一种颇有吸引力的截骨术或 TKA 的替代方案。估计有 10%~15% 的患者是这项手术的最佳人选。在微创技术的支持下，所有年龄组的患者都可进行该手术。时至今日，尚无文献支持对于年轻患者使用 MIU 技术的疗效[23-24]。未来会有更好的手术技术、材料和假体设计将晚期磨损并发症降至最低。通过减少磨损并发症，有望提高活动平台关节的使用寿命。

参考文献

1. Barrett WP, Scott RD. Revision of failed unicondylarunicompartmentalknee arthroplasty. J Bone Joint Surg Am, 1987, 69: 1328 - 1335.

2. Levine WN, Ozuna RM, Scott RD, et al. Conversion of failed modern unicompartmentalarthroplasty to total knee arthroplasty. J Arthroplasty, 1996, 11: 797 - 801.

3. Insall J, Walker P. Unicondylar knee replacement. Clin Orthop, 1976, 120: 83 - 85.

4. Laskin RS. Unicompartmentaltibiofemoral resurfacing arthroplasty. J Bone Joint Surg Am, 1978, 60: 182 - 185.

5. Scott RD, Santore RF. Unicondylarunicompartmental knee replacement in osteoarthritis. J Bone Joint Surg Am, 1981, 63: 536 - 544.

6. Scott RD, Cobb AG, McQueary FG, et al. Unicompartmentalknee arthroplasty eight to twelve year follow-up evaluationwith survivorship analysis. Clin Orthop, 1991, 271: 96 - 100.

7. Insall JN, Hood RW, Flawn LB, et al. The total condylar kneeprosthesis in gonarthrosis: a five-to nine-year follow-up of thefirst one hundred consecutive replacements. J Bone Joint SurgAm, 1983, 65: 619 - 628.

8. Scott RD. Robert Brigham unicondylar knee surgical technique. TechniquesOrthop, 1990, 5: 15 - 23.

9. Kozinn S, Marx C, Scott RD. Unicompartmental knee arthroplasty. a 4.5 to 6 year follow-up study with a metal-backedtibial component. J Arthroplasty, 1989, 4(Suppl): S1 - S10.

10. White SH, Ludkowski PF, GoodfellowJW. Anteromedial osteoarthritisof the knee. J Bone Joint SurgBr, 1991, 73: 582 - 586.

11. McCallum JD, Scott RD. Duplication of medial erosion in unicompartmentalknee arthroplasties. J Bone Joint SurgBr, 1995, 77: 726 - 728.

12. Schai PA, Suh JT, Thornhill TS, et al. Unicompartmental knee arthroplasty in middle-aged patients. J Arthroplasty, 1998, 13: 365 - 372.

13. Goodfellow J, O'Connor J, Murray DW. The Oxford meniscalunicompartmental knee. J Knee Surg, 2002, 15. 240 - 246.

14. Kozinn SC, Scott RD. Unicondylar knee arthroplasty: currentconcepts review. J Bone Joint Surg Am, 1989, 71: 145 - 150.

15. Stern SH, Becker MW, Insall JN. Unicondylar knee arthroplasty: an evaluation of selection criteria. Clin Orthop, 1993, 286: 143 – 148.

16. Sah AP, Springer BD, Scott RD. Unicompartmental knee arthroplasty in octogenarians: survival longer than the patient. Clin Orthop, 2006, 4: 107 – 112.

17. Repicci JA, Hartman JF. Minimally invasive unicondylar knee arthroplasty for the treatment of unicompartmentalosteoarthritis: an outpatient arthritic bypass procedure. Orthop Clin North Am, 2004, 35: 201 – 216.

18. Scott RD. The mini incision uni: more for less? Orthopedics, 2004, 27: 483.

19. Scott RD, Joyce MJ, Ewald FC, et al. McKeever metallic hemiarthroplasty of the knee in unicompartmental degenerative arthritis. J Bone Joint SurgAm, 1985, 57: 203 – 207.

20. Scott RD. The UniSpacer. Clin Orthop, 2003, 416: 164 – 166.

21. Hallock RH, Fell BM. Unicompartmental tibial hemiarthroplasty: early results of the UniSpacer knee. Clin Orthop, 2003, 416: 154 – 163.

22. Insall JN, Dorr LD, Scott RD, et al. Rationale of the Knee Society rating system. Clin Orthop, 1989, 248: 13 – 14.

23. Deshmukh RV, Scott RD. Unicompartmental knee arthroplasty: long term results. Clin Orthop, 2001, 392: 272 – 278.

24. Deshmukh RV, Scott RD. Unicompartmental knee arthroplastyfor young patients. Clin Orthop, 2002, 404: 108 – 112.

第 17 章

膝关节单髁置换手术技术

在进行单髁膝关节置换术(UKA)前,手术医生在切开关节后必须判断患者是否适合行 UKA。患者的前后交叉韧带应完好无损;如果符合特定的标准,即使前交叉韧带(ACL)有损伤偶尔也可以接受。这些标准包括:胫骨侧磨损仅限于胫骨平台的前 2/3,后方磨损表明 ACL 缺失无法接受以及无明显的内外侧半脱位。最后,如果对前交叉韧带损伤的患者行 UKA 术,在胫骨截骨时,少量的后倾角或无后倾较为合适,以防后方磨损增加。

对侧间室的病变不能超过 I 级[1]。髌股关节间室病变可以达到 Ⅲ 级以上,但骨质硬化是 UKA 的禁忌证。痛风或者假性痛风等晶体沉积病导致严重的滑膜炎也是 UKA 的禁忌证。

以下介绍 UKA 的一般手术技术。每一种假体设计都有各自的特征,包括对线、截骨模块以及假体固定的不同方式(柱或翼)。

基本原则

UKA 技术的一个明显优势在于其保守性。UKA 保留了前后交叉韧带、对侧间室以及髌股关节。如果假体设计及手术方式都保守的话,置换的单间室的骨质也可被保留。我的目标是完成一个单髁置换手术,并且不增加未来可能的翻修手术的难度。唯一的缺陷是在内侧间室置换时,可能出现胫骨假体的下沉。幸运的是,骨溶解导致的骨量减少在 UKA 中非常罕见。以下是行 UKA 的基本原则:

- 先行保守的少量胫骨截骨
- 伸直间隙与屈曲间隙评估
- 间隙平衡
- 股骨远端截骨中掌握合适的截骨量及对线
- 测量股骨,并在屈曲 90°时完成股骨与胫骨

的对线

- 完成股骨侧准备
- 测量胫骨,定位,并完成胫骨侧准备
- 通过试模确认下肢力线及假体的方向
- 植入假体

术前计划

为了实现保守的胫骨截骨,应使用术前正位 X线片计划截骨平面。垂直于胫骨长轴画一条保守的截骨线(图 17-1)。此次截骨线的水平在外侧关节面下方 8~10 mm 处。无论是内侧间室或外侧间室的置换,初次胫骨截骨不能低于此线。对于内侧间室置换,截骨始于上述划线与胫骨平台最边缘的相交处。对于大多数膝关节而言,截骨处的厚度为 0~2 mm。这种截骨量是合理的,因为关节线从胫骨平台边缘每提高 1 mm,就可以矫正 1°的畸形。因此,如果胫骨平台的截骨为 0,且胫骨假体厚度为 7 mm,大约可以矫正 7°的畸形。这样可以使患者膝关节从术前的 3°内翻恢复到术后的 4°外翻(图 17-2)。

手术显露

对内侧间室 UKA 传统上采用标准全膝显露的方法,髌旁内侧入路膝关节切开并将髌骨完全翻转,注意不要损伤到外侧半月板前角。这种显露方式允许手术医生充分地探查膝关节,并且能够在术中判断 UKA 是否适合该患者。

微创 UKA 手术及显露的方法如今非常流行[2]。更短的切口可以缩短住院时间和加速康复。然而,微创手术也有一些缺点[3]。有限的显露无法完成

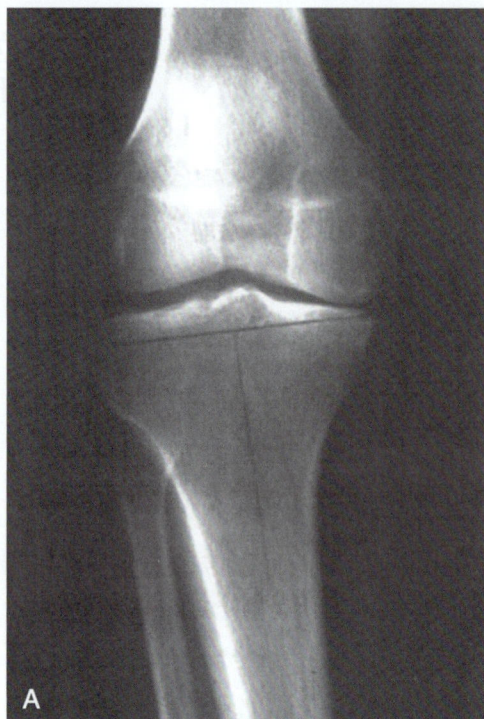

A

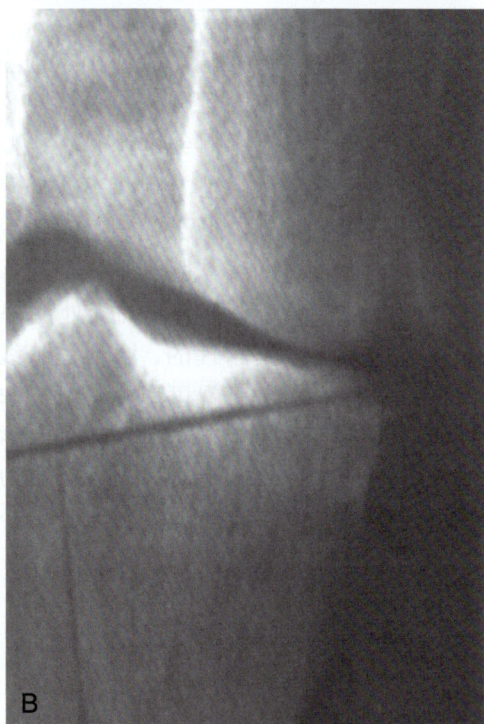

B

图 17-1 A,全膝置换术的术前计划包括绘制保守的截骨线;B,保守的初次胫骨内侧截骨线

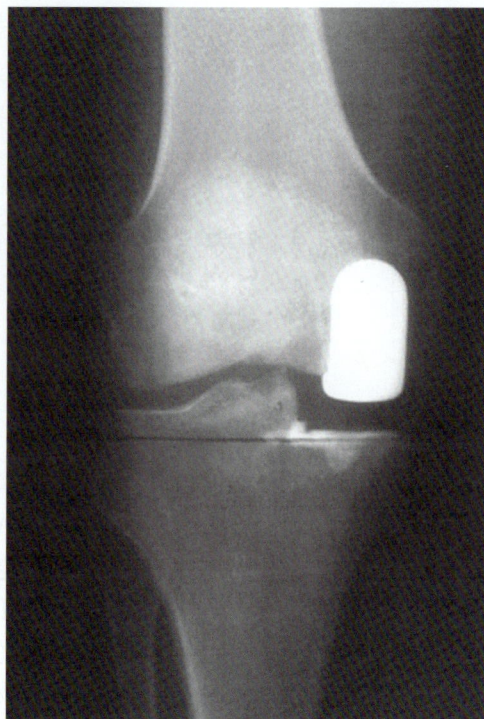

图 17-2 通过手术矫正的畸形的度数可以通过胫骨截骨后全聚乙烯垫片的厚度(mm)来估计

对侧间室的完全评估。同时,也无法完成假体组件位置的完全评估。最终可以导致假体位置不良,增加了 UKA 手术早期或晚期失败的风险。为了充分显露手术视野而过度牵拉皮肤,有可能增加切口愈合不良及继发感染的风险。微创 UKA 快速康复的原因不是更短的手术切口,而是与股四头肌的处理相关。如果髌骨仅仅是向外半脱位,而不是完全向外翻转,则可以加快康复。

我采用一种比常规切口更短的皮肤切口,长 10~12 cm,并在髌骨上极以上 2 cm 的位置开始行关节切开。关节切开的切口在远端止于胫骨结节中部。屈曲膝关节 30°~40°并手动使髌骨半脱位,以完成膝关节的探查。触摸髌骨,检查髌骨表面是否存在骨质硬化改变。将一把弯形 Hohmann 拉钩置于髁间窝以保持术中髌骨向外侧半脱位(图 17-3)。

对于外侧间室 UKA,许多外科医生采用小切口外侧关节切开。但如果术中需要放弃 UKA 改行 TKA 术,则必须改为正式的髌旁外侧入路以充分显露膝关节。对于外翻膝行外侧间室 UKA,我倾向于使用标准髌旁内侧入路[4]。这种关节切开术可达内侧半月板的前角,因此操作需在冠状韧带前方的外侧进行,以防止伤及内侧半月板(图 17-4)。髌骨向外翻转,膝关节屈曲。于胫骨前方切除足够的髌前脂肪垫,易于行胫骨截骨。在外侧半月板外缘的外侧胫骨平台中点作一个切口以置入 Hohmann

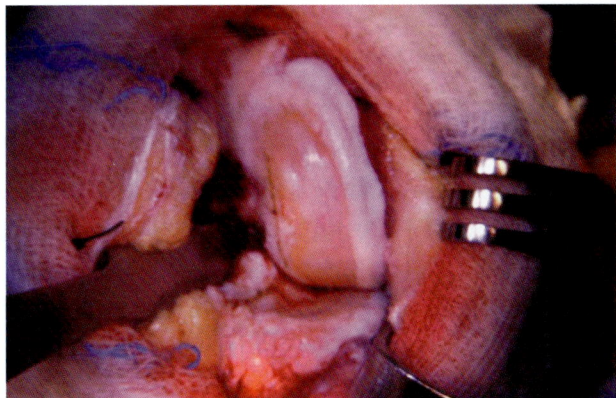

图 17 -3　小切口关节切开和髌骨
向外半脱位可获得很好的显露

拉钩。在接下来的手术操作中须使用浸湿的纱布保护皮下组织以及内侧间室。

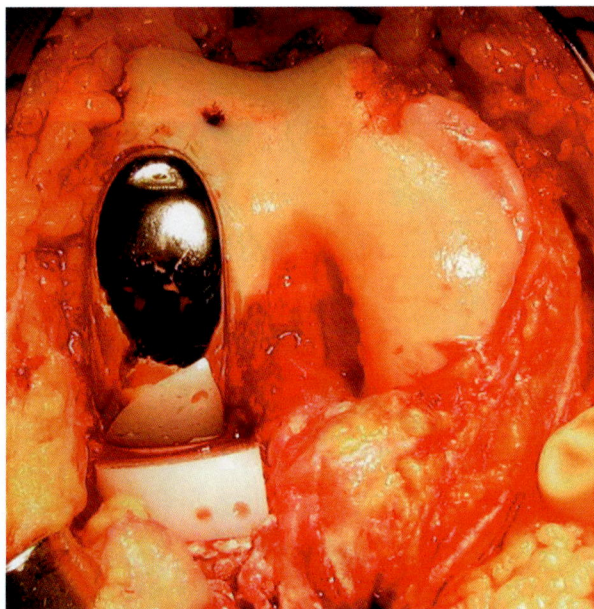

图 17 -4　内侧入路切开膝关节，保留内侧半月板前角并为外侧间室置换提供很好的显露

内侧显露的其他要素

截骨之前，应明确解剖并保护内侧副韧带（MCL）避免损伤。首先，切除内侧半月板的前1/3。显露 MCL 深层和近端胫骨平台之间的间隙。在此层面上，在胫骨平台切线水平插入一个 1 cm宽的弧形骨刀，其表面一半在胫骨平台之上，一半在胫骨平台之下。然后使用锤子沿着胫骨平台的边

缘敲击以达到半膜肌的滑囊面。这样可以在胫骨准备过程中置入拉钩保护 MCL。

如前所述，弧形 Hohmann 拉钩的尖端置于髁间窝，其体部接触髌骨内侧缘使之向外半脱位以充分显露整个股骨内侧髁。如果显露不佳，可将切口向近端延长 1 cm。去除内外侧的骨赘，测量内外髁的真实尺寸。去除髁间骨赘以减少潜在的胫骨棘与骨赘撞击，同时为沿着胫骨棘的截骨做准备。去除内侧骨赘（图 4 -3）可松弛 MCL 和矫正畸形[5]。

对股骨和胫骨侧的软骨—骨磨损情况可以采用记号笔或者电刀标记。这可为股骨—胫骨假体之间的旋转对线提供初步的参考（图 17 -5）。随着截骨的进行，股骨及胫骨的旋转对线最终得以确定。

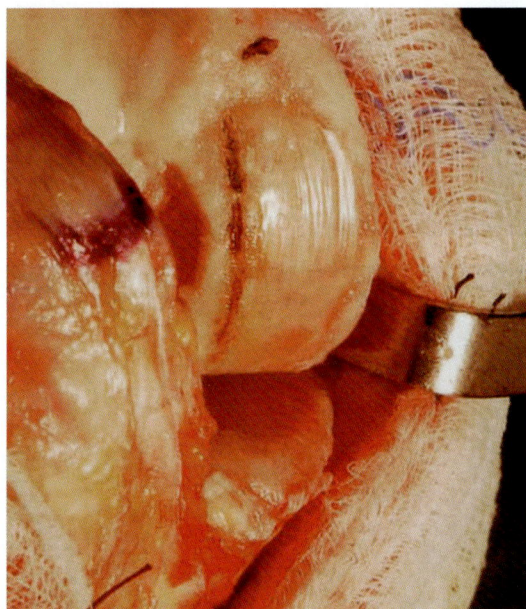

图 17 -5　软骨—骨磨损方式为确定假体
旋转对线提供了一个良好的开端

胫骨侧准备

我将这一技术描述为"表面镶嵌"型胫骨组件。与"嵌入"型胫骨组件的准备具有相同的基本原则。

基于术前截骨规划（图 17 -1），使用胫骨髓外定位截骨模块。内外力线上，基本垂直于胫骨长轴，并且初始的胫骨平台后倾角设置在 3° ~5°。例外的情况包括 ACL 损伤的膝关节或者外侧间室置换，后倾角设置为 0° ~3°。

如果截骨模块采用钉固定，推荐只使用 1 枚固

定钉。侧方固定钉靠近内侧皮质，与术后应力性骨折密切相关，此现象在多枚钉固定的时候更易发生（图17-6）[6]。同时需使用较窄的摆锯截骨以避免伤及胫骨棘或内侧软组织。

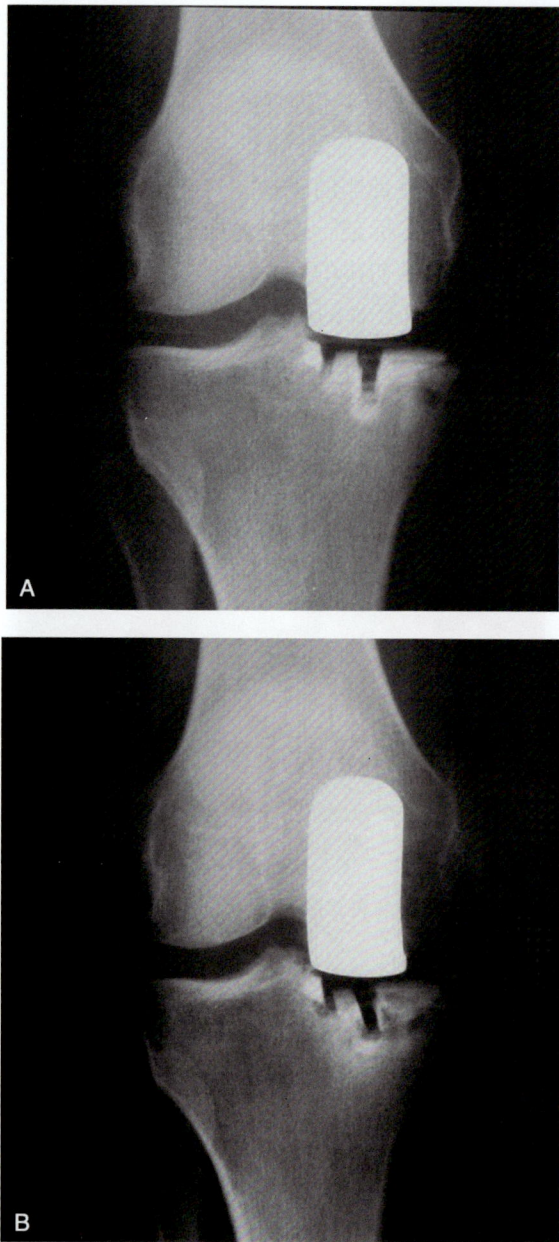

图17-6　A，侧方用于固定截骨模块的钉孔造成的局部压力增加；B，最终导致经过钉孔的应力性骨折

使用1.5 cm宽的拉钩置于之前所述的1 cm弯骨刀插入处，进一步保护内侧组织（图17-7）。在完成水平截骨后，使用往复锯沿着胫骨棘行垂直截骨，并与胫骨的骨—软骨磨损方向平行。清除股骨内侧骨赘可为摆锯的切割提供空间（图17-8）。

一般这种截骨位于胫骨内侧棘斜面一半的位置。在膝关节伸直的情况下，截骨后的胫骨骨块较膝关节屈曲时更容易取出，因为股骨和胫骨的后方常有软骨残留。截下来的骨块可以在膝关节屈曲时，使用血管钳夹住，然后在膝关节伸直时轻松地将骨块拔出。切下来的骨块常显示前内侧软骨磨损（图17-9）。膝关节伸直时，先用最薄的垫片插入胫骨截骨后的间隙（图17-10）。如果此垫片厚度合适，膝关节可完全伸直，并且下肢力线在2°~5°外翻。膝关节在外翻应力时应保持稳定。且允许在外翻应力时内侧间隙张开1~2 mm，但外翻应力解除后内侧间隙不再打开。如果力线不正确，或者内侧较松弛，需尝试使用更厚的垫片。另外一种处理办法是减少股骨远端截骨，使伸直间隙变紧。手术方式的选择取决于相应的屈曲间隙。例如，如果伸直间隙及屈曲间隙都比较松弛，可使用一个更厚的胫骨垫片。如果伸直间隙松弛，屈曲间隙合适，推荐减少股骨远端截骨量。

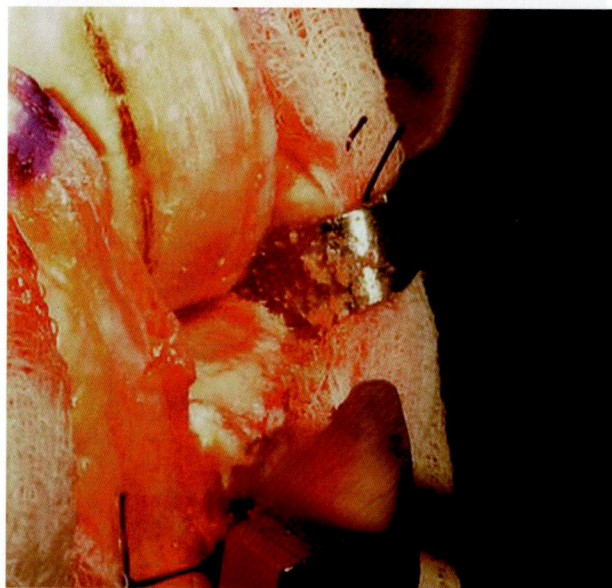

图17-7　正确放置拉钩可保护内侧副韧带在胫骨近端截骨时被锯片损伤

一旦伸直间隙确定，使用相同厚度的胫骨部件测试屈曲间隙。此时，置于内侧的拉钩须松开，以避免造成过度紧张的假象。在理想的情况下，经合适的伸直稳定性测试后，将膝关节屈曲90°，垫片也能轻松地在后髁下方插入（图17-11）。在屈曲间隙松紧误差方面，偏松要比偏紧更能接受。为了减轻各种原因造成的胫骨过厚导致的屈曲间隙过

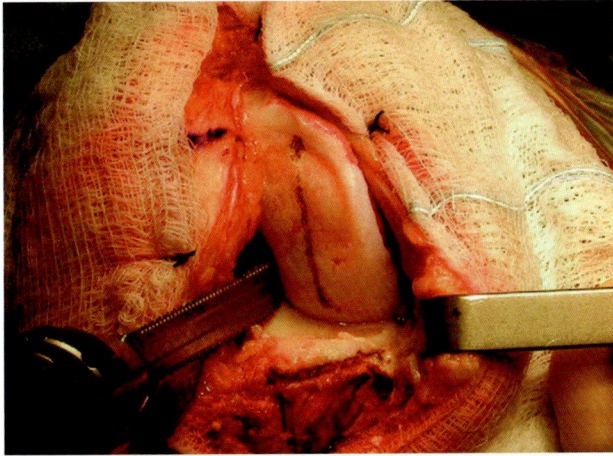

图 17 - 8　使用往复锯对胫骨平台进行垂直截骨

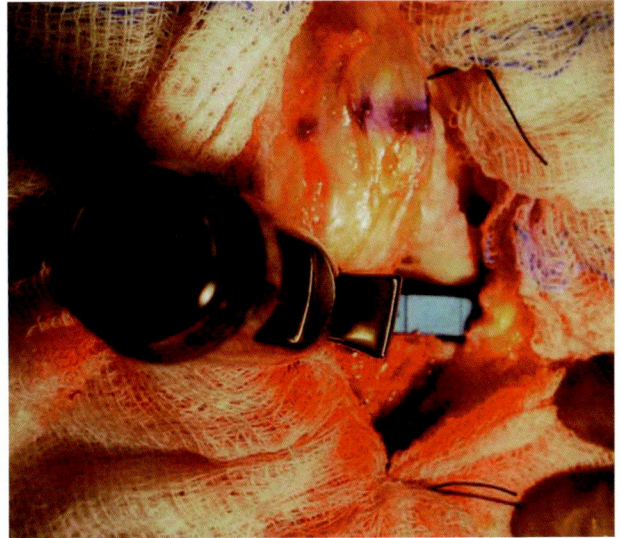

图 17 - 10　在伸直位用胫骨试模评估力线及稳定性

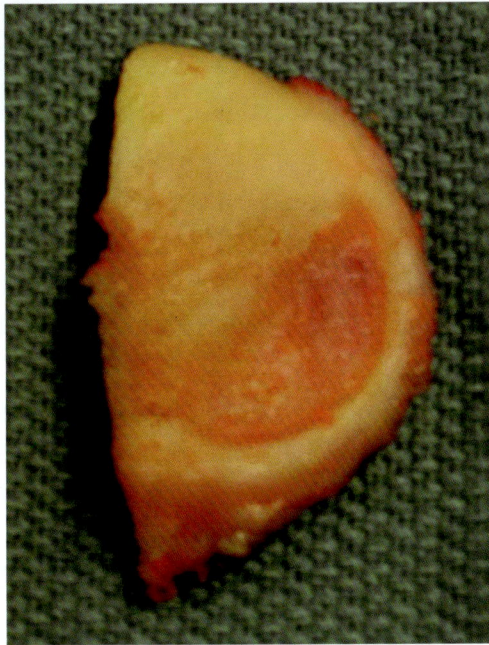

图 17 - 9　膝关节内翻合并单间室疾病的
典型磨损方式为前内侧。

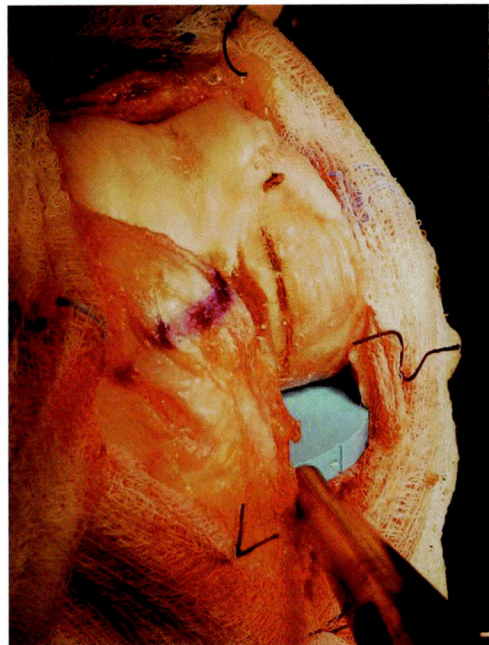

图 17 - 11　采用相同的胫骨试模在屈曲位评估

紧，须将试模垫片推入屈曲间隙直到其与后髁贴合（图 17 - 12）。然后平行于置入的垫片顶部划一条线，以标记为了增加屈曲间隙需要的增加截骨。本次截骨可使用窄摆锯完成。通常情况下，只需截骨 1 ~ 2 mm，主要为后髁残留的软骨。

如果屈曲间隙及伸直间隙都过紧，可能需要少量加截胫骨，但术者应尽可能保守处理胫骨侧。如果屈曲间隙合适，伸直间隙过紧，术者可加截股骨，但要与股骨假体的厚度一致。如果屈曲间隙合适而伸直间隙过松，则在股骨截骨时需要减少截骨厚度。

股骨远端截骨

股骨远端截骨可采用髓内定位或者髓外定位。髓内定位的优点是较为准确；缺点在于其有创性。如今，我更倾向髓外定位技术，并将会在后文介绍。无论哪种技术，目标都是去除与金属假体组件厚度相匹配的骨质，以保留股骨关节线。理想的截骨角度大约是外翻 5°。这一角度可接受的范围是基于冠状面胫股关节的匹配程度。例如，假设关节

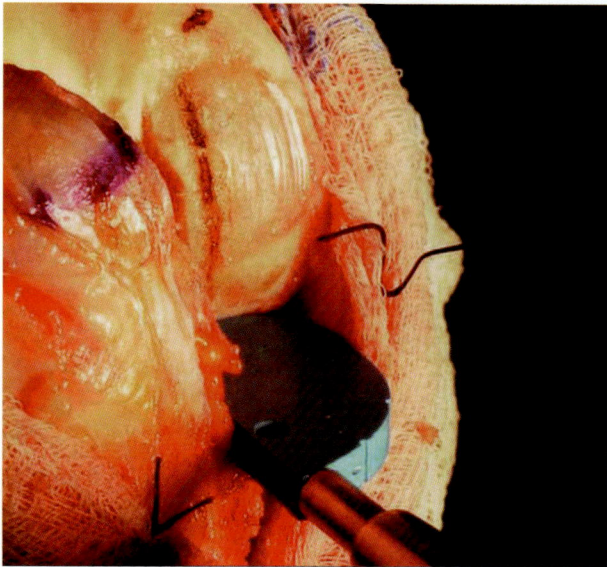

图17－12 如果屈曲间隙过紧,可将胫骨试模向股骨髁后方推移,以测定需要去除多少剩余的软骨才能获得相等的间隙

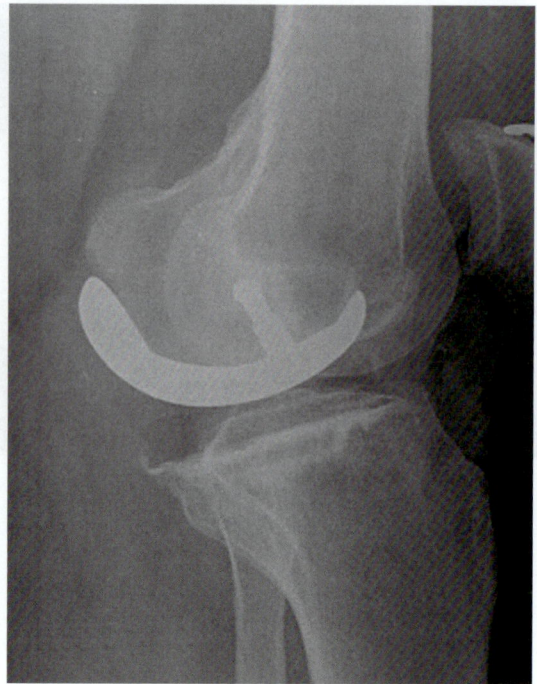

图17－13 如果股骨截骨与胫骨截骨相关,胫骨后倾过大将导致股骨截骨过伸

面是曲面对曲面的,则可以允许任何的偏差。平面对平面的关节则需要准确的冠状位对线,以避免关节边缘的应力集中。目前大多数假体关节都呈曲面对平面型,其对截骨角度偏差的容忍度和关节接触面积取决于假体的曲率半径的差值。

股骨髓内定位技术

使用和TKA类似的方法进入髓腔。进入髓腔的开口位置大约在髁间窝后交叉韧带起点上方1 cm。常常会向内移数毫米。在微创技术中,髓内定位杆可作为牵开器牵开髌骨。

股骨髓外定位技术

股骨假体的内外翻对线常常与胫骨截骨无直接关系。髓外导向器有一个矩形的模块,厚度与胫骨假体一致,以保持膝关节伸直稳定性。根据胫骨截骨时后倾的角度,在膝关节屈曲5°～15°时,将导向器插入膝关节。须避免在膝关节过伸时固定髓外导向器,因为这样会使截骨增加一个过伸角度,导致股骨假体装入后处于过伸位(图17－13)。假体可轻度屈曲,因为这样可在膝关节完全屈曲时增加金属与垫片的接触。使用至少2枚固定钉将导向器固定在股骨上,以增加其稳定性。有些外科医生更喜欢在膝关节伸直位进行截骨。通过导向器上的截骨槽截除远端股骨髁,并重建与股骨假体相匹配的股骨关节线。

在股骨截骨导向器的固定钉上安装适配模块,可向近端或远端调整2 mm的截骨量,以增加或减少伸直间隙。

我倾向于在膝关节屈曲时进行股骨远端截骨,这样可以更好地观察截骨的过程。如果在我使用的膝关节系统中采用此技术,最初在膝关节伸直时放置的截骨导向器必须在膝关节弯曲之前从固定钉取下,然后再放入原位。否则,导向器的间隙模块会撬开膝关节,并可能导致ACL的附着点撕脱。

测量股骨尺寸

在大多数UKA系统中,任何尺寸的股骨都能与各种尺寸的胫骨相匹配。因此,股骨与胫骨的测量是互不影响的。测量的尺寸由股骨的前后径确定。对于内侧髁置换,在确保假体不会向前突出和不会与髌骨发生撞击的前提下,我选用更大尺寸的假体。理由是大号的假体能更好地覆盖股骨,增加假体固定面积,并最大限度地减少股骨假体沉降或松动。股骨假体前缘的解剖标志有时是明显的,就在股骨髁远端完整的滑车软骨与硬化骨质的连接处(图17－14)。

如果上述界限标志不明确,可以在估计的位置

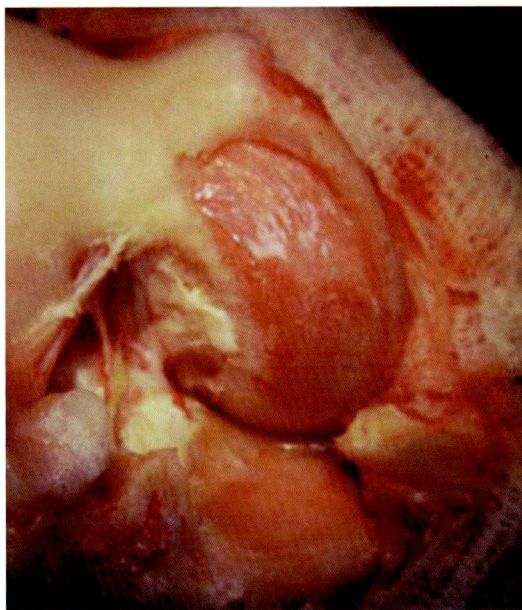

图17-14 股骨假体的前缘常常
延伸至硬化骨与滑车软骨的交界处

打上标记，然后将膝关节完全伸直以确定在此位置上股骨和胫骨假体之间的金属—全聚乙烯接触是否充分。几乎所有股骨测量器都会贴紧股骨后髁，使得导向器的前部模拟真实的股骨假体前缘。

股骨假体旋转对线

患者的骨软骨磨损模式通常提示股骨假体旋转对线。另一个选择旋转对线角度的参考方法是屈膝90°在冠状位垂直于胫骨假体画线。选择这种对线方式可在屈曲时达到最佳的关节面匹配。伸直位同样取决于关节面之间的匹配程度。类似于远端对线，平面对平面的关节界面对误差容忍度极低，而球面对弧面设计和误差具有高容忍度。大多数假体是不同程度的球面对平面设计，如前所述，其误差容忍度取决于关节面的曲率半径差。

股骨假体旋转对线的另一个关键点是，膝关节完全伸直时对假体轨迹的影响。大多数内翻膝单髁置换患者的胫骨磨损位于前方和边缘（图17-9）。如果股骨假体在内旋位植入，其前缘会在伸直时压住胫骨假体的边缘，可能加速早期的磨损与松动（图17-15）。因此，术者通常应倾向于使股骨假体轻微外旋并且使股骨假体的前缘在伸直位偏向外侧。

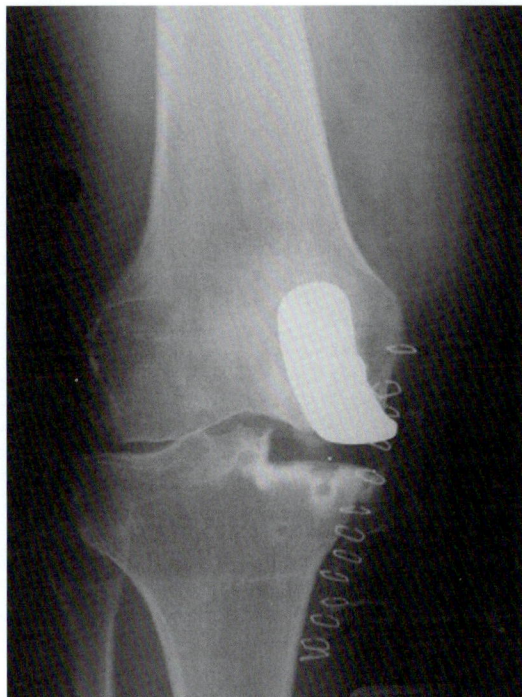

图17-15 股骨假体内旋放置
导致其前缘接触胫骨假体边缘

股骨假体冠状位定位

如前所述，内翻膝早期骨关节炎常见的软骨磨损位于前方和边缘。为了避免置换后该磨损模式继续存在并对聚乙烯产生不利影响，股骨假体应在股骨髁处稍向外移（图17-16）。在制作固定孔或固定槽之前，伸直膝关节检查股骨和胫骨假体之间的内外侧匹配情况，确定股骨假体外移的程度。

在外侧间室置换中，股骨假体也应该向外移，其原因略有不同。外侧胫骨平台的边缘会超出股骨外侧髁的边缘数毫米。大多数外科医生倾向于将胫骨假体齐平胫骨平台近端边缘的皮质。如果在外侧间室置换这样做，将会出现伸直位假体内外侧不一致，除非股骨假体也向外移位（图17-17）。或者，在冠状位采用较大的胫骨假体，但在大多数膝关节中，平台的前后径尺寸较短，无法容纳过大的胫骨假体。

股骨侧最后的准备

确定了股骨假体的尺寸、旋转对线和内外侧位

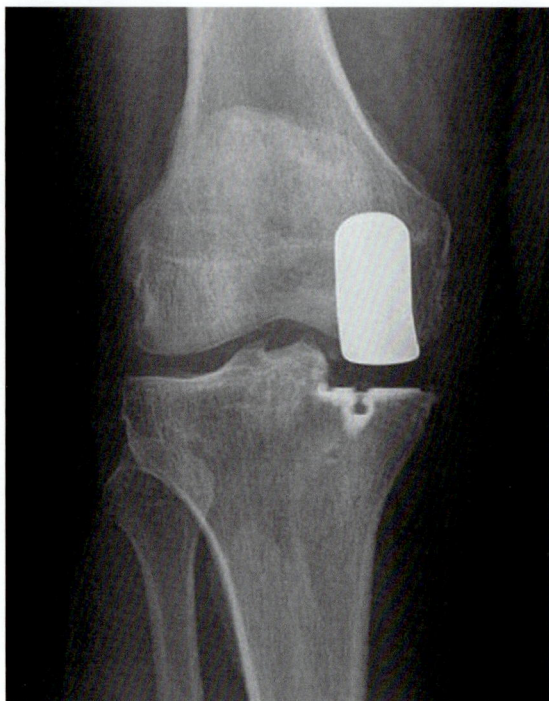

图17-16　股骨假体偏向外侧放置改善了假体冠状位匹配度

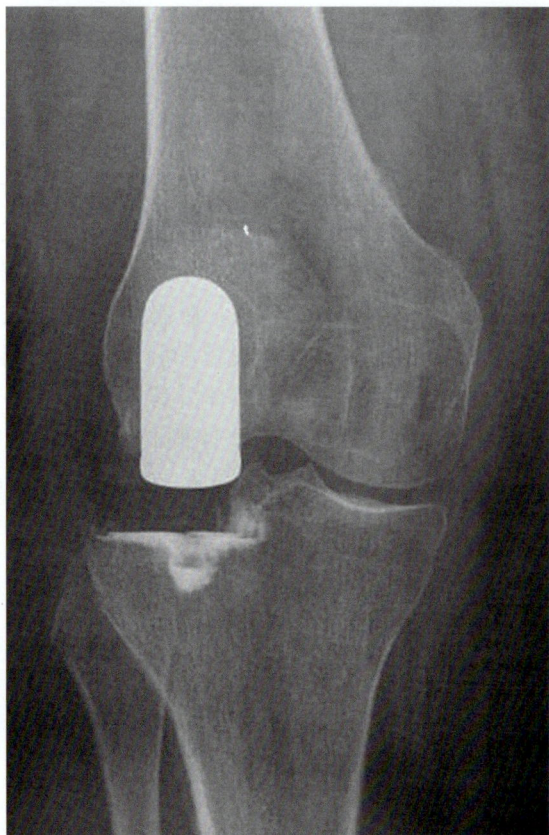

图17-17　在外侧间室置换中，股骨假体也应该靠外侧放置以达到更好的假体间匹配

置后，就可以完成股骨截骨。在大多数系统中，这一步骤涉及后髁截骨，后侧斜面截骨及前方部分斜面截骨。在有些假体系统中，使用磨钻为假体植入准备骨床，并不适用于带角度的截骨导向器。对于任何假体，必须在股骨假体的前缘制作凹陷以防止髌骨撞击（图17-18）。

在外侧间室置换术中的凹槽比内侧间室置换术中更重要，因为膝关节深度屈曲时髌骨更多地靠外侧关节面滑动。为了尽量加大凹槽，初始的股骨截骨必须做到合适（图17-19）。截骨不足最容易发生在典型的后外侧磨损残留股骨远端软骨或由于既往外侧胫骨平台骨折须行关节置换的情况。在外侧间室置换术中，还有重要的一点是股骨假体前后径的尺寸宁小勿大，防止出现髌骨撞击（图17-20）。当减少尺寸后，始终要在完全伸直位检查膝关节面的情况，确保金属—全聚乙烯垫片之间接触充分（图17-21）。股骨最终的准备包括制作固定孔或固定槽，它们都是通过试模上自带的孔或槽完成。

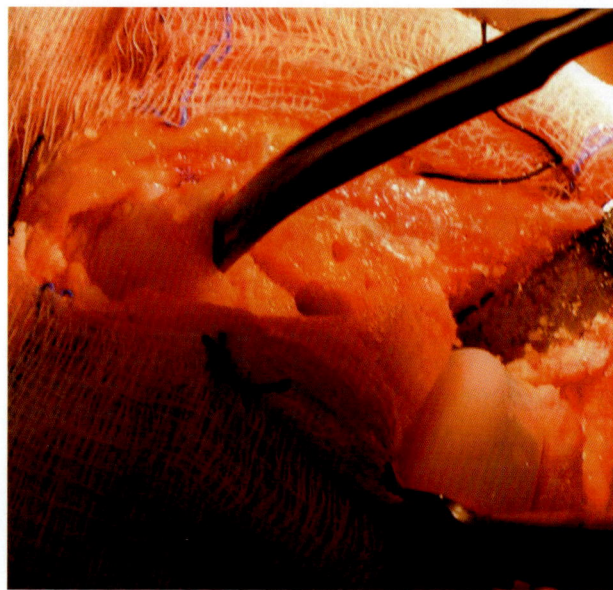

图17-18　制作一个凹槽以埋入股骨假体前缘

将股骨试模置入已准备好的股骨骨床。有些假体系统会提供一个垫片加压后髁于截骨面。该操作中骨与假体之间的匹配非常重要，可对抗导致股骨假体松动的应力。在一些系统中，假体固定柱与后髁截骨平行，置入股骨假体时不会对骨水泥加压。在其他系统中，假体固定柱带有角度，安装后股骨假体会对后髁有一定的加压。在固定

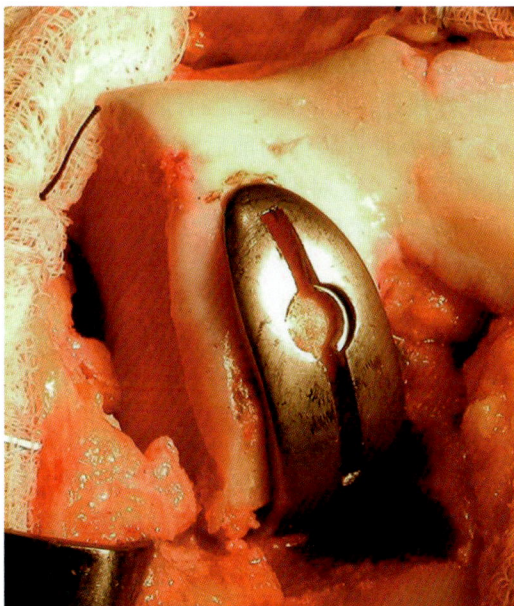

图 17-19 在外侧间室置换中未能清除残留软骨，将会阻碍股骨假体前缘埋入

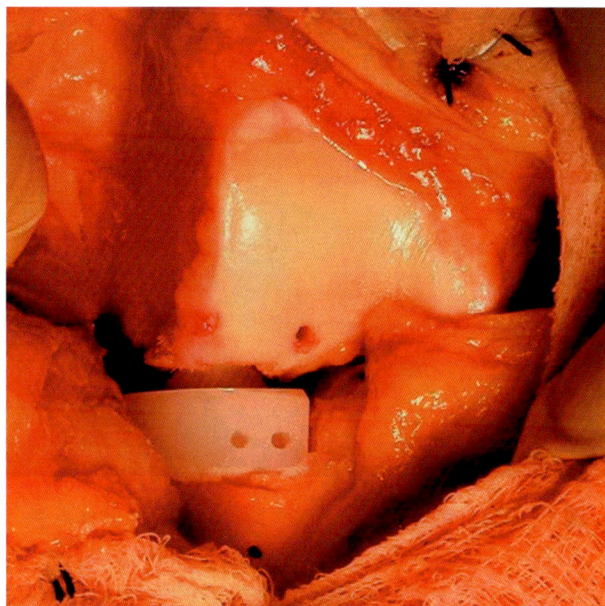

图 17-21 当缩小股骨假体尺寸后，须确保完全伸直位时金属—全聚乙烯充分接触

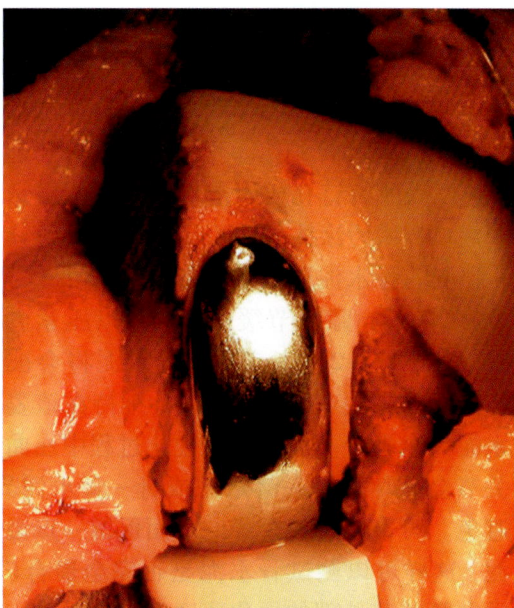

图 17-20 在外侧间室置换中，减少股骨假体的尺寸有助于预防髌骨撞击

留的骨赘或后髁未覆盖的骨质，以避免膝关节极度屈曲时撞击胫骨聚乙烯垫片。

胫骨假体最后的准备

接下来开始测量胫骨假体尺寸。在大多数假体系统中，胫骨假体尺寸的选择不受股骨的影响。我倾向于使用尽可能大尺寸的假体，但确保不向后方和内侧悬挂，以最大限度覆盖截骨后的胫骨骨面，并减少由于局部应力集中导致的假体松动。

早期的假体设计是对称的，因此可以用在左膝或右膝的内侧间室或者外侧间室。非对称假体是目前的主流，可最大限度地覆盖截骨面。非对称假体还提供前方和边缘稍高的全聚乙烯垫片，以适应内翻膝骨关节炎的常见磨损方式。胫骨假体最终的内外侧定位及旋转定位可通过试模确定。应在膝关节完全伸直时评估假体匹配度（图 17-23）。如前所述，胫骨假体内外侧匹配度由股骨内外侧放置改变。胫骨侧的旋转对线通过改变沿胫骨棘的垂截骨方向而改变。

如果屈曲间隙过紧，胫骨假体前方将抬高，或股骨假体会在股骨远端截骨面抬离。这通常可以通过增加胫骨截骨后倾角解决，只要不超过约 10°的总后倾角即可。或者，通过缩小股骨假体的尺寸解决屈曲过紧的问题，这将需要稍微增加后髁截骨，

柱平行于后髁的假体中，稍向前倾斜钻孔可能有帮助（图 17-22）。

这种角度会促进股骨假体的轻微屈曲并压紧后髁。钻孔一定不能向后倾斜，因为这会导致股骨假体伸直并使金属股骨髁抬离骨面。

一旦股骨完全准备好和复位试模后，应采用1/4 英寸弯骨刀标记金属股骨髁的后缘，去除任何残

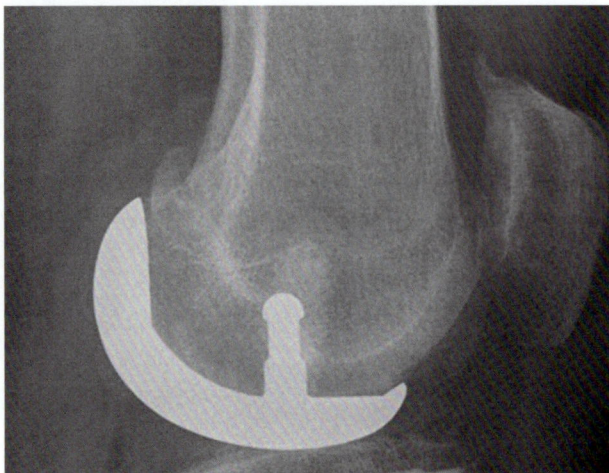

图 17 –22　向前成角钻孔，有助于加压股骨假体后髁

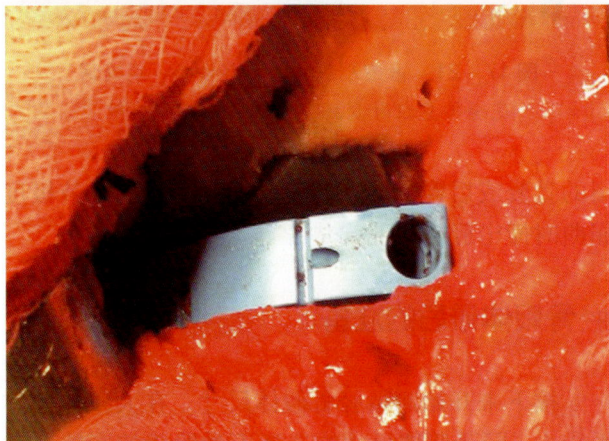

图 17 –23　在制作固定孔或固定槽之前，
用试模确定假体间的良好匹配

从而松弛屈曲间隙。当采用这种方法时，术者必须确保较小的假体仍然可在膝关节完全伸直时提供足够的金属对聚乙烯接触。如果不能保证足够的金属—全聚乙烯接触，使用相同尺寸的股骨假体，通过增加后髁截骨量向前移动假体固定柱的位置，使股骨假体整体前移。

外侧间室置换的技术细节

在我的临床生涯中，外侧间室置换仅占每年UKA 手术量的 10%。它在技术上更加困难和更敏感。在此值得重复一下外侧入路的一些技术特征。外侧间室关节置换最好通过内侧关节切开术显露，并且保留好内侧半月板。

股骨远端通常具有残余的软骨，应该在股骨远端

截骨之前将其去除，以避免截骨不足妨碍股骨假体前缘贴合。这种增加股骨远端截骨的方法需要非常保守的初始胫骨截骨，或非常厚的胫骨假体。

应该缩小股骨假体的前后径尺寸以避免髌骨撞击。术者应该注意对股骨假体的放置做到宁外勿内，并将胫骨假体靠内侧放置以达到关节面之间的最大匹配。

骨水泥假体固定

在真正的假体骨水泥固定之前，应该先将其和试模一样置入膝关节进行测试。其原因是，具有固定柱的真实假体比不含固定柱的试模更难装入膝关节。最好在骨水泥固定之前理解并解决该问题。

先使用骨水泥固定胫骨假体。所有的钉孔或固定槽均压入骨水泥，而胫骨平台本身不需要骨水泥或只需要极少量骨水泥(图 17 – 24)。剩下的骨水泥涂在真正的胫骨假体的下表面(图 17 – 25)，然后将假体植入，使其后方先接触。这可防止骨水泥向关节后方溢出，而允许骨水泥在膝关节伸直时向前溢出并将假体前方固定(图 17 – 26)。随后，采用类似技术固定股骨假体。将骨水泥涂抹于远端股骨髁，并压入所有钉孔或固定槽中。将薄层骨水泥涂抹于后髁，因为涂抹过多的骨水泥会导致其向后溢出；剩下的骨水泥则放置于股骨假体的背面(图 17 – 27)。随后，膝关节缓慢伸直，以压紧骨—骨水泥界面(图 17 – 28)。多余的骨水泥将会被压至前方并清除。膝关节完全伸直后，维持在该姿势等待骨水泥完全聚合。在骨水泥硬化过程中屈曲和伸直膝关节会破坏假体—骨水泥或骨—骨水泥界面，应该避免。可在股骨或胫骨的前面保留一点溢出的骨水泥，这样可以测试骨水泥是否完全聚合(骨水泥通常在膝关节外部的硬化速度更快)。

骨水泥完全聚合后，膝关节弯曲，松开止血带，进一步清除残留的骨水泥。我沿着胫骨棘置入一种器械进行测试，例如直的髓核钳，以确保在任何保留的骨质或骨赘之间不出现可能的撞击。应当检查膝关节的边缘有无挤出的骨水泥，防止以后可能出现脱落。

关闭切口

置入两根小细引流管，分别从侧方两个点穿出

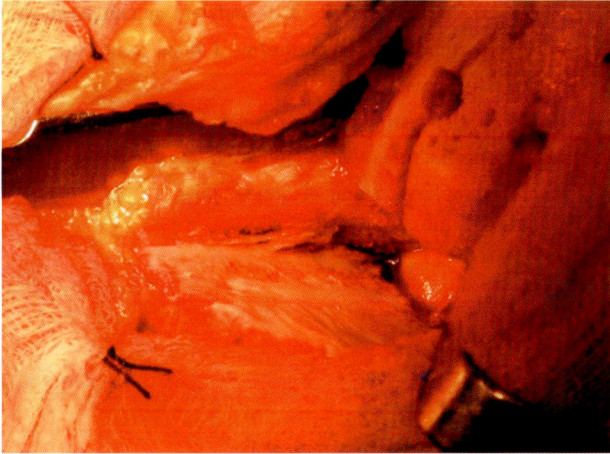

图 17-24　在胫骨平台只涂抹一层很薄的骨水泥，防止骨水泥从后方挤出

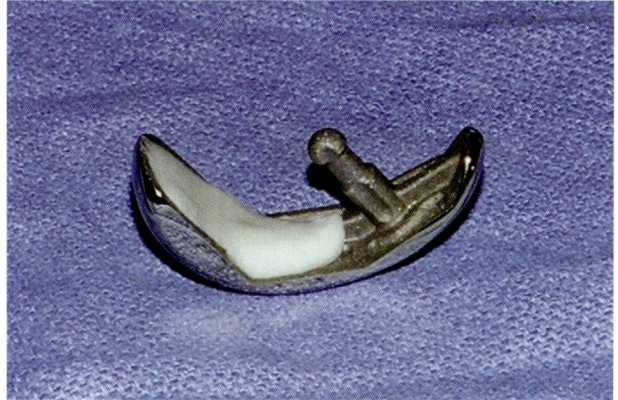

图 17-27　正如在胫骨侧建议的那样，将骨水泥置于股骨假体的背部以防止其从后部挤出

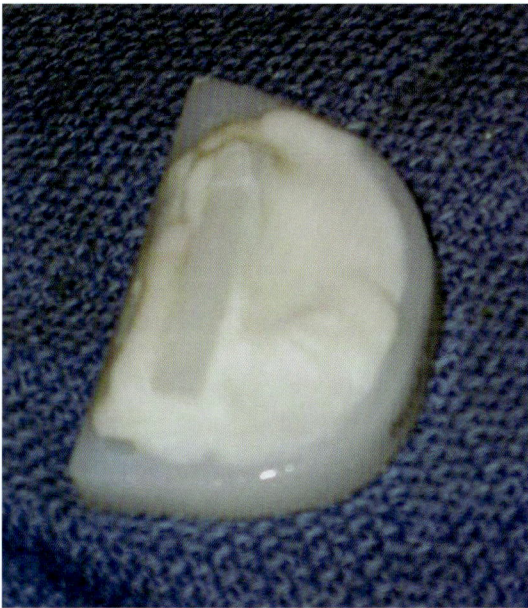

图 17-25　剩余的骨水泥应涂抹于假体背侧

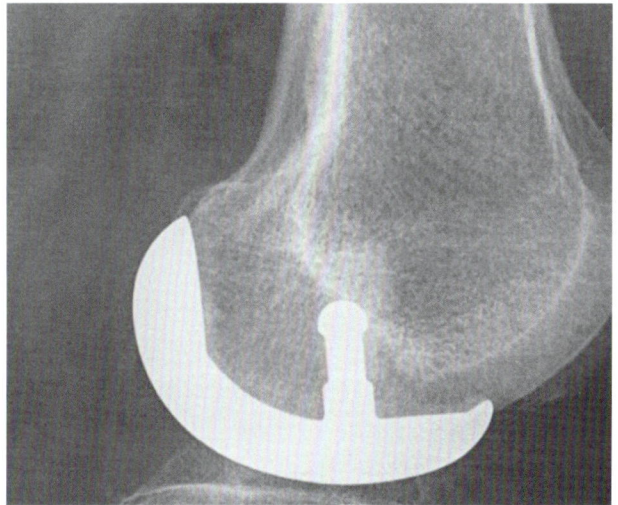

图 17-28　股骨假体在远端和后方位置良好

引流管。逐层缝合切口：使用 1 号聚对二氧环己酮（PDO）缝线缝合关节囊，使用 3-0 可吸收线缝合皮下组织，使用 3-0 尼龙线间断缝合皮肤。测量并记录对抗重力的膝关节屈曲。术后治疗基本与第 3 章中描述的 TKA 相同，只是 UKA 术后康复更快。

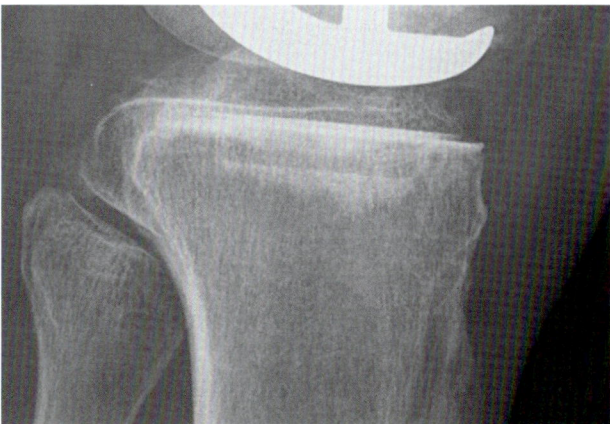

图 17-26　X 线片显示骨水泥向骨质渗透良好，无向后方溢出

参考文献

1. Outerbridge RE. The aetiology of chondromalacia patellae. J Bone Joint Surg Br, 1961, 43: 752 – 757.

2. Repicci JA, Hartman JF. Minimally invasive unicondylar knee arthroplasty for the treatment of unicompartmental osteoarthri-tis: an outpatient arthritic bypass procedure. Orthop Clin North Am, 2004, 35: 201 – 216.

3. Scott RD. The mini incisionuni: more for less? Orthopedics, 2004, 27: 483.

4. Sah AP, Scott RD. Lateral unicompartmental knee arthroplasty through a medial approach: study with an average five-year follow-up. J Bone Joint Surg Am, 2007, 89: 1948 – 1954.

5. Scott RD, Santore RF. Unicondylar unicompartmental knee replacement in osteoarthritis. J Bone Joint Surg Am, 1981, 63: 536 – 544.

6. Brumby SA, Carrington R, Zayontz S, et al. Tibial plateau stress fracture: a complication of unicompartmental knee arthroplasty using 4 guide pins. J Arthroplasty, 2003, 18: 809 – 812.

第 18 章

全膝关节置换术患者常问问题

患者现已经越来越了解全膝关节置换手术和术后康复的相关知识。但是他们往往通过网络或朋友获得（错误的）信息，所以，术者应告知患者个性化的术后康复步骤，使得他们当康复过程中遇到"各种问题"时，焦虑能得到减轻。

多年来，我医院已经采取了多种措施试图解决这个问题。这些措施包括手术医生的术前谈话和在住院前检查时进行的术前宣教。

目前所缺乏的是患者可以参考的住院前、住院期间以及出院后可能发生的问题和应对办法的文字资料。为了解决这个需求，G. Erens 和我编撰了一个问答宣传册，在安排好手术后会发给每一例患者。起初，宣传册里的每一个问题只是我们的应对方法。后来，宣传册受到整个关节置换科室所有成员的关注并进行了修改[1]。宣传册附有一个免责声明，提醒患者们看到的只是一般性信息，如果有具体问题或疑惑，他们应该第一时间联系自己的主治医生。

问题的分类

患者的问题分为 3 类：术前问题、围术期问题和术后问题。

围术期的问题分为 2 类：可能发生在住院期间的问题和出院后早期很可能会出现的问题。

另外，针对患者会经常出现的 3 个问题（抑郁、失眠和便秘）有专门解答。

有一些全膝关节置换（TKA）术后常规出现的情况可能会使患者感到恐慌，除非他们意识到这些症状属于正常范围。这些情况包括：膝关节内间断性的搏动感，膝关节周围皮肤的麻木，康复锻炼后当天晚上出现膝关节肿胀，膝关节周围轻度发热，以及肿胀开始消退后皮下可触及缝线等。

有一些发生在康复过程中的问题确实是不正常的，并且需要立即通知医生，包括进行性的切口周围发红，进行性的疼痛和肿胀，发热且体温高于 101 ℉（38.3 ℃），任何性质的伤口渗出、小腿肿胀或疼痛、踝关节肿胀彻夜无缓解，以及牙龈出血或大小便带血。

回答

本章对常见问题作了回答，但这些并不意味着就是最终答案，并且不同的外科医生可根据他们自己的临床常规进行改良。

术前问题

问：手术成功的概率有多大？

答："成功"不应只根据膝关节的评分数值来衡量，而应该根据是否能用"是"来回答以下 3 个问题：你是否对该手术感到满意？手术是否达到了你的预期？如果可以重来一次，你是否还愿意选择接受该手术？超过 90% 的患者在术后 1 年会对这 3 个问题说"是"。

问：术后康复需要多长时间？

答：每个人的术后康复速度是有差别的。但大多情况下，你一开始需要用助行器或挂拐杖行走，之后几周内可以达到使用手杖进行户外活动以及不需要辅助器具在房子周围行走。你将逐渐地恢复到正常的功能而不需要任何的辅助器具，这一般需要 3 个月左右。

问：我需要去康复机构还是直接回家？

答：看情况而定。大多数人能在术后直接回家。但是，你也有可能需要先去康复机构学习一些康复技能再安全地回家。这个决定应考虑很多因素，比如：日常活动是否有家人或朋友帮助，家庭环境和安全考虑，医院理疗师评估的术后功能状态，以及医疗团队评估的整体情况。

问：什么时候能开车？

答：如果你的右膝做了手术，那么你至少1个月内不能开车。术后1个月，你可以在觉得膝关节舒适的前提下开车。如果你的左膝做了手术，你可在膝关节舒适的前提下开自动挡的车。不要在服用阿片类药物期间开车。有外科医生直到术后4~6周复查时才允许他们的患者开车，具体请详询你的手术医生。

问：什么时候能旅行？

答：如果你一定要去旅行，只要你觉得舒适就可以出行。建议你在长途旅行时，至少每小时舒展一下身体或走动，因为这有助于预防血栓。如果可以建议推迟到术后1个月再乘坐飞机出行。

问：什么时候能回去上班？

答：这取决于你的职业。如果你的工作主要是坐着的，你可以在大概术后1个月或更早的时候回去上班。如果你的工作比较辛苦，你可能需要3个月时间才能恢复全职工作。

问：术后可以进行什么活动？

答：你可以做很多活动，包括步行、做园艺、打高尔夫球、网球双打和滑雪（如果你的外科医生同意）。有些活动可以更好地帮你运动和强化关节，如游泳和室内固定自行车。你应该避免高强度应力的活动，比如跑步和跳跃，以及剧烈运动，如单人网球或壁球。滑雪时应避免恶劣的条件、拥挤的斜坡和困难的路线。

问：我的人工关节能使用多久？

答：患者与患者之间存在差别。在你术后的每一年，你有0.5%~1%的概率需要再次手术。例如，在术后10年，有90%~95%的患者不需要进一步手术。在术后20年，有80%~90%的患者不需要进一步手术。

围术期问题（住院期间）

问：什么时候可以洗澡或者不慎弄湿手术切口该怎么办？

答：如果手术切口没有渗出，你可以在手术3天后洗澡。最初用保鲜膜尽量保持切口干燥。如果弄湿了，将其擦干。

问：什么时候能完全浸泡关节？比如泡澡或者进入泳池？

答：只要你的手术切口在术后2周完全愈合，且拆线后3~4天，你可以完全浸泡膝关节。

问：我应该什么时候佩戴膝关节外固定支具？什么时候停用？

答：膝关节外固定支具通常在术后早期几天的夜间，或者当你行走时大腿力量不足以支撑之前使用。大多患者在术后1周内停用，但如果你愿意，为了睡觉时舒适，你可以继续佩戴。

问：我应该多久使用一次持续被动活动机（CPM）？

答：CPM机是可选的锻炼项目。如果你有一个CPM机，你可以在术后早期使用，每天总的使用时间不超过8小时。逐步增加关节屈曲角度，具体的进度因人而异。

问：我的切口需要使用绷带固定多久？

答：绷带大约需要使用1周，同时每天需更换新的干燥无菌纱布。有时为了保护手术切口被衣服或外固定支具影响可继续使用。

问：什么时候拆线（或缝合钉）？

答：术后10~14天拆线。如果你在家，可由上门访视护士拆除；如果你在康复机构，可由康复工作人员拆除。有些缝线可以被吸收，不需要拆线。

围术期问题（出院后）

问：我需要使用多长时间的止痛药？

答：止痛药一般需要使用3个月左右。最初可能需要强效止痛药（如阿片类药物）。大多数人都能够在1个月左右停用强效止痛药并改为使用非处方药，如对乙酰氨基酚或布洛芬。你的手术医生也可能在术后马上使用抗炎药并持续几个星期。

问：我需要使用多长时间的抗凝血药？

答：有多种选择，包括口服片剂和注射剂，都可以抗凝并有助于防止静脉炎和血栓。你的手术医生将根据你的病史和检验结果在你离院前选择一种合适的治疗方案。

问：我在康复过程中能喝酒吗？

答：如果你正在服用抗凝血药华法林（香豆素），那么你应该避免饮酒，因为乙醇能影响药效。如果服用阿片类药物也应禁酒。除此之外，你可以自行决定并适度饮酒。

问：我应该服用多长时间的补铁剂？

答：通常术后服用 4 周补铁剂就足够。这能帮助你的身体补铁和恢复你的血细胞计数。

问：在膝关节康复过程中，哪些是好的姿势，哪些是坏的姿势？

答：你应该每天花时间练习膝关节屈曲和伸直。每 15 ~ 30 min 改变姿势。避免在膝关节下方垫枕头或圆柱物，应将脚踝后方垫高有助于伸膝和预防膝关节挛缩。

问：我是否应该冰敷或热敷？

答：最初阶段，冰敷最有助于消肿。数周后，你也可以尝试热敷并选择最适合你的方式。

问：我应该穿多长时间弹力袜？

答：回家后，你可以试着脱下弹力袜并观察踝关节是否变得肿胀。如果是，则在白天继续穿弹力袜直到肿胀恢复至术前状态。在术后数月乘车或乘坐飞机旅行时也应穿戴弹力袜。

问：我能步行上下楼吗？

答：可以。最初在上楼时先迈出你的健侧下肢，下楼时先迈手术侧的下肢。当你的肌肉变得更强壮以及活动改善，你便可以更自如地上下楼，通常需要 1 个月。但为了安全一定要使用扶手。

问：我需要接受理疗吗？

答：是的。理疗师在你的康复过程中非常重要。你将在术后及整个住院期间接受理疗。当你回家后，理疗师可能会一周上门辅助你锻炼 2 ~ 3 次。你也会学到一系列的自我锻炼方法。你的理疗师会给你一个锻炼清单。另外，游泳和使用固定自行车是较好的锻炼方式。即使你已经完全康复，这些锻炼也可以持续下去。

问：我什么时候可以进行性生活？

答：当你感到舒适时就可以。

术后的顾虑

问：我感到抑郁，这正常吗？

答：膝关节置换术后感到抑郁是常见的。可能的因素有很多种，比如活动受限、不舒适、对他人的依赖增加，以及药物的不良反应等。但是，当你开始恢复常规的活动后，抑郁的感觉就会自然地消退。如果抑郁感持续存在，建议你咨询相关专科医生。

问：我失眠，这正常吗？我能怎么做？

答：失眠在膝关节置换术后很常见。非处方药如苯海拉明或褪黑素可能有效。如果失眠持续存在，你可能需要处方药物。

问：我便秘，应该做什么？

答：术后便秘是很常见。这与很多因素有关，而且会因为服用阿片类止痛药而加重。一个简单的非处方药（例如多库酯钠）能最好地预防这个问题。极少情况下你需要栓剂或者灌肠剂。

术后的顾虑（长期的）

问：我需要多大的关节活动度？

答：大多数人需要膝关节能屈曲 70° 完成平地正常地行走，屈曲 90° 能完成上楼，100° 完成下楼，以及 105° 能从矮的座椅上站立。有效的行走和站立需要你的膝关节达到完全伸直时的 10° 以内。

问：6 周后我的膝关节活动度能恢复到什么样？1 年后呢？

答：每个人的膝关节活动度不一样，并取决于很多个人因素。你未来可能的活动度将在手术时确定。术后 1 年时，患者平均能达到大约 115° 的屈膝角度。有些患者的屈膝角度小一些，而有些患者可能会大很多。

问：我感觉我的腿变长了，这可能吗？

答：在大多数情况下，你腿的长度不会改变。然而有些情况腿会被延长，这通常是由于术前有明显的弯曲畸形，术后矫正变直所致。在一开始，增加的长度可能会让你感到不适。但大多数人会适应这种改变，偶尔也可能需要对另一只脚使用增高鞋垫。

问：我能在锻炼时加负重吗？

答：通常情况下，术后 2 个月内不施加重量锻炼。当你在理疗过程中逐渐进步时，理疗师可能会建议加重量。但应循序渐进从 0.4536 kg 开始，并限定在 2.268 kg 这样比较轻的重量。同时，抬腿应该是等距锻炼，这意味着你的膝关节从伸直时开始，并一直保持伸直姿势。可以选择仰卧进行抬腿锻炼。

问：我会在机场安检时触发安全警报吗？我是否需要医生的证明信？

答：当你过安检时可能会触发警报。主动告知安检人员你做过膝关节置换术，并很可能触发警报。选择宽松的服装以便于向他们展示你的膝关节手术切口。医生的证明信或者卡片在过安检时将不会有任何帮助。

问：我需要在牙科治疗或者有创性医疗操作前

使用抗生素吗?

答:需要。在第一次随访时,我们会给你一份详细的说明。在膝关节置换术后6周内,避免任何洗牙和其他非紧急的医疗操作。

问:我能跪吗?

答:在手术后几个月后,你可以尝试跪的动作。开始的时候可能会有疼痛,但不会对你的人工关节造成损害。许多不适感来自跪下时手术切口以及正在愈合的局部组织受压。不适感会逐步减退,但建议一直使用跪垫保护。

问:我什么时候需要找手术医生复查?

答:一般在术后4~6周复查,然后分别在术后1年、2年、5年、7年和10年再进行复查。复查对于监测假体的稳定性和全聚乙烯关节面潜在的磨损是很有必要的。

我们制定的常见问题宣传册深受患者及其亲属的好评。帮助他们解答了重要的问题并减轻了焦虑。随着患者的反馈,宣传册的内容也将持续更新。

参考文献

1. Scott RD, Erens GA. Frequently asked questions regarding total knee arthroplasty. Orthopedics, 2004, 27: 1 – 3.